Qu'est-ce que le manger? — Essai philosophique

「食を料理する」哲学的考察

［増補版］

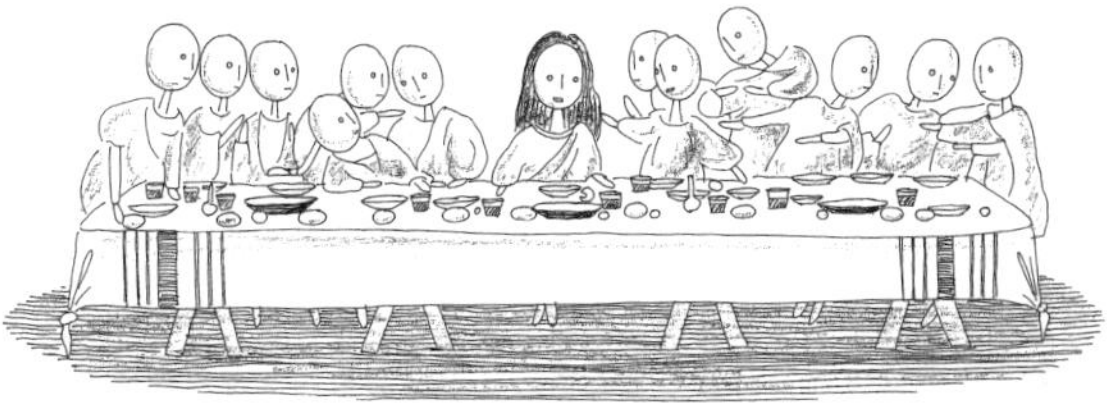

松永澄夫　*Matsunaga Sumio*

東信堂

増補版はしがき

本書『食を料理する』を必修の哲学演習の教科書として使ってくださる方がおられて、ここ二、三年は品切れで困っているというお話を伺って、出版社と相談し、急遽増補版を出すことにした。そこで旧版を読み返してみて、我ながら本当に良書だと思った。そして副題に「哲学的考察」とあるが、「哲学入門」と銘打ってもよかったかなという気さえしてきた。そこで、その理由を書くこと、食の考察がどのように哲学に通じているかを説明することを、増補部分の中心にしようと考えた。

本書は実にさまざまな論点を——コンパクトな書物なのにとても沢山の論点を——取り上げ、どのように考えてゆくことでそれを理解し、解きほぐすことができるか、その糸口と大筋のところを示している。しかも読者の方々に身近な事例を持ち出して説明し、なるほどと合点がゆく、そういう仕方で示している。哲学の本は、前もって或る程度の哲学——哲学史のことと了解されている場合が多い——の知識、ないし哲学に特有の述語を知らないと理解できないという先入観をもっておられる方々に断言するが、本書を読むに当たってそのような知識は一切要らない。むしろ人を或る仕方での考察に誘い込む力をもったぐいの哲学用語など知らない方がいい。物事の有りようそれだけを見て理解することを妨げるかも知れないから。尤も、難解なあれこれの哲学者に特有の語を何だか使いこなせるような気がすることが嬉しいというような方や、哲学史的な知識を教養としてお求めの方は、がっかりされるかも知れないが。他方、哲学史をご存知の方は、哲学で扱われてきた幾つもの論点がどういうふうに扱われるべきか、これが表立たない仕方で論じられていることに気づかれるに違いない。

——と、このように書いてきたが、もちろん本書は「食」についてさまざまな角度から論じたものである。旧版の「あとがき」に記したように『食の科学』という雑誌に連載したものを下敷きにした部分がほとんどであることからも当然のことである。この雑誌は理系の学術誌プラス広くそのときどきの食に関する話題を取り上げた読み物から成る雑誌で、そこに私は、沢山の食に関する話題を盛り込みつつ、それらの話題を哲学の立場で論じるとどうなるか示そうとしたのであった。

本を書き著すということは、多くの人々に読んでいただきたいからである。そこで、本書を手にとってくださる方々への深い感謝の気持ちを予め述べさせていただくとともに、本書を再び流通させるべく増補版の出版をご決断いただいた東信堂社長の下田勝司氏にお礼を申し上げる。なお、短時日で書いて粗さが目立つ原稿をお読みいただきコメントを寄せていただいた、木田直人氏と伊東俊彦氏にも謝意を表したい。

松永澄夫

追記　『食を料理する』の中の文章（二四七頁〜二五〇頁）が、高校の教科書『国語総合』（数研出版）に二〇〇七年から六年間、「評論（一）」として掲載された。また、本書の中のさまざまな文章、それから他の多くの著作の文章も、幾つもの大学、専門学校、それから高校、更には中学の入試、大学入試センター入試の問題として使用され、通信教育や塾の教材としても利用されてきている。

はしがき

食を話題にした書物は溢《あふ》れている。料理書も含めるなら、圧倒的に最も多くの人々に読まれている種類の本であろう。それも当然で、食べることは私たちの生活の重要な中心の一つであり、大きな関心事であるからである。

けれども、食についてのまとまった哲学的な考察というものは、あまり見あたらない。おおかたの哲学が好きな「大きな言葉」で扱うには、卑近すぎるとでも言うのだろうか。分かり切ったことばかりで、言うべきことがない、とでも言うのだろうか。

だが、哲学が、私たちが生きることを真剣に主題にするものであるのなら、食を取り上げないで済むわけがない。それどころか、食に照準を定めるのは、極めて有効な方途なのである。

本書は二つの狙《ねら》いをもっている。一つは、食べることにまつわる事柄を「哲学的に」考察すること。「哲学的に」というのがどういうことかは、ここでも本論でも述べない。代わりに、もう一つの狙いに、その答を委《ゆだ》ねよう。

二番目の狙いは、哲学的に考えるということの実例を、本書で示すことである。

読者の方々は、時に、食とは無関係なことの議論がたくさんなされている、という思いをもたれるかも知れない。けれども、その議論をして見せることにも、本書の眼目がある。議論が手続きとして重要であるということを理解していただくのも、本書で願うことの一つである。そうして、哲学史に馴染みのある方は、本書に挿入されている議論の中に、様々な哲学史上の問題の解き方が示唆されていることを、読みとっていただけるのではないか、とも考えている。(ただし、面倒な場合は、そのような箇所は飛ばして読んでくださって全然かまわない。或る事柄の考察が幾つもの事柄の考察へと広がり、どのようなことも結びついてゆくのだ、ということを感じ取っていただくだけでいい。)

ともあれ、本書は何より、身近な食べることを核にした、様々な具体的な経験に即した、あれこれの考察から成っている。寝転がって気楽に読めるような本である。そして、そのような態度で読んでいただきたい書物である。

食を料理する――哲学的考察――〔増補版〕／目次

挿絵　佐野はるか

食を料理する——哲学的考察——〔増補版〕

第1章　食べる時間・生きる時間

第一節　食べること・飲むこと

食べるのは動物・食べるのは生物

へんてこな見出しからのスタートだが、どんな意味かすぐにお分かりだろうか？

最初の「食べるのは」の「の」は、「食べる」の意味上の主語、次の「食べるのは」の「の」は、「食べる」の目的語として読んでいただけたであろうか。日本語の柔軟な文法は曖昧さをも招くわけだが、それをわざと使ってみた。曖昧さを取り除いて言うと、こうなる。「動物こそが食べ、何を食べるかと言うと生物を食べる。」

そして見出しが述べていないことも付け加えれば、動物は食べなければならない。

なぜ食べなければならないのか。分かり切ったこと、食べなくては生きてゆけないからである。だが、ここで微《かす》かに疑問が頭をもちあげる。つまり、動物の様々な生態を知るにつけ、食べることは生きるための手段に過ぎないどころではないのではないか、生きるとは食べることそのことから成っている、食べることこそ動物の生の営みそのもの、その本質であると言うべきかも知れない、と、こうも思えてくるのである。

たしかに「人はパンのみにて生くるにあらず」などという言葉もある。しかし、これは見方を変えれば、人ならざる動物はただ食べることでもって生きることの内容を満たしている、だが人間は、そうではない、と言っているとも読める。そして人間でも、このような言葉がわざわざ言われなければならないほどに、生きることは食べることから成っているようになりがちだ、と、こう、ならないのか。

さて、本書は、私たち人間が食べることを主題にする。とはいえ、まず人間は動物だから食べる、ここから出発しよう。（人はまた、生物の一種として、狼などによって食べられる可能性もあるのだが、これは措《お》く。）すると、食べることと生きることとの関係を、まずは動物の生の営みというレヴェルで突き詰めて考えてみる必要がある。けれども、生きているものは動物だけではない。だから、動物ならざるものをも含めた生命一般の営みにおける食べることの位置を確認することも望ましい。そして、これらの作業の上でのみ、少なくとも人間では、明らかに食べることとは違うたくさんの事柄が生きることの内容をなしている、これはどういうことか、どうして可能なのか、と考えることもできる。私はそう思う。

生物学的な意味での生きることから、人間の生きることへの移行――いわゆる人間の精神生活をも含めた生、人生というときの生、人が人として生きることへの移行――、これを、食べるということに焦点を当てつつ考えるとどうなるか、試みる価値はある。

さて、生命一般と食べることとの関係を確認するにあたって、ここでは簡単に、まず植物の生と比較しながら、動物が食べるということの位置を測定しよう。植物というものは、生物の種類を大きく三群(動物、植物、菌類)に分けようが五界(動物界、植物界、原生生物界、モネラ界*、菌界)に分けようが有力なものとして顔を出し、動物と並んで分かりやすいものであるからである。

＊モネラ界　生物全体を五つの界にわけたときの一つで、核膜をもたない原始的ないわゆる原核生物がこれにあたる。主にバクテリアを指す。また、五界説は、原核の細胞が細胞内共生することによって真核の細胞が生まれたとする、細胞の共生説に基づいている。なお、ウィルスは、五界説のなかには位置づけられない。

植物と水

食べるのは動物だ、と言うとき、植物は食べないのだ、という暗黙の了解も伴っているだろう。ところで、植物が枯れない、つまりは生きてゆくための基本が水にあることは誰でも知っている。水だけあればよいわけではないのだが、自然に植物が生えている場所で、なおかつ植物が寿命によってでなくダメージを受けて枯れるとき、たいていは水不足による。(その次は虫や病気にやられる場合であろう。)

日光や温度や肥料等の必要性も気づかれるのは、人が植物を立派に育ててみようとしてのことである。(そして極めて高度の実験によってのみ空気も必要なことが分かる。)つまり、植物が自分で芽を出し生えてくるところには、植物に必要な量の日光や養分は何とか間に合っているから、かえって必要性に気づかない。

もちろん、水分だって最初は足りていたであろう。けれども、植物を死に至らしめるほどに不足する事態に陥ることがありがちなのは、水である。地下水等をしっかりとつかむことに成功した植物以外は、雨が長い長いあいだ降らないと、枯れてしまう。このことは人間の歴史の古い時代から知られ、重大な問題であった。植物の繁茂が、諸々の動物、そして人間の生存の基礎をなすことも、人々は知っていたわけであるから。

さて、では植物が、生きてゆくためにかくも必要な水を吸うことを、動物が食べ物を食べることと類比的に理解して構わないであろうか。

この試みに対しては、すぐに最初から否定的な見解が出されるかも知れない。というのも、人間を始めとする或る種の動物も水を必要とし、その摂取は、食べ物を「食べる」ことと区別されて「飲む」と言われるのだから、植物による水の摂取も、飲むことの方と似たようなことと理解すべきではないか、と思われるからだ。

だが、そうだとしても、飲むことは食べることから区別されはするが、その一方では両者はセットであるかのごとき緊密な関係をもっている。すると、その関係の正確なところを知らなければ何とも言えないことになる。そこで、ともあれ、植物による水の摂取を、動物における食べることに、または飲むことに引きつけ得るか、考えてみよう。

生き物と水

植物にとっての水の必要性は二つある。一つには、水は植物が形態を保持するために必要である。このことは、水が足りなくて萎《しお》れていた植物が水を与えられるとすぐにピンとした姿になることから分かる。この第一の必要性の根本は、水そのものが植物の成分の大きな部分を占める要素であることにある。植物の細胞が水分を失って縮んで原形質膜が細胞壁から分離する現象は、細胞の構成要素としての水の重要性を示している。

そして、体の構成要素として水が重要であることは、動物にも当てはまる。水分が足りなくなると動物もまた、形態を変えまではしないが、やはり元気はなくす。そして、絶食よりは水を断たれることの方が短い期間で人を死に至らしめる。(食物も水も摂取しないと幼児で五〜七日、成人で一〜二週間で死亡するが、水を摂取すれば食物なしでも三〇〜四〇日は生きられるという。)人間の体のうちの約三分の二は水だと言われるように、一般に動物の体のかなりの部分も水でできている。(ミズクラゲでは九九パーセント以上に達するそうだ。)

水が動植物いずれにとっても重要なのはなぜか。動植物の体内で様々の物質を溶かし、運び、生命活動の舞台を提供する

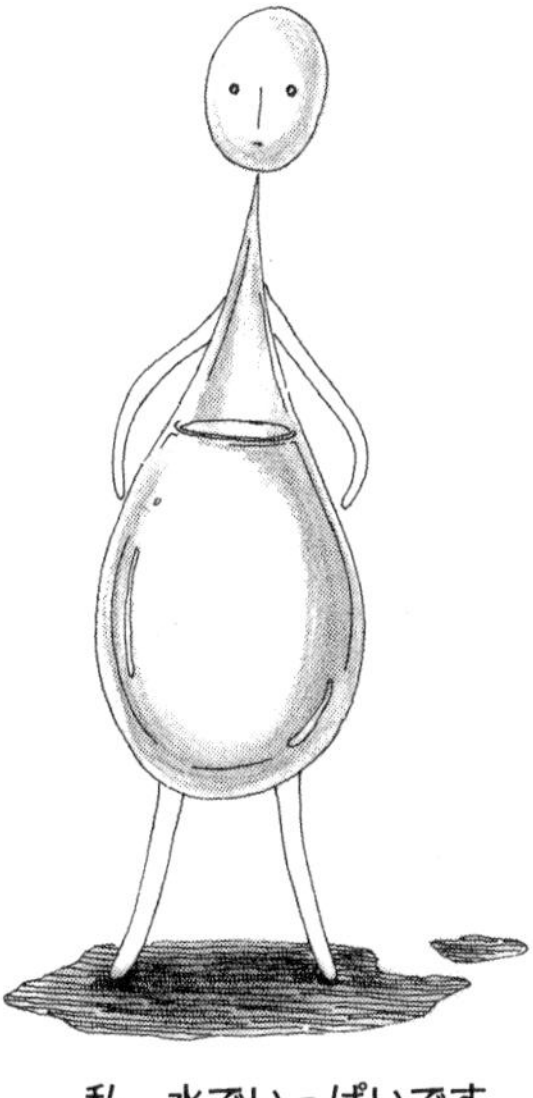

私　水でいっぱいです

のが水だからである。また、動植物の生殖活動には、体外の水が舞台として本来は必要であった。（そして、そのような水環境への依存からくる制約を徐々に乗り越えてゆくことにおいて、動物、植物それぞれの進化というものを考えることさえできる。具体的にはどのようなことかは、読者の方の宿題としよう。）更に、体外の環境構成物質としては、水は（体内に吸収されるべき原資としての他に）、生命体からの排泄物やその分解物を溶かし運び去るものとしても大きな役割を果たす。こうして、宇宙空間内のどこか地球以外に生命の存在の可能性があるかを探るとき、科学者たちは水があるかどうかを気に懸けるのである。

ところで、どうしても水を水の形で吸い上げることを必要とする植物と違って、動物は種類によっては水をそれとして直接に摂《と》らなくても生きられる。食物である生物の中に水が含まれているからである。けれども、人間は、犬や鳥と同様、水を液体として摂取する必要があり、これを、食べることと区別して「飲む」と言う。

（とはいえ、「呑み込む」という言葉から分かるように、食べるときは噛むのが普通であるのに、噛まずに喉を通り抜けさせて口から体内へと何かを入れること、噛み砕かずに丸ごと、そのままの姿で取り込むことが、言葉としての「のむ」ことの根本かも知れない。少なくとも、これらを人間の活動を表す言葉として見たときはそうである。そこで、内容的には食べることと同じだと言えるはずだが、栄養の一杯つまった液体は飲み、錠剤のようなものは呑み込む、と表現しはすることになる。けれども、水を飲むことこそ飲むことの基本であり、そして、それは体内構成要素としての水の摂取である。だから、蛍の幼虫がカワニナに消化液を注入し、いわば貝殻のお皿に入った肉汁のスープにしてそれを吸うときや、蜘蛛《くも》が巣にかかった獲物を同様にして栄養にするとき、それを私たちは食べることと理解し、飲むこととは理解しない。なお、食べるのは口からであり、口は知覚器官と同じく体の前方にあるという当たり前のことも、考えてみれば様々に重要な事柄を含んでいる。）

そこで植物に戻って、私たちは暑い夏に庭の木や草に灌水《かんすい》するとき、「草木にも水を飲ませてやるのだ」と思ったりするが、これは水をやらないと萎れがちな植物の体に水を漲《みなぎ》り渡らせて生き生きさせるという意味では、まさにぴったりの理解ではある。

とはいえ、動物に使われるべき言葉を実態を汲んで流用すれば、木や草が飲んでいるのは、水の一部だけなのである。つまり、木や草の中に入ったあとも水という形のままに留まる、そのようなことのために水を取り込むのは、摂取した水の一部だということである。では、残りはどうなのか。

植物は水を飲み・水を食べる？

水は、植物のいわば体をつくる原料としても必要とされる。つまり、水はそのものとしてでなく化学変化によって姿を変える仕方ででも、やはり植物の主要成分の中に入ってゆく。水が二酸化炭素と結合されて糖がつくられる光合成過程と、その後の高分子炭水化物の生成のことを想い浮かべれば、ここでの議論には事足りる。ここに植物にとっての水のもう一つの必要性がある。そして、動物ではこのような意味での水の必要性はない。というより、このような仕方での水の利用はできないのである。

そして、実にこれができないこと、これこそ動物が他の生物を食べる理由である。動物の体も植物同様、もちろん水以外の物質でもできているのであるが、その物質を動物は大方はできあいのものとして手に入れる。できあいのものとは、他の生物の体において既につくられているもののことであり、動物はこれを当てにする。簡単な加工で自分用につくり替え得るものが必要なのである。こうして動物は植物を食べる、または、植物を食べて生きる動物を、更には、動物を食べて生きる動物を食べて、それらを原料にしてのみ、自分の体をつくる。

すると、植物が水を摂取する必要性のうちの体をつくる原料としての必要性の方は、たしかに、動物が食べることに相当する役割をもった必要性であるとも言える。

まとめよう。動物は他の生物を、自分の体の構成物質となすために食物として食べ、また水を（一部は食物を食べるとき同時に食物に含まれる水の形で摂取しつつ、一部は）食物に含まれるのではない水そのものとして、これは飲む。動物にとっての水は（様々の物質を溶かした仕方ではあるが）すべて水の形のまま、

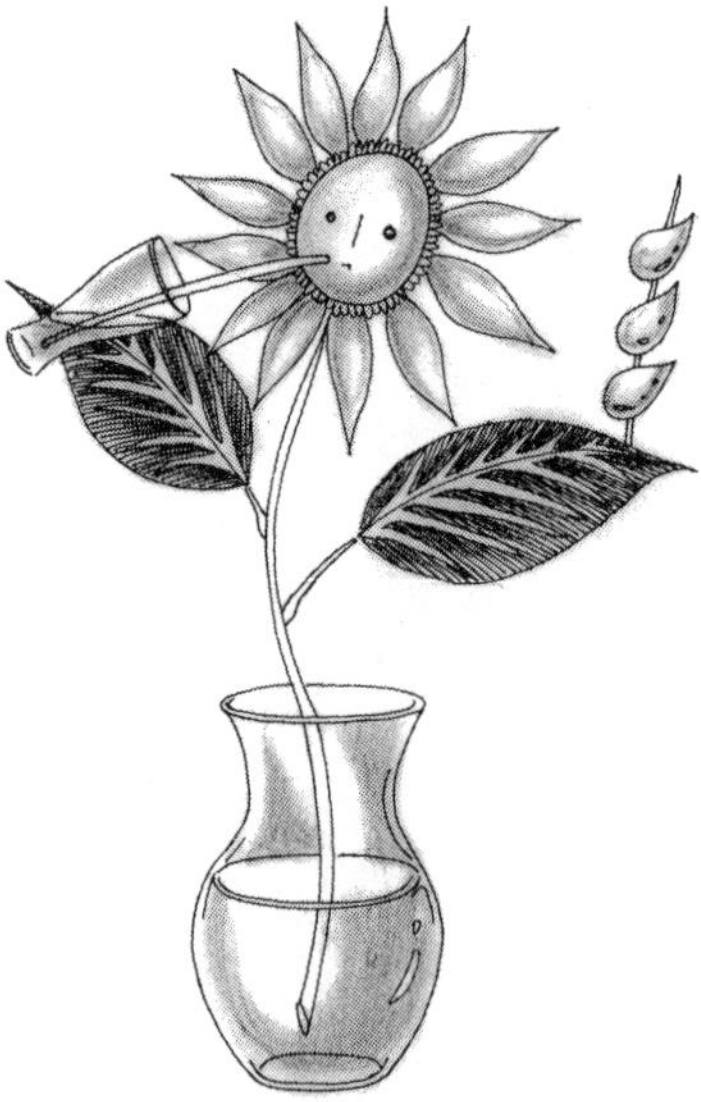

水を飲んで　水を食べて

体の重要な構成要素となる。

そして、これら元々高等動物に使われる二つの言葉を流用して事柄の内実に対応させれば、植物は水というものを「飲み」かつ「食べる」、と言えないこともない。

植物が本当に食べるときとは

しかし、もちろん、これらは言葉の流用である。特に食べることの方を考えれば、適切には植物は食べない。食べるとは、やはり他の生命体を食べることである、すなわち、生命にのみ固有の構成物質を無機物から自分でつくることはせずに他の生物がつくったものに頼る従属栄養の形式が食べることであるからだ。ただ、食虫植物(ないし肉食植物)に関しては、たしかに「食べる」という言葉を、流用でなく正確に適用すべき事柄も見られる。

その核心は、虫など他の生命体を体内に取り込んで栄養補給することにある。(補給でしかないから、本来的には植物なのである。)そして、植物でありながら、いかにも食べているな、というイメージを私たちに届けてくれるのは、第一に虫を捕らえる素早い運動と、次に虫が吸収されてゆく消化の現象であろう。ハエトリグサが獲物をあっという間に包み込む運動(〇・〇一〜〇・〇二秒)、そして獲物を七〜一〇日かけて溶かしてゆくのを、こちらはフィルムの早送りで、映像として見るとき、この植物は食べることもするんだという実感が湧く。

第二節　間をおいて食べる

●その理由
間をおいて食べればよい

食虫植物が虫を食べるという話題から発展させられるべきこと——虫の発見（知覚）や運動という要件——には後の章でまた戻るとして、以上の準備を踏まえて、ここで、先に提出した、食べることと生きることとの関係という問題を考えてみよう。

「栄養」という言葉が出てきたが、この言葉は、食べることが体をつくることであることを直截に語っている。（そして、植物の場合も、単なる水でなく、栄養の溶けた水を吸収することが大事なことは、誰でも知っていることである。ただ、その栄養の中身が植物と動物とでは違うのであるが。また、ここでは考察を省くが、食べ物のうちの量的にはわずかの部分、たとえばミネラルやビタミンなどは、体をつくるというよりは生命体の様々の機能を調整することに不可欠である。栄養ないし食物のこの役割は、量ではなく事柄としての質の面から見れば、生命の遂行のために決定的に重要なものである。なお、後で見るが、エネルギーの元になるという食べ物の役割は体をつくるということに先立たれて生ずるわけなので、食べ物は直接には体をつくるものだと考えてかまわないであろう。食べることとエネルギーとの関係については次章で述べる。）

しかるに、食べることが動物の体をつくることとそのことであるなら、そして体をつくることが生きることと一体のことであるなら、先にも示唆したように、食べることと生きることとは重なるようにも思えてこないであろうか。

けれども、一つ考慮すべき重要なことがある。それは、動物は生きるためには食べなければならないけれども、間をおいて食べればよい、ということだ。(人間はそれどころか、ずっと食べ続けることもできない。ちなみに、先に述べた蛍の幼虫は、長いときは二日がかりでカワニナを食べ続ける。糞コロガシという昆虫は、ファーブルによれば、一週間も二週間も、馬や羊の糞から拵《こしら》えた糞の玉を、食べ尽くすまで夜昼なしにのべつ食べ続け、おまけにその間に自分の糞の細い糸を出し続け、その長さは切れ目なく、半日で三メートル近くにもなるそうである。けれども、この甲虫も、産卵のためのパンをつくるときには一週間以上も食べずに済ませられるのである。ただし、ファーブルの記述には不明瞭な部分が見られる。糞ころがしの糞の長さが一メートル以上にもなるとの最初の記述のときに、糞ころがしが一週間も二週間も食べ続ける話をし、別の章での糞の長さの正確な測定の話のときには、五四秒ごとに糞が繰り出され、その長さは三〜四ミリだと述べ、一二時間で二メートル八八センチだと計算している。この計算だと、一週間で四〇メートルの長さ

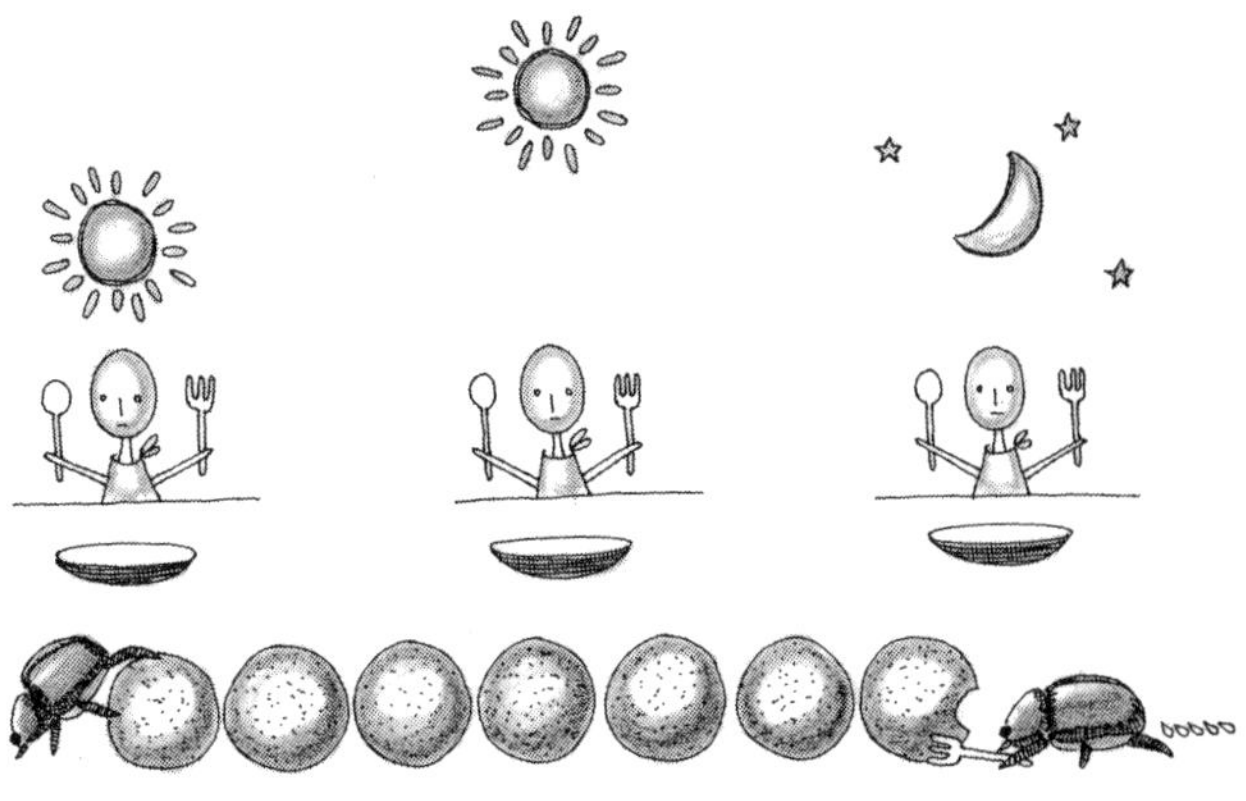

食べて　働いて　食べて　眠って

にもなるが、だとすると最初の記述、糞ころがしの変わりものぶりを読者に印象づけようとする記述のときに、なぜこの数値を出さなかったのか。不明瞭さが残るゆえんである。）

動物が間をおいて食べればよいことの意味は、理由の側からと帰結の側からと、それぞれに二つ、都合四つの点から検討されるべきである。概略を先に述べておくと、次のようになる。

①生命体の一種としての動物の「食べる」活動を、生命の営みのうちに位置づけると、次のようになる。「食べる→食べたもので体をつくる→体の一部を壊してエネルギーを得る→そのエネルギーでもってこそ体をつくることもし（だから体の一部を壊すことと一部をつくることとは同時進行で）、食べ物をさがしもし、食べる活動もする」

明らかに、食べることは、生命活動を構成する一連の相互依存の流れの中の最も重要な部分、「体の一部を壊してエネルギーを得る」という過程部分をカヴァーしきれていない。（逆に、この部分は他の部分を可能にするものとして全体を支配している。）そして、この過程は前もって体がつくられていれば当分の間は食べることなしでも進んでゆき得る。そこで、この事情ゆえに動物は間をおいて食べればよいわけである。（なお、次章で述べるが、呼吸は食べることと違って不断になされなければならない。これはどうしてかと言うと、「体の一部を壊してエネルギーを得る」という、全体を支配する部分に関係しているからである。）

②食べるもの（目的語）とは他の生物であるのだから、動物は食べ物をさがさなければならない。生物というのは、植物にとっての水や空気や日光のように、生命体の周りに、いわば接するごとく、あるというわけにはゆかない。それは本来、個体として環境の中のあちこちに散らばってあるもの、離れて

あるものなのである。すると、そのような生物から成る食べ物をさがすには時間的余裕が必要で、このことと間をおいて食べるということとは不可分である。

●人におけるその特殊な帰結

さて、以上の二つは、動物が間をおいて食べればよいこと（ないし間をおいて食べるしかないこと）の理由であるが、実際にこの条件のもとで何が生じたのか。少なくとも人では二つの事柄が帰結した。すなわち、

③食べていない時間が、食べ物をさがし、得るための時間として、食べる時間にほとんど従属するのが本来の動物の宿命であった、こう考えるのは理に適《かな》っていると思われる。（睡眠や休息の時間も、次に食べ物をさがす活動をするための力を回復するためのものと考えれば、間接的に従属する。ただし、動物の生涯の或る時期には、このような従属からも逃れて生殖活動に当てられる僅《わず》かの時間がある。）しかしながら、この従属の中で、人間では食べることに先行する諸活動がそれなりの価値をもつようになったし、そのことに平行し、更に、食に関係なさそうな諸活動もそれなりの価値を認められるようになった、と、このようにでも表現できるかと思われる。

このことは、食べ物の入手から食べることとそのことまでの間に二つの事柄が挟まることによって生じたのではないかと、推測される。そして、その二つの事柄が相互に規定し合っているのである。

すなわち一方では、(イ)食べる対象としての他の生命体から、口にする直前の形態としての食べ物への、貯蔵や加工や調理等を経た転換過程がある。他方では、(ロ)食べ物の第一次的入手者と食べる人と

が別の人間となることが、社会的な事柄として進む。（つまり、親鳥が雛に餌を運んでくるというような動物の論理に従ったこととしてでなく生じる。）

食べ物の貯蔵ということと食べ物を所有するという観念との絡みについては、第11章第二三節で論ずる。今は、貯蔵されている食べ物は探されなくとも済むこと、そして、食べ物を見つけ貯蔵したのではない人もそれを労なくして食べ得る可能性があることにのみ着目しよう。ただ、食べない時間を食べ物の入手のための諸活動に当てる必要がない人々が出るには、食べることにも食べ物の入手にも使わない時間に価値を感ずる存在形態を発見するのでなければならない。その形態は単なる怠惰ではあるまい。文化人類学等の示唆によれば、お喋りのようなものか。いずれにせよ、人と人との関係構築に関わることであったのは間違いないと思われる。

他方、食べ物をさがし、食べられるばかりの形態にするという一連の諸活動それ自体が、自分が食べるという基本に従属せずとも積極的になされることは、どのようにして生じたであろうか。人々の間での評価の対象となることにおいてであろう。

こうして最終的には、以上のことを基礎に、

④食に直接に関わることであろうとなかろうと、様々な活動そのことが、それぞれに自立した意義を得てくることが起きたであろう。（従って私は、以上の事柄の進行を、よくなされるように分業の概念で押さえ得るとは、思わない。）かくして、食べない時間の諸々の活動の意義が大きくなると、食べることは人間の生きることを構成する様々の諸活動を可能にするための条件の地位にまで、逆転し格下げされることも

生じたと、こう考えてよいのではないだろうか。

食べることとエネルギーの取り出し

事情がこのようであるとすると、私たち人間の生ということでなく、生物学的意味での生命の営みのレヴェルで食べることの位置を正確に見てとるには、①の内容を詳しく考察すればよいことになる。繰り返せば、「食べる↓食べたもので体をつくる↓体の一部を壊してエネルギーを得る↓そのエネルギーでもってこそ体をつくることもし、食べ物をさがしもし、食べもする」という、動物の生命活動を構成する一連の相互依存の流れを考えると、明らかに食べることなしに動物の生命活動はないが、生命活動の中心はむしろ自己からのエネルギーの取り出しとそのエネルギーによる自己形成ないし自己維持にあることが分かる。そして、このことは食べることと違って、動物のみならず、あらゆる生命体に共通である。また、エネルギーの取り出しには呼吸が関わっている。

そこで、次章の最初に、食べることとエネルギーとの関係の問題を取り上げよう。

第2章　食と呼吸

第三節　体をつくる・エネルギーを取り出す

車はガソリンを食う

本章の話は、食べることとエネルギー獲得ないし取り出しとの関係を見ることから始める。そこで、前章では植物にとっての水の役割を考えることをも参考にしつつ食べることの内容を見てみたのだが、今度は車にとってのガソリンの役割を比較対象にして考えてみよう。(以下の議論は、エネルギーの観点からは動物とロボットとの比較としても通用する。ただし、ロボットとのより完全な比較のためには、食物の探索のために必要な知覚や食べ物の味覚を動物がもつことが多いといった事柄をも考慮して、これに似たようなことがロボットではどうなっているのかを、センサーの概念と運動との関係を中心に見なければならない。が、この方面は今回は論じない。)

私たちは、「この車はガソリンをよく食う」とかの表現をしばしばする。「食べる」と「食う」とのニュアンスの差は大事であるが、二つが別のことであるのではないのだから、ここで、この表現を検討することは許されよう。車はガソリンを食うことなしには動かない。そこで、本章の最初のテーマは、食われたガソリンの行方と、食べ物の行方とを比較して、食べることの内容の或る方面に光を当てることである。

次に、「この車はガソリンを食う」という表現は、「その仕事は時間を食う」という表現と同じく、なんと言っても何かを消費するということにこそ目を向けているのであるし、食べ物でも、食べるとは消費するということであるから、そこからくる問題にも目を向けよう。

すなわち、人は、あらゆる動物と同じく、生きている限り何度も何度も食べなければならず、すると、消費された食べ物は絶えず補われる必要がある。しかも、食べ物とは他の生命体に他ならない。そこで、この補われ方を巡る問題がある。この問題の人間による解決、その工夫には様々のものがある。けれども、人間の工夫に先立ってその基礎には、生態系というものがある。そこで、本章の後半では、誰も知っている、この生態系というものに関して若干のことを確認することにしよう。人間がなす工夫の方は、次章の主題にしよう。

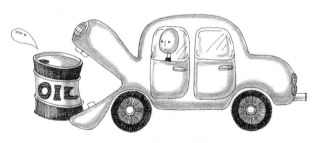

この車は　大喰らい

体の構成物質とエネルギー源

さて、ガソリンと食べ物とが類比的に扱われるのは、それらを食う、車と動物とが類比的に扱われ得るからであろう。実際、もし三千年も前の昔の人々に現代の車、自動車をどう説明するか、という課題があるとして、皆さんならどうなさるだろうか。馬に乗ることを知っていた人々が相手なら、草を喰《は》む代わりにガソリンという液体を食べて動く、一種の人造動物だ、とでも説明したくならないだろうか。

では、そのとき、車にとってのガソリンは、馬にとっての草のどの点に似ているのか。草が消化されて馬の体になる、この点ではない。馬が草を食べることで活動のエネルギーを得る、それと同じように車はガソリンを入れられると動くことができる。ここに人々は類似点を見いだすのだと思われる。この類似は分かりやすい。そこで私は、むしろ、結果としての類似を成り立たせている背後の事柄の相違に目を向けたい。

相違は既に示唆されている。馬に食べられる草が馬の活動のエネルギー源であるのは、まさに草は姿を変えて馬の体の一部になるものでもあるのだ、ということから離れてはあり得ない。この点が、ガソリンの方は、車のボディを構成することなく、車の走行のエネルギー源であるという、その在り方との違いをなしている。

食べ物が体を構成するものに変わるということと、体における活動のエネルギー源となるということと、二つは関連している。（けれども、第1章では、このうち前者だけに注目した。そして、二番目のことを考慮しなかったために、前者に関する議論も不完全なものであった。というのも、前章で述べたことでは、何かが動物の体を構成するということは静的にその部分を成すということではないこと、このことの指摘とその考察とが欠けていたからである。）

動物の体の構成というのは（「食べる」ことをしない生物の場合も含めて一般に）「新陳代謝」という言葉でよく知られているように、絶えず壊れ（壊され）新しくつくられてゆく仕方での構成である。このリズムは体の部位ないし要素によって違う。そして、体の材料の最終供給者が、動物では（他の生命体から成る）食べ物であるわけだ。

ところが、その食べ物を見つけることと、入手し、咀嚼《そしゃく》することには、つまり、知覚や運動のためには、エネルギーが必要である。そして、咀嚼には消化が続き、しかるに消化とは食物を自分の体をつくるものへと変えてゆくことの始まりに他ならないが、その消化の作用のためにも、エネルギーが要る。

では、そのエネルギーはどこからかと言うと、食べ物からである。すると当然に、いま探したり咀嚼したり消化したりしている食べ物からでなく、既に食べた食べ物からであるということになる。（生まれたばかりの生体だけが、親からもらった資本をエネルギー源として、生きている。ただ、その資本の元は、動物の場合、親が食べた食べ物に行き着く。）

そこで、この「既に」という時間差の意味を考えねばならない。実際、食べ物が動物の諸活動のエネルギーになるには、既に食べ物は動物の体を構成するものに変化していなければならないのである。（もちろん、体のどの部位でもよい、というのでなく、エネルギー変換に適した形、脂肪のような形というものがある。そして、それゆえ、次章のテーマに関係するが、それは体内での食べ物の貯蔵のごとき面をもつこともある。）

熱いスープを吸うと体が温まるときのように、食べ物が直接に熱エネルギーとして体に有効に働くこともないではないが、これは別で、食べ物の化学変化を通してのエネルギーの取り出しという本質的過程からすると付随的なことでしかない。そして、スープが体を温める場合とて、スープ摂取後の僅《わず》かな時間経過のうちに、消化の良いスープのお陰で直ちに体の生理が有効な熱産生に向けて働くという事情の方が、スープから体への熱の直接的移動よりも、大きく効いてくる。

たしかにガラパゴス諸島に生息するウミイグアナ

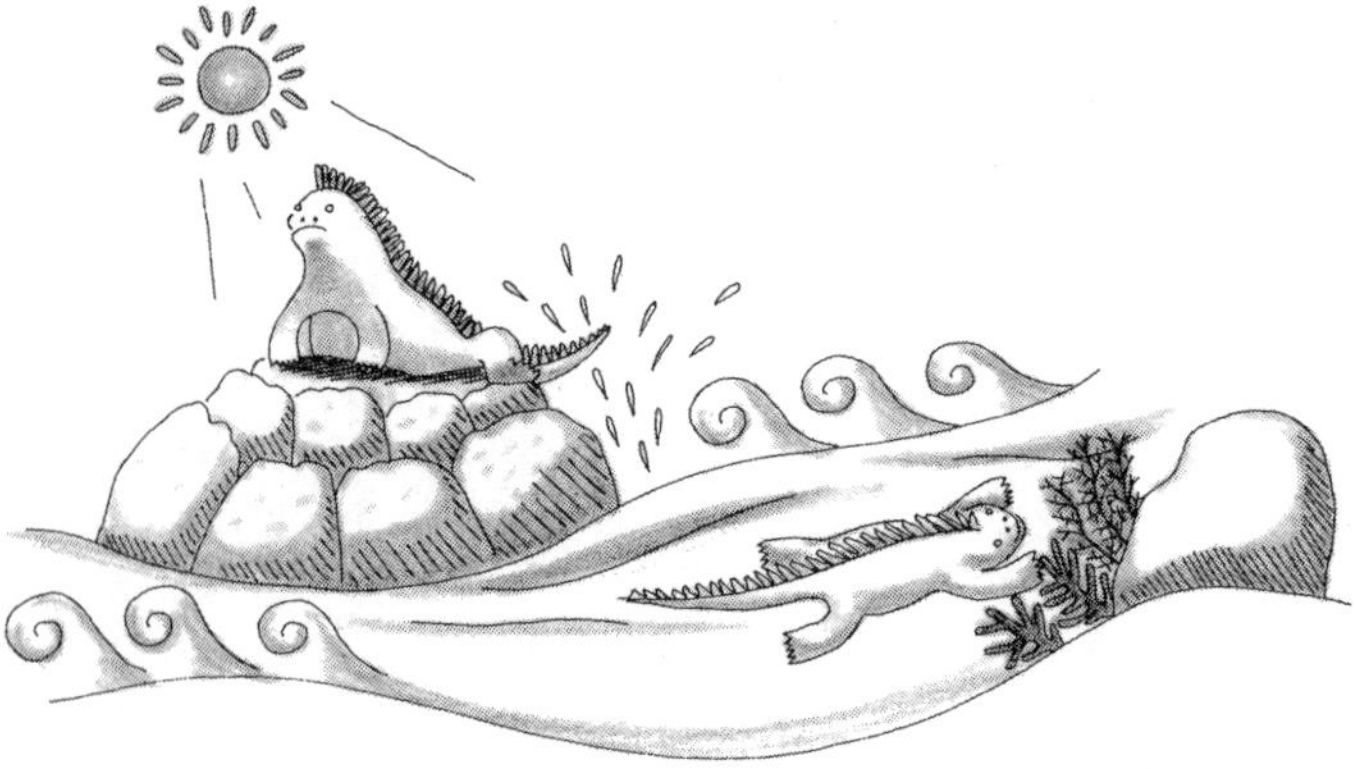

がんばります　お陽さま

にとって、食物ならざる日光浴によって体を温めることは不可欠である。（以下、また、本書で紹介する様々な野生動物の生態については、しばしば、デイビッド・アッテンボロー著『LIFE ON EARTH 地球の生きものたち』日高敏隆／今泉吉晴／羽田節子／樋口広芳訳、早川書房、昭和五七年（原著一九七九年）、および『生きものたちの地球 THE LIVING PLANET』天野隆司／野中浩一訳、日本放送出版協会、昭和六〇年（原著一九八四年）による。これらは、イギリス放送協会（ＢＢＣ）で一三回と一二回にわたって放送されたフィルムに対応する著作である。テレビ・フィルムはどちらも、ＮＨＫでも放送された。）変温動物の爬虫類であるイグアナは、体温が上昇しないとのろのろとしか動けないからだ。イグアナは、南極から流れてくる冷たいフンボルト海流の中に飛び込み素早く動くのでなければ、緑藻という食べ物にありつけないので、まずはその準備が要るのである。しかも、海藻を囓《かじ》って数分後には体は冷え切って、危険になる。そこで、岩に這《は》い上ると、イグアナはまた日光浴をする。体温を上げないと、胃の中の食物の消化すらできないのである。

このように、直接に環境から熱を得る必要（また、汗腺がないゆえに、日射による過熱を防ぐために、四肢を踏ん張って焼けつく岩からできるだけ身を離し、風に当たって熱を発散させるという、逆の苦労をもする必要）がある事情を強調して、これらイグアナたちの映像を撮り、解説を加えたデイビッド・アッテンボローは、爬虫類に対して「外熱性動物」という呼び名を提案した。

ただ、それはそれとして、ここで私が指摘したいのは、外界から直接に得られた熱は、イグアナの、いわば体内環境を整えるために有効なものでしかないことである。イグアナが、動くためにはもちろん、消化活動のためにも必要とするエネルギーは、やはり（適切な内部環境によって可能となる）生理活動からのみ得られる。そして、そのときのエネルギー源は、自分の体の構成物質に姿を変えた、先に摂取された食べ物でしかない。

（ちなみに、恒温動物である人間は、体温を一定に保つために、食物に含まれるカロリーの八〇％近くを使うと、アッテンボローは述べている。他方、太陽から直接に熱を取る爬虫類は、同じ大きさの哺乳類が必要とする栄養の一〇％で生きてゆけるそうである。ついでながら、魚も冷血動物なので、体を温めるための熱量を必要としない。その上、餌を探して水中を回遊するのに最小限の筋肉しか要らない。そこで、後の章での食糧問題との関係で述べておけば、魚は穀物を非常に効率よく動物性タンパク質に変換することができる。たとえばナマズは、体重を一キロ増やすのに餌は二キロ以下で済む。それに対し、畜舎の牛の肉を一キロ増やすのには七キロの穀物を必要とするそうである。この数字は、レスター・R・ブラウン著『飢餓の世紀』ハルケイン、小島慶三訳、ダイヤモンド社、一九九五年〔原著一九九四年〕による。）

食べることと呼吸

さて、食べることとエネルギー取り出しの間に時間差があり、それでいて、食べ物を見つけ食べることができるためにも食物を体構成物質に変換するためにも既にエネルギーが必要とされるということ、これは何を示すか。動物が生きるとは、食べることを部分的な間歇的活動として組み込んだ循環的活動であるということを、また、その循環のどの場面でも見られる、食べることよりはもっと基本的な絶えざる活動として、生体エネルギーの産出と取り出しという活動があることを示している。

車がガソリンを食うとき、それは取りも直さずガソリンからエネルギーを取り出すときである。二つの中間に、ガソリンが車へと姿を変える過程があるわけではない。ガソリンは車の本質的部分であるタンクに飲み込まれるが、だからといって車のボディを構成するものに変わったのではない。だから、タンクから缶に戻すこともできる。そして、車は、ガソリンをずっと入れなくても、また、ガソリンを食って動いていないとき、すなわちエネルギー消費活動をしていないときでも、車であり続ける。

けれども、動物は食物を摂《と》らないまま、いつまでも動物として生き続けることはできない。それはどうしてかと言うと、絶えずエネルギーを消費しているのでなければ生きていられないからである。そのエネルギーは、(車の場合と違って)直接には自らの体構成物質の分解から手に入れる、というようになっている。だから、動物は体の構成物質を更新してゆかねばならず、この更新のために外部から食物を取り入れること、食べることが必要なのである。食べることの理由をなす自己形成(体の形成)、その形成活動のために不可欠な体構成物質の分解によるエネルギーの産出と消費、これらが一体になった活動そのことこそが、生きているということなのである。

食物の摂取と排泄という二つの間歇的になされる事柄、これら目につく事柄の背後で、絶えざる新陳代謝の働きが、エネルギー代謝の過程でもあるものとして、進行している。この働きの細かな記述は専門家に任せて省略することにして、ここで、食べることと食べ物との対と比較するために、呼吸と空気との対に目を向けることだけ、しておきたい。

呼吸と空気

前章で、人はどれだけの時間、食べずにいられるか、ということを、どれだけの時間、水を飲まずにいられるのか、ということとともに、話題にした。今や、それに並べて、人は呼吸せずに、どれだけの時間、生きていられるか、と問うてみたらよいと思う。

食物、水、それから、空気、どれも生きるために必要であるが、その時間的な切迫度は違う。そして、目につく外呼吸、すなわち動物の体と外界との間のガス交換から、内呼吸、すなわち体液と細胞との間のガス交換へ、更には、有機化合物を無機物にまで酸化的に分解しＡＴＰ*を生成する過程としての呼吸の概念（分子状酸素を利用する場合だけでなく無酸素状態での硝酸呼吸や硫酸呼吸等をも呼吸と考え、もっと広義にアルコール発酵や解糖をも呼吸と考える、このような現代生物学ないし生化学の成果まで考慮した呼吸の概念）に目を向ければ、呼吸は、食べることと違って、動物のみがなすことではない。生命体一般が普遍的になす活動だということになる。

＊ATP　アデノシン三リン酸。生物がいろいろな手段で獲得したエネルギーを蓄え、運搬し、必要に応じて放出するための体内物質。ＡＴＰが加水分解されるときに放出するエネルギーは、化学的エネルギーをはじめ、力学的エネルギー、光エネルギー、電気エネルギーなど、様々な形で利用される。

さて、この活動がやむとき、それは生命体の死である。具体的な生命体は、この活動においてのみ存在する。生命体は、外部の環境を必要としつつ自らを一個の個体として他から己を分離して生成しつつあるものとしてのみ、存在する。この生成は、自己の一部の分解という反対方向の流れと連結し、この絶えざる二重の活動そのことが、生命活動そのものである。そこで、活動の停止はすなわち死を意味し、死は生命体の分解の始まりである。それも逆向きの構成(合成)と連携して自らなす分解でなく、外部のもの(微生物等)による分解されることの始まりである。このとき、生きているものがそれとして(一個の生命体として)あることは既に崩壊している。

(ただし、死は、生命活動の停止だとしても、或る瞬間に訪れる事柄でなく、或る時間を要するプロセスである。それは、生命活動は生命体のあらゆる部分で営まれる事柄であり、個体としての死と部分の死との間に距離があるからである。そこで、個体としての人の死の時刻を確定しなければならないのは、人の死を社会秩序の中で処理しなければならないという社会的要請ゆえのことである。ちなみに、近代生物学の誕生に一役かった、フランス革命期の生理学者で医者であるビシャは、人間の死のプロセスの様々な場合を、自然死や突発的事故死に分けて、どうしてそのようなプロセスになるのかの説明を加えつつ記述している。そして、彼は、中枢や末梢を区別しつつ、組織や器官ごとの死、という考えをも提出している。詳しくは、松永澄夫「生命と意識」『現代思想』二〇巻八号、一九九二年等。これは、今日的な問題である、脳の死、心臓の死等を個別に言いつつ、人の死、すなわち個体としての死をいつの時点で訪れたかを考える、という発想に真っ直ぐにつながっている。)

そこで、以上を踏まえて、食べることを主題としているここで注目したいのは、活動に必要な外物、環境のうちに見いだされるべき生体外の必要物の時間性格である。

つまり、第一に、食べ物は動物が生きるために不可欠だけれども、或る限度の時間、なくても済まされる。たとえば冬眠するヤマネは数ヶ月も何も食べないでも、体内の脂肪を燃焼させることによって生きてゆける。しかし第二に、呼吸なしには、従って、空気なしには、瞬時は別として現実に片時も生きてはゆけない。巣穴の空気の流通が妨げられ、窒息状態になると死ぬしかない。ただ、幸いなことに、食べ物は探さなければ手に入らないが、空気は通常の状態では、いつでも周りにある。

そこで、生きているという前提で、その上で可能な様々の活動のうちの一つの活動として食べ物を手に入れる活動があり、この活動と食べ物とはたしかに極めて重要なのである。けれども、それなしでは生きることができないという意味でもっと根本的に重要な呼吸と空気の方は、生きている限りで既にもう満たされている。従って、これから必死で求めなければならないという意味での重要度は逆説的にない、という現実がある。食物には値段が付くが、空気はただである、という価値づけのゆえんである。

とはいえ、現代は、空気の存在の当然性すら問題にされている時代である。そして、この大気汚染のような現代的問題も、他方、人類の出現の時からの変わらぬ一大課題であった食糧問題も、ともに今日では環境問題として一括《ひとくく》りに考察される。その理由を考えねばならない。こうして、本章の二番目の主題、生態系という主題が現われる。

食べ物の局在と希少転落可能性

さて、食べることによって絶えざる自己形成をしている動物が、所を変えれば、他の動物の食べ物となる。そうして動物でない食べ物も、やはり植物のような生命体で、これもまた、食べはしないとしても同じような自己形成の活動において存在しているものである。いずれにせよ、食べ物となり得るものである生命体というのは探さなければならないたぐいの存在物である。生命体は、大気や光のごとく漠然と世界全体に広がったものとしてあるのではない。また岩のように地表に合体してどこまでも続くような可能性も決してもたない。環境という己ならざるものの中に或る限定的場所を占める仕方ででしか、従ってそれを食べようとする動物の向こう側に或る距離をおいてしか存在しない。しかも、それは脆《もろ》く、すぐにも死んで消えてしまう可能性をもつものである。

人間の文明生活では食物と同様にやはり必要とされている金やダイヤモンド、石油等は、食べ物となり得る生物に比べるとむしろ珍しく、それらがある場所は限られている。けれども、そうであっても、ダイヤモンドは同じ場所で十分に長い間、消えずにあり続けて、人間が掘り出すのを待っていてくれる。ところが、今は周りのどの場所にも溢《あふ》れているかも知れない生物のどれも死んでゆき、新しい生命体の誕生がなければ、僅かの年数の間に、生命に満ちた大地も無生の荒土にかえるであろう。生物の空間的局在それ自体、生物の時間的特性に連動する仕方で実現されているものでしかないのである。

こうして、生物から成るものである食べ物はいつも希少なものに転ずる可能性にさらされている。そして、食べることとそのことが食べられる生物から生命を奪うことにつながる場合が多く、この希少性への転落の可能性は益々大きなものとなる。（無精卵が食べられたり、植物の密生した葉の一部が間引かれるようにして食べられる場合には、食用となることが直ちに生命の喪失とはならない。）そして、生きている姿から保存される食糧に変えられたあとも、長い保存は効かず、食物は腐敗する。たった今はいかに豊富でも、あっと言うまに消えてしまいかねないようなもの、これが食べ物である。

ともあれ、当たり前のことだが、空気は探すまでもなく常に体の周りにあっていつでも私たちは息ができる、またそうでないと困る。これと違って、食べ物の方は、それを探す、発見する、手に入れ、その上で初めて食べることができるものである。そうして、ここに動物が知覚の器官をもち、運動するということの基本的な理由もある。（知覚のあと二つの理由は、危険の察知と、生殖の際のパートナーを探すということにあるであろう。また、人間では、後の章で述べるように、知覚が、これらの基本的存在理由から解放された在り方もするようになる。食べることとの関わりにおける知覚の問題には、感覚の問題ともども、後の章で度々立ち戻る。）

第四節　食べ物と空気・水

特殊な自然のイメージ

私たちは空気を発見するための感覚や知覚の器官をもたない。さがし、発見する必要もなく周りにあるはずだからだ。（もちろん、空気を、風としてや、温かさ、冷たさとして、海辺の匂い、雨の後の湿った空気として、また、人混みや暖房で悪くなった空気として、異臭の混じるものとして、感知することはある。だが、それは、生きてゆくために必要なものとしての空気の積極的な発見ということではない。）しかし、今日、私たちは、私たちが呼吸できる空気が、危うい仕組みの中で確保されているものでしかないことを、科学の進展ゆえに知っている。

（これが非常に新しい知見であることは、①プリーストリーによる、燃焼を支え、その中で動物が長く生きられるものとしての酸素の発見が一七七二年、②それを「極めて呼吸に適した空気」と呼んで研究を進めたラヴォアジェによる「酸素」という命名がフランス革命直前のことであったことを考えるだけでもよい。それから、③植物による酸素の発生のために光が必要であること――オランダのインゲンホウス――、④二酸化炭素の必要性――スイスのセネビエとインゲンホウス――、⑤二つのガスの間の等量的関係の発見と水の関与の考慮――スイスのソシュール――、こういった研究過程を経て、⑥光エネルギーの化学エネルギーへの変換をも考えて光合成についての一応の説明をドイツのロバート・マイアーが与えたのは、一八四五年のことである。そして、⑦二酸化炭素の有機化合物への転化過程である炭素固定、すなわち光合成の暗反応部分であるカルビン回路の骨子が明らかにされたのは、実に一九四六年から一九五四年にかけてのことであった。）

とはいえ、自然と言えば、或る温度範囲で安定し、酸素を含み組成も一定した空気があって、水があり、（その一部が食べ物となり得る）動植物が生き得る世界であるのが当たり前であるくらいの、そういった自然についてのイメージを私たちはもっている。そもそも、人類の祖先が地上に現われたときから、空気も水もあり、加えて彼等は現在の私たちよりはもっと豊富な様々の生き物を自分たちの周りに見いだしていたことであろう。それは、そのような条件でのみ人類は出現し得たわけだから当然のことである。

けれども、自然というものを宇宙全体まで視野に入れて考えれば、地球におけるような大気も、水も、そして生命体というものなら尚更、極めて稀《まれ》な存在であることを今日の私たちは知っている。生命は奇跡に近いような仕方で、この地球で、その歴史のどの時点かで生まれ、危うさをいつも孕《はら》みつつ発展してきた。(そして、安定した大気や水の存在のために生命体も一役かっている。)

気の遠くなるように広大な宇宙の中の一つの小宇宙でしかない銀河系、これを構成する二千億もの燃える星々の中の一つ、銀河の中心でもないところを動く太陽の、その幾つもの惑星の中の一つに過ぎない地球、ここ以外のどこかにも生命の営みがあるのか、私たちは知らずにいる。緑色をした地球という星は極めて極めて珍しいものなのである。(今、木星の衛星の一つエウロパに、生命体の存在の可能性の発見に関して熱い期待がかけられてはいるが。――木星探査機ガリレオは、日本時間二〇〇三年九月二二日に木星の大気に突入して消息を絶った。エウロパの表面の氷の下に海水が存在する可能性を突き止めたと言う。生命があるためには水がなければならない、という考えについては、第1章で述べた。)

ところで、その緑、それは植物を意味する。どうして緑の植物が生命に満ちたという意味に捉えられた場合の自然のシンボルと見なされるのであろうか。

生態系：生物の増殖と食べ物の補給

死ぬことによって消えてゆく生物は、寿命ゆえに死ぬだけでなく、食べられることによっても消えてゆく。けれども、生物を食べる側が現われるとき、それは見方を変えれば、その食べる側の動物を更に食べる動物が生きることを許すということである。(人もまた、食べられる側になり得る。だが、今日、人は余程の事故でもなければ専ら食べる側にだけ立つ、そのような存在になった。そして、人の死は人によって特別に管理される。）

食べられるものとは生物であるということに着目すると、食物のヒエラルキー的連鎖というものが見えてくる。そうして、だとすると、多数の種の生命の維持のためには食物の連鎖を支える下辺を占める生物群がまずしっかりしていなければならないことが分かる。こうして、人々は下辺の生物群を成すものとしての植物の重要性を考える。特に陸地の緑色をした植物は目だっていて、その重要性は非常に分かりやすい。ここから、人間の生存の基盤である自然に関し、人々は、自然すなわち緑だ、という意識をもつのであろう。加えて、緑の植物が酸素をつくりだすものであることを知った今では、ますます緑こそ、或る特殊なイメージのもとでの自然のシンボルだというわけだ。

さて、海の動物には海の中に、森で暮らす動物には森の中に、草原の動物には草原に、それぞれの食べ物となる動植物が見つかる、そのようであって初めてそれぞれの動物種が誕生したはずであった。（だから人間が海の生物も森の生物も、草原の生物も何でも食べるというのは驚くべきことなのである。このことは後の章の主題にする。）つまり、動物にとっての食物の地理的局在とは、その動物

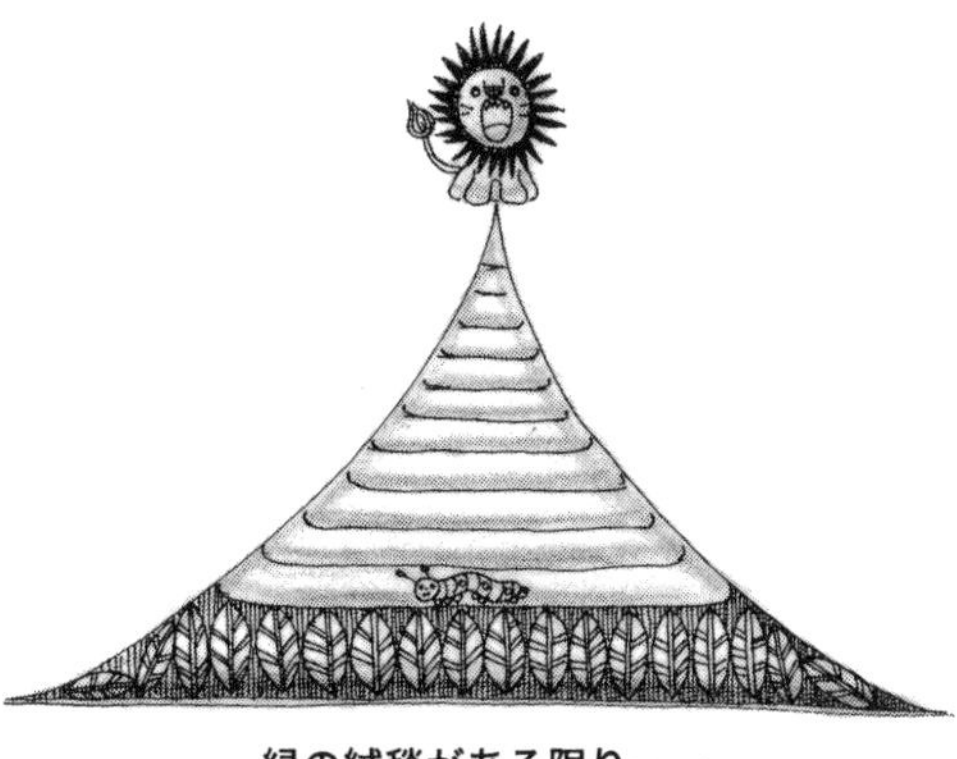

緑の絨毯がある限り……

が入手でき消化することもできる種類の生物の地理的局在であるわけである。

ところで、この局在の特徴を考える必要がある。それは、先に述べたダイヤモンドのようなものの局在とは在り方が違う。死んで短い時間で消滅してしまう個々の個体としての生命体、これらを次々に誕生によって補うことによってのみ何処かの場所に生命体はあり続けることができる。そして、生まれた新しい生命体のほとんどは、他の生命体を食べるか、その分解物から供給される栄養物を得てのみ生き、かつ新しい生命体を誕生させることができる。

こうして、多数の種類の生命体がその依存関係を通じてつくり上げる局在が問題なのであって、それが、海や森、草原として表現されているわけである。森や草原はその特徴づけからして既に或る生命体を表している。海というのも、単に海水が流れる海でなく、無数の生命体が生息する海である。

生態系と環境のサイズ

動植物が生き得る世界は、一つの種の生物だけは生きられる、そういった世界としては成立しない。多様な種の動植物、更には微生物の間には、食物連鎖による一方向的関係だけでなく、腐敗の過程等を通した循環的依存構造もあり、多様性抜きに生物の存在はあり得ない。個々の個体もしくは種にとってみれば共生的相互依存でなく一方的な依存や一方的な犠牲でしかなくとも、全体としては或る範囲での調和が見られるのである。

そして、生き物の世界を支えているのは、地球の無機的世界の安定した構造である。地震があり火山が爆発し、大きな気象変動はあろうと、大気の構造は安定し、水は循環し、海では暖流と寒流がいつもほぼ同じように流れ、月は潮の満ち干《ひ》を規則的にもたらす。地球と太陽との関係によって昼夜の交替や季節の移り行きとその繰り返しが、地球の違った場所ごとに規則的なものとして見られる。温度も或る小さな幅の中でしか変化しない。そして、この安定した大枠の中で、その安定そのものの維持に生物の世界もまた寄与している。

「生態系」という言葉は環境問題の重要性が認識されるにつれて広く知られるようになった。環境というのは結局は人間にとっての環境ということで理解されているのであるが、人間にとっての環境なら社会的環境も文化的環境もある。しかし、生存を可能にする不可欠の基礎としての自然環境が問題であるなら、その環境は他の生命体にとっても適切な環境であってこそ人間をも生かす環境でもあり得る、これが原則で、そのような環境は生態系として認識されているのである。

たしかに狼の大群がすぐ間近にいて人をしょっちゅう襲うような環境とかペスト菌が蔓延するような環境のように、人間にとって不都合な環境もないわけではない。けれども、それは小さなサイズで環境を考える場合のことであって、環境を広く地球規模で考えるなら、話は別である。小さな環境、それから、森とか草原、砂漠、極地、海といった区別をもつ或る大きさの環境、これらは区別されつつも決して孤立せず、全体としてつながっている。(ちなみに人間の社会的・文化的環境も、今や孤立せず、地球規模でつながる、そのような時代である。)

かつては、食べ物は身近にあるか身近で栽培したり飼育されたりするものであって、他の場所の事情がどうであろうと関係ない、そのように思われていたに違いない。けれども、食物というものが生命体から成るのである限り、食物とは他地域とつながった全体の環境が維持されている限りで手に入るものなのである、このことに気づき始めたのが、今日の時代の私たちである。この、宇宙の歴史からするなら非常に短い歴史をしかもたない、生物もまたその構成メンバーとして重要な寄与をなして地球上につくり上げてきた非常に特殊な自然（自然破壊という言葉が意味をなさないような自然一般の中で、その消滅・破壊が人間によって気にされるような特定の価値づけがなされた特殊な自然）、すなわち生態系が維持された自然、ここに人間の生存の基盤がある。そうして、食物もまずは、そのような自然においてのみあり得る、非常に不安定な恵みなのである。

第3章　食物の安定的入手——三つの方向——

第五節　食物の消費と絶えざる確保

食物の季節変動

あらゆる動物にとって、身を養う食べ物を手に入れることは第一の関心事、重要性をもった事柄だ。（種の観点からすれば、それに生殖活動が重要なものとして付け加わるであろうが、個体とすれば、こちらは第二義的な事柄に留まる。食べることは日々の事柄であるが、生殖活動は成熟した或る段階における非常に限定された活動に過ぎず、また必要不可欠だというわけでもない。）食べ物を入手し損なうことは、捕食者に襲われることと並んで、二大危険をなす。

ところが、食べ物とは他の生命体から成るものであるから、食べ物の入手は季節に大いに左右される。植物の芽吹き、果実の熟しなどは季節とともに進行する。そして、そのことにも規定され、温度変化などの要因もあって、動物の繁殖、成長、巣ごもりなども、季節に依存する。そこで、植物性食物であれ動物性食物であれ、食物の種類ごとに入手困難な季節と容易な季節とがあることになり、生きることの容易な季節と困難な季節とがあることになる。そして、このような事情に対処する仕方は、一般に(動物の)種によって決まっている。ただ人間だけは、大いなる自由度をもって対処してきたという歴史的現実がある。

タンザニアのヌーの群が、雨季や乾季の訪れに伴う草地の出現と消滅との時期の交替に合わせて二〇〇キロも移動するようなこと①は、一つの単純な対処である。その他には、可能性として、②自分の体の構造を変えて季節変動に対処するという方法と、③外部に対処方策を講じるという方法がある。ヤマネが冬眠したり、野生羊が食物を脂肪に変え、尾の付け根の周りの尻肉に貯蔵するというのは②の方法であるし、リスがドングリを後で食べるために土に埋めておくのは③の方法である。

そして、人間が驚くべき能力を発揮するのは、後者の方法③の多様な開発においてであるのは、言うを俟《ま》たない。飢えに苦しまなくてよいように食料がいつでも外部に用意できていること、これを目指して人間の文化は始まったのに違いない。そして、他の動物なら為す術もない異常気象などがもたらす難局をも、人間は様々な工夫で切り抜けようとしてきた。

人は三つの方向に向かった

ここで更《あらた》めて、人間は食物を安定的に手に入れるためにどのようにしてきたかを、系統的に考えたい。食物の安定的入手として、人間は大きく分けて三つの方法を追い求めてきた。

(1)食物となり得る生物そのものとの関係の取り方を工夫する。

(2)生きている動植物という形から食糧という形に変えた後での、食物の貯蔵・保存の様々な方法を編み出す。

(3)他の人々による食物の確保を当てにできる、政治的・経済的仕組みをつくりあげる。

(1)と(2)との多様性、その効力の驚くべき大きさが、人間の食物との直接的関係の特徴をなすのはもちろんである。けれども、(3)の突出こそ、間接的なものであるにもかかわらず第一位に重要なものだということをも見逃してはいけない。そして(1)と(3)とは相互に規定しあい、(2)と(3)との間も同様である。

第六節　生き物としての食物

方向(1)　可食生物との関係の取り方を工夫する

(1)食物となり得る生物そのものとの関係の取り方の工夫という方向が最初にくるのは当然である。その最初のステップは、(1-イ)食物となり得る生物を効率よく狩猟ないし採取する方法の工夫であろう。

(効率を言うなら、動物は一般に、特定の対象にはそれにぴったりと合う特定の行動で向かうもので、すると、種々の動物が本能に導かれてなす或る種の摂食行動は驚くべき的確さをもち、効率よいものと言える。ジムシやウジのような昆虫の幼虫はまさに「食べる機械」であるかのごとき構造をしていて、親が上手に正確に場所を選んで卵を産み落としてくれたお陰で、孵《かえ》るとすぐに林檎《りんご》の芯のようなご馳走に囲まれ、しかも、その食べ物自体を隠れ家として生き、猛烈な勢いで大きくなってゆく。プラウスネールという巻き貝は、水中の腐敗物の匂いに極めて敏感で、死んだクラゲが浜辺に打ち上げられると、すぐさま近寄り、食らいつく。テッポウ魚は、優れた視力で水面下から水辺の枝や葉にとまっている昆虫を見つけると、水を吹きだして昆虫を撃ち落とし、すぐさまパクリと呑み込める、そのような口や舌の構造をもっている。電気ウナギは、暗い水中でも低ボルトの電流を放電し電場を生じさせ、その電場の歪みで周りの物体の形や配置を知り、次に強力な電流の一撃で獲物を殺す。蛙は長く伸ばせて、ねばねばしている舌で虫やナメクジなどを捕まえ得るし、鳥のハサミアジサイ類は、下嘴《したくちばし》で川の水面を切るように低く飛びながら、小魚に触れるや否や嘴を閉じて魚をくわえる。

諸々の動物のこのような在りように引き換え、人間の行動は、自由度が極めて大きい代わりに、対象との関係で不安定で心許ないものとなっている。けれども、出発点における劣性は直ちに乗り越えられる。人間は学習し、試行錯誤し、工夫し、本能に代わる技術を次々に作りだし、道具や機械の使用に明確に見てとれるように、体の機能に組み込まれている生命体の自然の限界を超えてゆく。)

人間は、(1-イ-a)食べる相手の生き物の性質ないし習性の学習による熟知を始めとし、(1-イ-b)狩猟や採取の際の人々の多様な協力様式の開発、(1-イ-c)進歩する一方の道具の作製等、具体例を挙げるまでもなく、この、効率よい狩猟や採取という方面で、素晴らしい成果を上げてきた。(生態系の維持という観点からは素晴らしすぎる、行き過ぎたとでも評価すべきかも知れない。)

それらの成果は、様々な人間集団の文化の基礎をなし、伝承されかつ発展させられる歴史という形態の中に現われている。(そして、人々の協力を或る方向に導く術が見いだされるべきであること、おのずと分業が導入されるということ、これらに伴って生ずる食物の分配の問題を処理する課題が出てくること等は、強力なリーダーシップの出現を要請し、かくて、食物の入手に関する第三の方向、中でも政治的な体制の構築というものを促したことであろう。)

同じ方向での次のステップは、(1)-ロ-a)植物の栽培であり、(1)-ロ-b)動物の飼育や養殖である。そして、これは直ちに、人間の都合という観点からの品種改良の道へとつながった。品種改良は、収量の増大、成長速度の向上、適地の拡大、季節による制約からの解放など多方面の事柄を目指した。また、単に量的に食物資源としての生物を確保する方向においてだけでなく、後で言及する、味に対する欲求といった質的側面からも、進められることになる。(そして、同じ技術は、動植物の食物としての利用のみならず、衣服や薬を始めとする様々な物品の材料としてや、動力源としての利用にも向けて、追求されてきた。なお、今日、遺伝子組み換え技術を使った新しい動植物の育成が現実化してきた。これを従来の品種改良と同列のものと考えるわけにはゆくまい。この技術には大きな問題点がある。)

次に、(1)-ハ)食物となる動植物の範囲を広げるということも、一つの道としてある。戦時中に芋の蔓を食べるようなことである場合、それは身近にありながら普段は食べられることは分かっていても食べないものでも、いざとなれば食べるということだ。また、何でも食べられないものか試してみるということが、飢餓の時にはあったに違いない。

それから、私たちはお店で、かつては目にしなかった魚が売られているのを見つける。深海魚だそうである。沿岸の魚介類から遠洋の魚へ、そして深海魚へと、航海、捕獲、漁獲物の保存的運搬の技術等の進歩に伴って、このような歴史は一般的であった。

食物となる動植物の範囲を広げるということの在り方で、もう一つ極めて重要な仕方がある。(1)-ニ)他の地方ではすでに食用となっていたものが渡ってきて、それを食べることを覚えるということである。それが、単に産物を輸入するのでなく、自分たちで栽培したり飼育したりするようになると、食物として利用される動植物の本格的拡張ということになる。現在では身近な食べ物の多くが、過去に遡ればこのような来歴をもっており、かくて例の枚挙には暇がないことになる。トマトやジャガイモのように、その起源や伝播が詳しく研究されているものも数多く、それを私たちは様々な文献や事典類で容易に学べる。

食べられるようにする——加工と調理——

ところで、(動物では考えられないことだが) 一般に人は初めて食べるものに関しては、それをどのようにして食べるか、食べ方をも学ぶ必要がある。そして、その背後には、先人による食べ方の探求がある。

トチの実を食べるには、天日で干す、刻む、灰汁で煮る、水にさらすなどの多くの工程と時間をかけ、渋を抜かなければならない。*救荒食物としてであれ、彼岸花の球根を食べるときには、毒を抜く作業を前もって充分にしないと、人は死んでしまう。そのままでは食べられないものを食べられるようにする、という工夫によって、食物となる動植物の範囲を広げるということが可能となる。

＊救荒食物　凶作や災害のときに利用される食物。特に植物性のもので、よく育つものを言う。

けれども、翻《ひるがえ》って考えるに、トチの実や彼岸花の球根のような特殊例のときだけでなく、実はたいていの食物の場合、人が何かをそのままで食べるということはほとんどない。食べられるようにする、これを私たちは日常的には調理として経験している。熟した果物をそのまま食べる、或る種の野菜を生で食べる、このような場合を除けば、私たちの食が、調理なしということは、まずない。(ここに、人間の、他の動物と違った特殊性があり、文化というものがある。)魚介類や肉を刺身で食べるなどの場合は加工なしのように思えるが、調理の過程の方は全然ないというわけではない。鱗を取り、皮を剥ぐなどのことがあるのであり、それに、薬味や調味料を使う。

たしかに、ライオンがシマウマを食べるにも、引き裂く等のことが必要である。だが、シマウマを襲い、咬みつき、引き裂く、これら一連の作業は、そのまま、噛み砕き、呑み込むということに連続している。そして、食べた後の結果としてのみ、ライオンは食べられない部分である骨などを残す。

それに対し、人は、食べ物を洗うという単純なことから始まって、食べられない部分を取り除き、そして、食材に実に複雑な加工をし、準備してから食べ始める。食べるときは、ただ、それだけ、お皿の上に載っているものを口に運びさえすればよい、そして、ほとんどの場合、皿の上のものはすべて食べられるものである、と、こういうふうになっている。

ここで注意すべきは、食べる以前の諸段階が、幾つかに切れてあり得ることである。切れる可能性の意義は二つある。

一つは、(A)単純に時間的なプロセスの複雑化・長期化という事柄からの発展であるが、食物の保存という段階を意識して切り出すことの始まり。

もう一つは、(B)様々な段階で、それに関わる人が交替することとの受け入れ。かなり多くの人にとって、食卓につくことから食べることが始まる。食卓にはすぐに食べられる状態に仕上げられた食べ物が並べられている。それまでの準備は人まかせである。そして、ほとんどの人々にとって、食物となり得る動植物の生きたままでの入手は、自分がなすべきこととはなっていない。これが人間の食の現状であり、社会である。

最初の可能性(A)は、人間における食物の安定的入手の第二の方向を、二番目の可能性(B)は、第三の方向を示している。

人間の雑食性

さて、これら二つの方向の概観に移る前に、人間の雑食性に関して一言、述べておこう。人間が、食物となる動植物の範囲を広げるという、このような拡張の方向が可能であるのは、もちろんヒトが雑食性の動物であることを前提しているからである。

（ヒトの雑食性が生物学的な事柄であるのには間違いない。だが、ヒトは、元々は植物質食料を主とし、わずかにのみ肉食をしていたらしい。それが、熱帯適応しつつアフリカに生息していたあとで旧大陸の温帯域に進出し、その地域では狩猟者とならざるを得ず、その進化の過程の中で肉食化が進んだという学説もある。その学説によれば、優秀な狩猟者となるには、大脳が大きくなり発達する必要があり、逆に大脳はより大きな栄養を必要とするゆえに、ヒトは植物性栄養から、効率の良い動物性栄養の摂取を重点とすることに移行しなければならなかった。しかるに、それは、ますます狩猟者の道を進むということに他ならない。つまり、相互的推進があった、ということである。以上は、佐藤宏之氏（東京大学大学院新領域創成科学研究科環境学専攻社会文化環境学助教授）に教えていただいた。

ところで、私が考えるに、その推進は人間に、単なる食性の変化だけでなく、文化をもたらした。狩猟が要求する高度な相互コミュニケーションの能力の発達が基礎となったと思われる。

そうして、集団による個人の統制は、食のあり方に関して言えば、文化による食物の選択、すなわち、食べ物として利用する動植物種の選択の論理を、甚《はなは》だ複雑なものにするようになった。これまでに述べた、①技術の獲得による食用動植物種の拡張の可能性の他に、すぐに述べるように、逆の、②効率追求ゆえの減少もある。更に、③タブーとして知られるような、信念その他に基づいて、食べ得るものを食べないという制限などもある。）

それにしても、人間が何でも食べるのは、動物として驚異的なことである。森のものも草原のものも、川のもの、海の

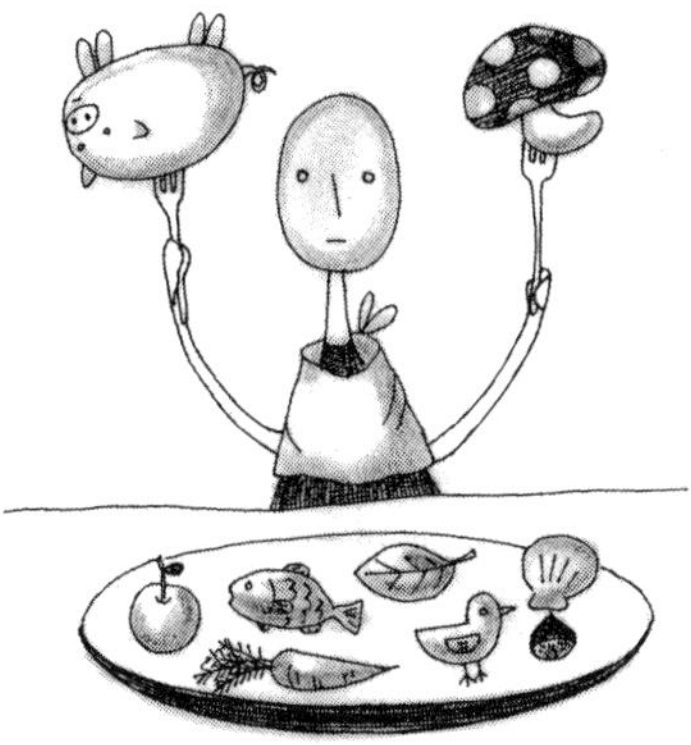

野・山・森・川・海・空・地中……
何もかも私の胃袋へ

もの、空飛ぶもの、何でも食べる。前章で述べたように、生態系の中で生きる生物は、それぞれに特徴をもった或るまとまった環境の中で生きるのが本来である。だから、海の魚が森の木の実や昆虫を食べるはずはなく、森の獣が草原に巣作りをする鳥やその卵を襲うはずもない。ところが、人間だけは別である。人類の活動範囲は恐ろしく広がり、生活形態は多様なものになった。

　加えて、一方では、(1-ロ)の方法、すなわち植物の栽培や動物の飼育、また、品種の改変によって、食べ物とする動植物を本来の生息場所から移すことさえ試みてきた。遠くの川の魚を、池で養殖するように、である。また、もう一方では、自分が海や草原に出て行くことなく、すべてのものを自分の手許《もと》に届けさせる、そのような仕組み(すなわち政治や経済の体制という第三の方向)まで作り上げてきた。

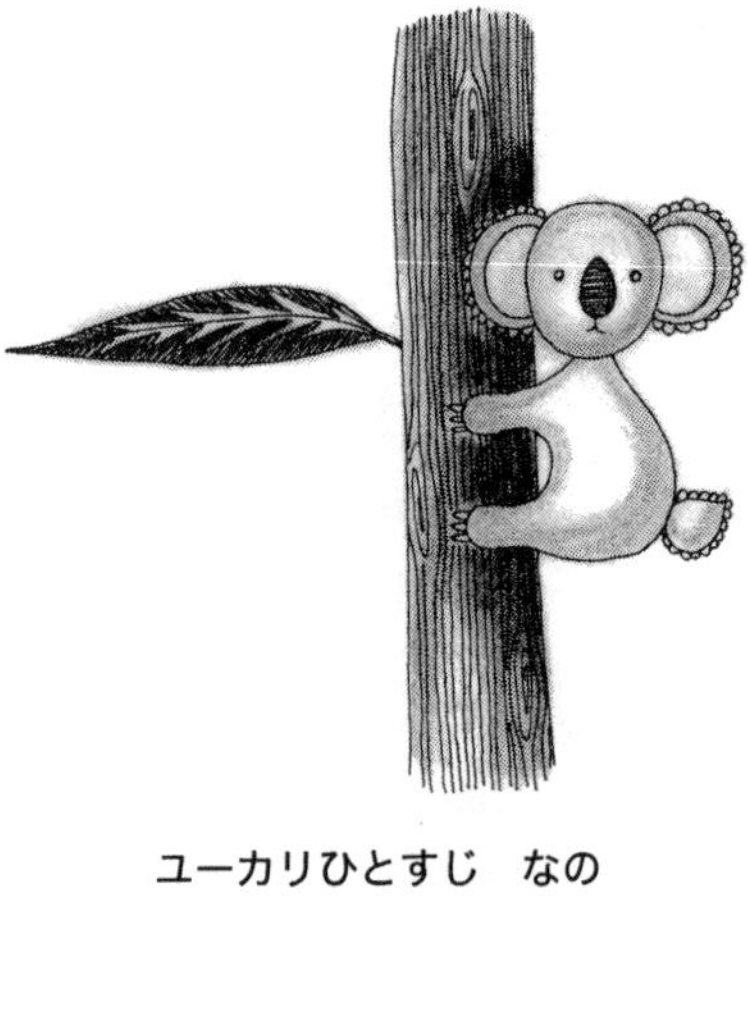

ユーカリひとすじ　なの

　対比するに、コアラはユーカリの葉しか食べない。しかも、三〇〇種を越えるユーカリのうちの特定の一二種のユーカリの葉だけを食べる。そして、コアラはユーカリの森を出る必要もなく、出ようともせず、また、出れば生きてゆけない。

(ただ、このような拡大の論理があるにもかかわらず、一方で食物として利用する動植物種の縮小も大きく進んでいる。

今日の人間の状況を植物に限って言うと、三〇万種の高等植物があるけれども、人間の栄養の九五パーセントは三〇種にも満たない植物から摂取しているそうである。そして、小麦、稲、トウモロコシの三種を中心に八種の植物だけで人間の必要エネルギーに対する寄与の四分の三を占めているという報告がある。人間は先史時代には一五〇〇種以上の野生の植物を食べていて、それから食べる種類は減るばかり、有史以降は五〇〇種の作物栽培、今日では、自家用の栽培種で二〇〇種、市場用では八〇種くらいだと言う。私の生活者としての感覚からは、ちょっと違うな、もっと多いだろう、という気がするが、ともかく減っているのは間違いないそうだ。P・R・ムーニー著『種子は誰のもの——地球の遺伝資源を考える——』㈶木原記念横浜生命科学振興財団監訳、吉川正雄・古瀬浩介訳、八坂書房、一九九一年、五頁。(P.R. Mooney, *The Earth —— A Private or Public Resource?* ——, 1979) なお、「現在(一九七七年——筆者、加筆)わずか二〇種の植物が農場で栽培されているにすぎない」という記述もあるが、これは大規模農場と解すべきか、はっきりしない。また、他にも(整合的解釈に苦しむ)不明確な記述も二点あるが、文献として利用した。

減少の理由は、栽培の効率化などに由来すると思われる。そこでなお、同じたとえばジャガイモならジャガイモの中でも更に、栽培しやすさとか収量の大きさとかの理由で、品種が画一化してゆくということもみられる。品種改良による新品種の開発も、一方では多様性をもたらすように見えて、むしろこの傾向を助長しかねない。そして、そのことは、採用品種の弱点が露呈するとき、すなわち病気とか天候不順とかにやられるとき、危機を招く。雑種を残すことも大事なのである。

話を、動物性食糧、それも魚介類だけに限り、日本の縄文時代の人々に移すと、縄文人は、魚類で一〇〇種以上、貝類で三〇〇種以上を食していたという説もある。私にしてみれば、そもそも、そのように多種の貝が身近にあること自体が驚くべきであるが。その著者によれば、原日本人の雑食性は世界一だそうである。永山久夫著『古代食おもしろ事典』主婦と生活社、一九八四年、三七、四三頁。

ともあれ、人間が食物として利用する生物種の時代を追っての減少は、効率を求める人間の傾向によると同時に、現代では、ここでも、食物の確保という重要課題を、他の人々を当てにするという仕方で解決する方向、特に、この第三の方向の一つとしての経済の論理、利潤を追求する経済の論理の主導によるものであること、このことにも注意すべきであろう。）

第七節　食糧の保存と移動

方向(2)　食物を貯蔵・保存する

さて、(1)の方向における第二のステップ（(1)-ロ）である、食用の動物の飼育や植物の栽培は、食べるのに適当な成長段階に至るまで飼育ないし栽培する、という面を含む。他面、特に飼育の場合、既にいつでも食べてよい状態にあるけれども、なお飼育しておく、ということも考えられる。クリスマスまでは七面鳥を生かしておく、というような場合である。

ところで、もし夏に早々と七面鳥を殺して肉にしてしまった場合、どうなるだろうか。或る時期までに食べないと、肉は腐る。生かしていれば、その心配は要らない。けれども代わりに、餌を食べさせる苦労が必要である。

（もちろん、野生の七面鳥なら、その苦労も要らない。ただし、必要なそのときに捕まえなければならず、これがうまくゆくか、保証できない。ちなみにモグラは、獲物を捕らえる罠でもある自分のトンネルに入り込んだミミズを、食べきれない場合どうするかというと、一咬みしてミミズを動けなくして、何千匹も地下の貯蔵庫に蓄える。これはミミズが天与のものとして用いる巧妙な方法であるが、人間にはそのような方法は生得的ではない。

もっとも、食物が植物である場合、それは多くの場合、収穫後もかなり長い期間、「生きている」と言え、人はそれを当てにできる。——ただし、収穫後も野菜が生きているというのは一面のみの真実に過ぎず、地中に根を張って本来の姿で生きていることとは、やはり区別されなければならない。もちろんたしかに、納屋のジャガイモは放っておけば芽を出すくらいに、ちゃんと生きている。収穫後のキャベツの葉が未だ生きているのとは違う。けれども、今度は、芽を出してしまったジャガイモは、食べ物としては失格することを考えねばならない。

それから、果実が自然に落下し、土に埋もれるなら、その内部の種子が発芽して、新しい苗が生い育つのであるから、果実は十全な仕方で生きていると言えよう。そこで人は、収穫後も残存する植物の生命の力の恩恵にあずかって、果物を食べることに関する或る期間の猶予を手に入れる、と、こうなっている。しかしながら、そ

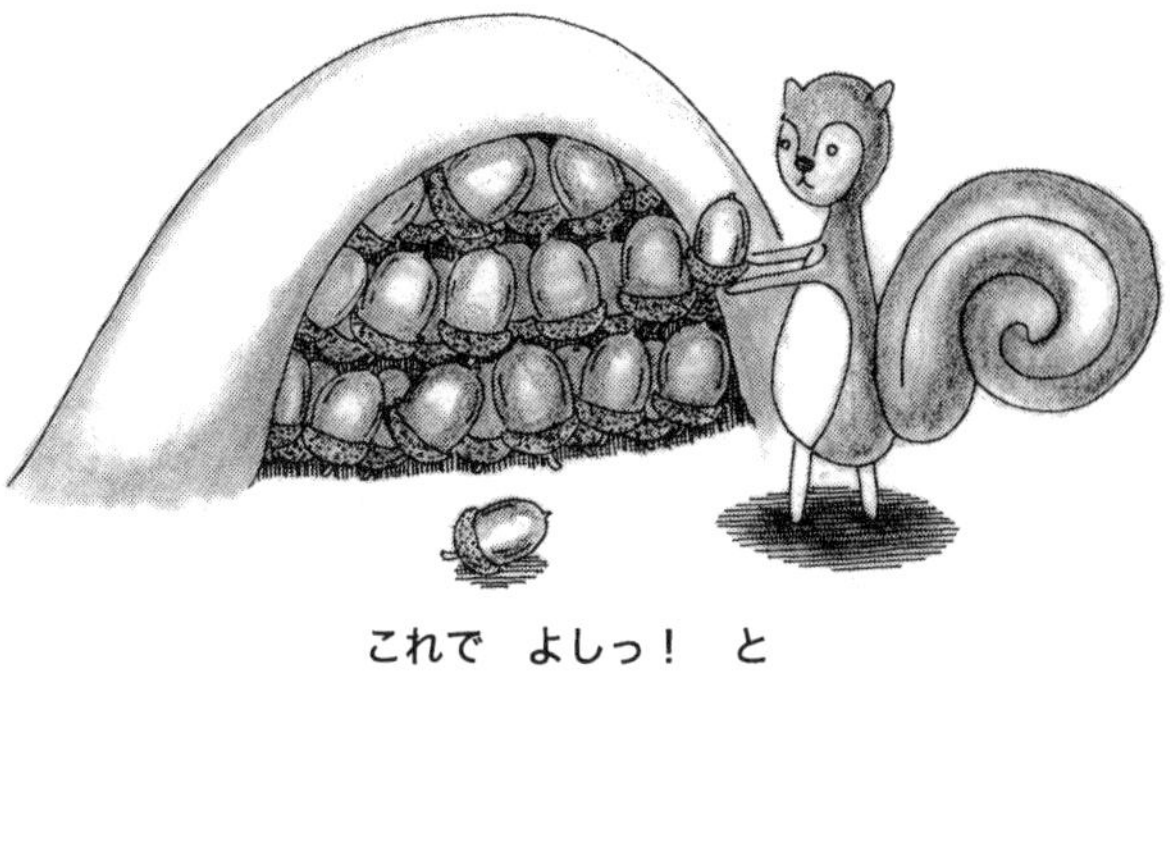

これで　よしっ！　と

の発芽とその後の順調な生育の可能性を奪う意味では、収穫は一種の生を奪うことでもある。
ちなみにリスの場合はどうかと言うと、リスはドングリを自然から取り去ることをしない。つまり、ドングリが発芽しにくいような貯蔵庫――あるいは仮に発芽しても、その後、順調に一本の木に生い育つことが決してできないような貯蔵庫――の中にドングリを収穫することはせず、かえってドングリを発芽しやすい地中に埋める。そして、それを掘り出すのを忘れると、ドングリは発芽する。クヌギは、このような事情のお陰で、ドングリが自然落下する範囲より広い場所で繁殖することができる。そして、もちろん、クヌギの繁殖は、ドングリを埋めた個体としてのリス自身はともかく、種としてのリスにとって好都合なことである。）

そこで、肉の状態で腐らないようにする、それから、芽を出させない状態にジャガイモを保つ、このたぐいの工夫、食物の保存の工夫に、食物の安定的入手の一つの方向(2)がある。

この方向は恐らく、一つには、食べ残したもののその後の状態が様々な偶然的状況であれこれ変わる、そのことを観察、経験する過程から出発して、積極的に追求されたことであろう。そして、もう一つには、そのままでは食べられないもの、ないし食べにくいものを、食べられる、ないし食べやすいようにする工夫と一体になりつつ、そこから発展してきたのではないかと推測される。というのも、食べ物となり得る動植物を見つけたらすぐに口に入れるのでなく、種々の加工の段階をもつ、それは、すなわち既に、生きた被捕食者から食糧や食材へと姿を変えさせたあとで、食べるまでの時間にいかほどかの余裕をおくことでもある。すると、この余裕を積極的に追求することも生ずるのは自然なことだからである。

堅いものを柔らかくするために水に漬けておくことが、放置しておく場合よりは長持ちすることでもある、そのような発見もあったであろう。(餅は既に加工食品であるが、堅くなった餅を柔らかくしようと水餅にすると、黴が生えずに長く保存できる、ということもある。)重くて持ち運びにくい海藻を軽くするために陽に干したら、干すことが保存の良い方法でもあることに気づく、そのようなこともあったであろう。

さて、食物の保存には、古くから、(2-イ)乾燥、(2-ロ)冷蔵ないし冷凍の手段が、更には(2-ハ)加熱が用いられ、それらのために、天日、風、洞窟、雪、氷、火、煙等が利用されてきた。加えて、(2-ニ)塩、砂糖、香辛料等の使用がある。更に今日の私たちは、冷蔵庫、冷凍庫をつくり、食べ物の乾燥粉末化の技術を追求し、と、ありとあらゆる可能性を試している。特に、(2-ホ)食物の腐敗をもたらす(単なる状況と違った、明確な)諸原因の観念を手に入れたことは重要である。これによって、それら様々な原因を除去する手段が数多く開発されることになる。(すなわち事実上、水分含有率を減らすことによって腐敗を遅らせたり、加熱によって殺菌していたということとは別に、理論上のこととして方法を考案することができる。そしてその結果、効果が確実になったばかりか、広く応用可能にもなった。パスツールによる微生物学の創始は極めて重要な段階をなす。)実際、防腐剤(保存料)や酸化防止剤、脱酸素材を使用し、缶詰や窒素ガス充塡包装食品、レトルト食品、真空凍結乾燥食品を開発し、超高圧殺菌処理を試み、食品に放射線を照射するなどの方法を見つけたのは、理論の裏づけあってのことである。そして、翻って古くからの食物の保存方法がなぜ有効であったかが理解されることにもなったわけである。

ところで、食物の保存の工夫の過程で生じたことで重要な事柄には、二つある。一つは、これらの工夫によって食物の味に変化が生まれることが多いことの発見だと思われる。もう一つは、食物の安定的入手の仕組みの第三の方向、すなわち(3)他の人々による食物の確保を当てにできるという方向、政治的、経済的仕組みをつくるという方向への進行が、加速されたはずだということである。

（味覚についてきちんと論ずることは、次章以降の課題としよう。今は、食べ物の味の変化は、食物の保存の過程のみならず、調理の過程でも、あるいは、この過程でこそ、より多く追求されていることに、注意を促しておく。食べられるようにする工夫としての調理過程は、元々、食べられない部分と食べられる部分とを分けるとか、食物が堅すぎるなどの問題を解決することとかの意図のもとに現われたのに違いない。だが、今日の私たちでは、調理は、一つには、洗浄や加熱などの処理なしではお腹をこわすのではないか、という怖れと結びついており、そして、もう一つ劣らずに重要な目的として、味の調整の課題をもっている。調理なしでは不味《まず》くて食べられない、そういう意識の上での、食べられるようにする、更に、積極的に調理によって美味《おい》しいものに仕立てて食べたいという欲求を満たす、ここに主眼が移ってきたわけである。）

方向(3)　他者を当てにする

食物の長期保存が可能になると、食物の第一次入手者ならずとも食物を食べることができる、その人々の幅も広がる。そして、蓄積された食物が一つの社会的力として働くことも始まる。

（たとえば食糧の貯蔵庫というのは、食べ物が腐らないような工夫がされたものである必要があるのはもちろんだが、実は、もう二つの役割をもってきた。一つは、食物を狙う動物や他の人間から食物を守るという役割である。ただ、このうち人間とは、所有権を認めない、ないし敵対的人間のことである。所有権を認める人々の間では、相互に防御は要らない。そして、所有は社会的力として人間関係を左右する。物の所有は物を媒介に——物の様々な仕方での処分の権利の行使を通じて——人の支配をもたらし、逆に人の支配は物の所有をもたらす、というようなことが生ずる。こうして、このつながりで、食糧の貯蔵庫の二つ目の役割も出てくる。貯蔵庫は、社会的優越や権威を誇示し、まさにその誇示によってその優位や権威を維持し、更には新たな社会的力をその所有者——ないし所有集団——に獲得させる、そのような役割をもつことになる。王冠と同様、意味の分泌によって社会的力を生み出すのである。なお、権利の移譲や代理行使などは、人間関係を複雑にし、社会的力の多様な諸形態を生み出す。）

　食物の人から人への移動が、奪い合いという形でない仕方でなされ、人の食物の入手に或る安定を与えるようになる。政治と、続いて、経済の仕組みの誕生である。（経済の在り方が政治の在り方を決める、という思想もあるが、人間社会のサイズが大きくなる過程では、まずは政治的事柄が先だって社会の秩序をつくり、今日の言葉で経済と呼ぶものは、あとからやってくる。ないし、埋め込まれた状態から自律的なものとして立ち上がってくる。また、そのような立ち上がりのあとでも、政治の枠組みなしに経済の安定はない。）

人間の社会性

　幼児が親から食べ物をもらう、これは社会というものを考えなくてもすむ現象であろう。鳥の雛が親鳥から食物をもらう、それと同じ、個体は死して生殖によって子孫を残すという、生命体に生命の論理として書き込まれた筋書きに従ったものに思えるからだ。

（けれども、哺乳類としての人間が乳児期に自力で食べ物を手に入れられずに母親の乳を飲んで栄養とするのは、仔馬などと同様、それが卵生の雛鳥の食生活に対応することだと位置づけ得るとしても、乳児期を過ぎてなお食物を他に依存するのは人間特有のことではないのか。このような思考の道筋に対しては、次のような考えもある。――人間の乳児は、月満ちて生まれた場合でも、生物学的に言えば早く生まれすぎた胎児である。赤ん坊が母親にしがみつくことさえできないことに、その未熟さが象徴的に現われている。だから、次の幼児期という、もはや母乳を飲まないけれども親に食べ物を依存する段階こそが鳥の雛の時期に当たるものであるのだ。養育は、生物としての論理からしても致し方ないことなのだ。）

けれども、成長に非常に長い期間がかかる人間は、二番目の幼児期の段階を過ぎ少年少女期になっても、なかなか自力での食べ物の獲得には至らない、これは否定しようがない。人間に特有の事情があるはずである。それに、それどころか、いわゆる自立する成年に達しても、多くの人々は消費者として食物に相対するのであり、その食物は既に実に多くの人々の手を煩わせて届けられたものである。

私たちが日常生活で相手にするのは、レストランでの料理や、お店で求めるお菓子のように、口に入れさえすればよいようになっているもの、それから、切り身の魚、薄切りやミンチなど、既に調理の種類別に相応しい形を整えられた食材、そのような食べ物がほとんどである。そして、そのような形にした上で提供されるのでないと食べることができない、食べるところまでゆきつかない、と、そのようになっている。自然の中に投げ出されたとき、どのようにして食物にありつくのか。私たちが日常目にしている食材のおおもとである動植物を我がものにして食べる、その術をもはや知らない、これが、社会に生きる人間の姿、特に現代の都会に住まう人々の姿である。人間の食形態は、もはや生命の論理だけでは説明できない。

自活するとは、(住まいや衣服の用意なども含めてのことではあるが)自力で食べてゆけることだと、私たちは了解している。けれども、その意味は、食糧を買うためのお金を自分で稼ぐようになることに他ならないと思ってしまうほどに、私たちの食生活は、社会の存立に、そして、その中の経済の仕組みが機能していることに、支えられてのみある。食物の供給を担当してくれている人々の存在を頼みにしているのである。

ただ、今日、お金なしには食べられない、逆にお金があれば食べられるという、経済の事情の方にこそ私たちの目はゆくが、食べ物を安定的に入手するのに他の人を当てにするという、私たちが当然のごとくなしている在り方は、もともと人間の社会性がなさしめる事柄であり、次いで、政治が大規模な仕方で組織したことであった。

食糧調達と政治

人間の社会は著しく多様なものである。そして、その多様性は、社会のサイズが大きくなってくることに伴うということがある。そもそも、集団がその成員を支える、そのような共同体の在り方は、集団のサイズが小さければ小さいほど、共同体自身の存続にとって必要なことであった。人間社会では、子供の養育も、親によるとは限らない。そうして、人々が乳幼児だけでなく、老人、病人などの食物の面倒をみるということに着目してゆくと、人間が社会的動物であることの特性が見えてくる。そして、人間の成長期間の驚くべき長さは、社会性と習得的技術とを身に付けるべき期間の要請に対応している。

（ここで、動物行動学が明らかにするような動物の社会性との比較といったたぐいの議論を、することはできない。人間の社会が、他の種の動物の「社会」とも呼ばれるものとは違った論理で成立し、動いていることに関しては、本書の所々で、人間の食の特徴を述べることを通じて、若干のことを、特に意味世界の成立と介入という事柄を、示唆することはできるとは思うが、人間社会の成立の論理の考察を正面から展開するわけにはゆかない。）

人の社会の秩序は、基層では慣習の力によるものとして成立する。しかしながら、或るサイズを超えた社会では、どこでも政治

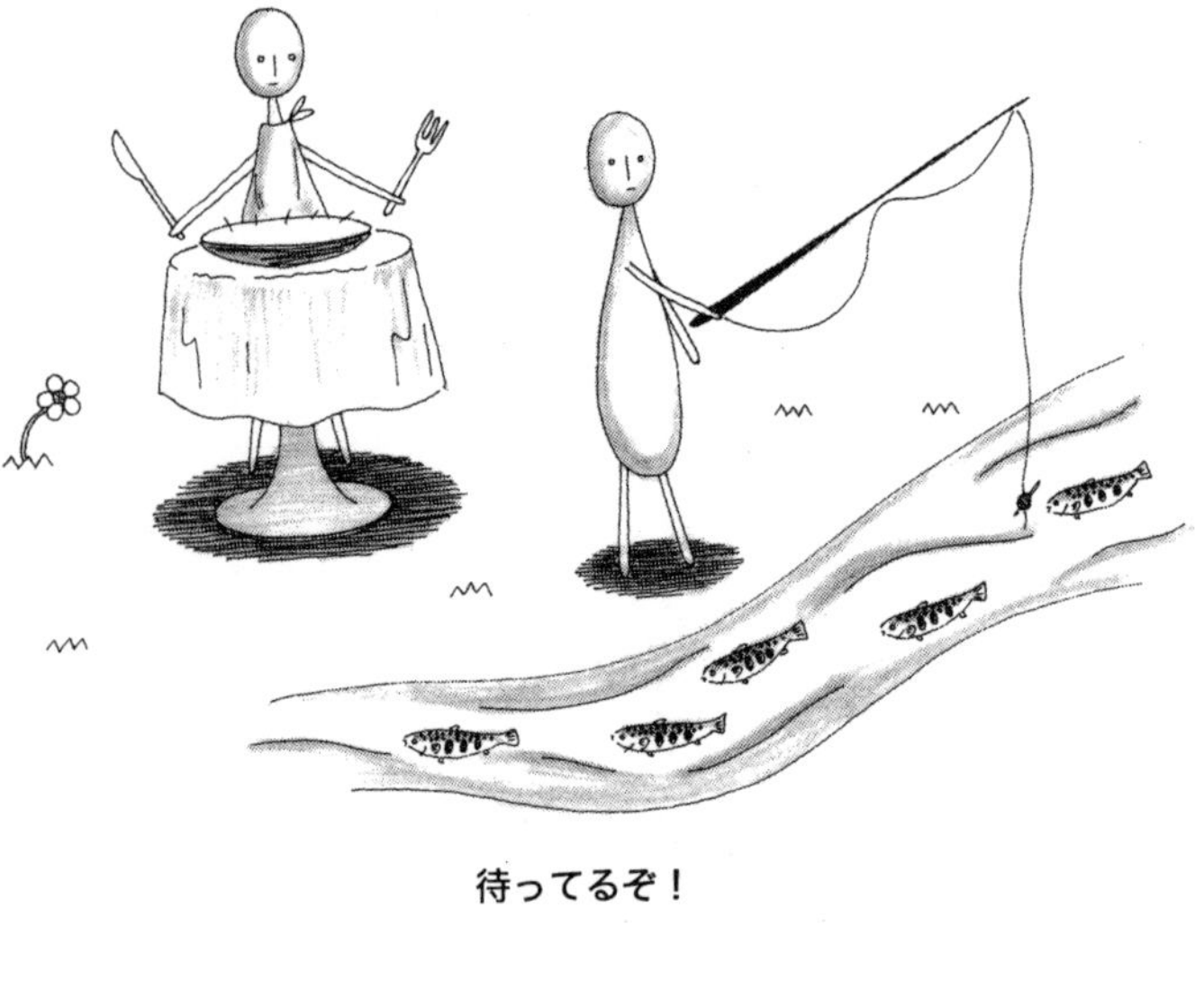

待ってるぞ！

的な事柄が、その具体的形は様々であろうと、生まれる。それは(慣習では処理できない)危機的状況での集団の意志決定の問題に由来し、リーダーシップを巡る争いの中から形を取ってくる。そして、新しい社会的力である政治の力は、まさに変革のダイナミズムをもつゆえに、食物の調達と分配のシステムにも種々の形態を持ち込む。(それが可能であるには、第一に、食物を腐らせずに貯蔵できる技術、第二に、移動させ得る技術があるのでなければならない。けれども、加えて、その貯蔵や移動に人々を動員することそのことが伴うのでなければならず、そして一般に人々を動員する力こそ、政治の力そのものである。)

概して、集団の成員を相互に支え合うことから、支配へ、分配から、収奪と蓄積へ、これが多くの社会での歴史の動きであった。だから、政治的仕組みによる食物の安定的入手というものは、元来は誰もが享受できたものではないことは、しっかりと確認しておかなければならない。むしろ、少数者の特権であった。ただ、いわゆる「民を養う」こと、これが為政者に課せられた最大の義務であり、これを果たすことなしにその地位の存続はないことも、もう一方の真実ではある。そして、現代、人間の英知は、人類全体という規模で支え合うことの重要性を認識し、努力しようとしているところではないだろうか。

ここでは、租税に象徴される事態と、まつりごとの中心としての都(宮処)こそ、都市の原初形態であることに、注意を促すに留めよう。どの社会でも、税の初期形態のうちには食物が必ず含まれた。そして、図式的に言えば、食に関しては農村が都(都市)を支える、このことを考えよう。この後者の点を私たちは、分業の概念や経済の事柄として位置づける傾向があるが、その出発点は政治にあることを確認したい。

では、経済の仕組みの成立はどうかというと、これは、紙数の問題もあり、論ずる余裕がないし、また、論ずる必要もないことであるかも知れない。ともあれ、食物は今や商品である。そして、ただただ消費者である多数の人々が少数の生産者を当てにする、という構造ができていて、生産者たちと流通に携《たずさ》わる人々のお陰で、私たちは食べ物の安定的入手が保証されていると思っている。消費者が大威張りで自分たちの権利を主張し、様々な欲求を生産者たちその他に突きつけているのが、今日の世の中である。

今日の都市生活者は誰も、お金を出しさえすれば食物は手に入るものと信じている。けれども、時にひそかに不安の影がよぎることもあろう。たとえば我が国の食料自給率の低下傾向が危惧《きぐ》される。そして、このとき、これは単に経済の問題でなく、政治の問題であることを、人々は直感的に捉《とら》えていると思われる。ただ、このときでさえ、外国への過度の依存の危険が念頭にあるのであり、国の内部での農漁村から都市への食物の流れの方には完全に楽天的であるような、気のいい心配があるに過ぎない。もはや人々が、自分が食べる食物の入手を他の人々に頼ることは当然である、という考えから抜け出すことは決してないように思える。

第4章　味覚の特性

第八節　感覚と知覚

食べる歓びと味覚

本章では(連載時点では二〇〇二年の新年一月号ということで)、趣を変えて、味覚を話題にしよう。新年の華やぎを演出する一つとして、美味しいものを食べるということがある。それも、普段は顔を合わせることが少ない人と一緒に食べる機会を得て、その交流の歓びも伴うということもある。実家に帰省したり、人を招いたり、同窓会が持たれて何年振りかの人に会ったり、そういうことには会食が付きもので、会食では、やはり、お喋りとともに、(単にたまたま食事時だから空腹を満たせばよいというのでなく)味覚を歓ばせるということがなくてはならない。

日に三度の食事というのは、今日の日本での標準的形態と言っていいだろう。現実には朝食を抜いたり、お昼ご飯を食べそこなったり、夜食を取ったり、いろいろあり、日に三食というのは、習慣であり、文化であったりするわけだが、ともあれ、人はしょっちゅう、食べている。毎日毎日、食べないでは生きてゆけない。少なくとも、元気で生きてゆけない。食べることは生活の、中心とまでは言わないまでも、重要な部分を構成している。そして、この重要であるということの基礎には、たしかに栄養補給という、人の動物としての存在の根幹に関わることがあるとはいえ、味覚の歓びがあるということもまた、食の重要性に大きく寄与している。

　ところで、食べるとは、動物の従属栄養の形態に他ならないわけであるから、その根本の事柄に根ざしたものとして味覚というものを考えるべき側面もあるであろう。そして実際、猫や鶏を飼うと分かるように、たしかに喜んで（と表現したくなるような仕方で、要は、勢いよく、沢山の量を）食べる餌と、そうでない餌との区別があるのは間違いなく、その区別を味覚の概念のもとで考えたくなるのは自然である。それぞれの動物により適した食物がより美味しく、腐敗物のように体に悪いものは嫌な味がする、これは自然なことだと推測される。

　他方、決まった種類のユーカリの葉しか食べないコアラにどのような味覚があるのか、見当がつかない。様々に違った食べ物を食してこそ、その違い、比較とともに味覚が生まれるのかな、とも思うからである。（もちろん、コアラはユーカリの新芽と若葉、また別の状態の葉等を実に繊細に味で区別し選好し、その限りでは豊かで価値序列のある味の世界を持つのかも知れない。――それはコアラの行動観察によって確定すべき問題である。――仮にそうだとしても、コアラの味の世界は貧弱であると言ってよかろう。）まして、イソギンチャクが、触手に小魚が触れると刺糸を飛び出させて小魚の体に突き刺し、毒液で麻痺させ、それを触手で口の中に運ぶ、この食べることにおける味覚とは何か、こうなると、自分の経験との類比もおよばない。――と、一応、両面を断っておいて、味覚の、人間がなす諸経験における位置、というものを、何とか見定めたい。

着目すべきポイントは幾つかあるが、本章では、「知覚―感覚」連関の中におけるものとしての味覚の位置に焦点を当てよう。「知覚―感覚」連関とはどのような事柄かの議論は、かなり込み入ったものにならざるを得ないが、これが味覚を考える場合の基礎であり、出発点になるゆえ、これの考察を外すわけにはゆかず、最初になす必要がある。

しかるに、この連関は高等動物としての人個々人の経験に即して考える他ないが、人の食の経験というものは社会的側面をもつ。すると、味覚もまた巻き込まれるであろう社会性、それから、文化的特性にも、次には光を当てなければなるまい。こちらは、後の章で扱う。

見取り図

以下、入り組んだ議論をなすので、それぞれの議論が収まるべき全体構造についての、見取り図を掲げておく。

人は動物として生きるにあたって、外界の様々な変動と体自身における諸変化の幾つかのものに、適切に対処しなければならない。この対処の在り方を生理学は、「変動が体の局部に刺激を与え、局部がその刺激に反応する」ということから始まる、体の諸部位において次々に生ずる一連の出来事として追跡する。このプロセスの終点はまさに適切な対処そのもの(であるべき)なのであるが、このプロセスは、感覚や知覚、および人の自覚的行動なしで進行し得る。自律神経系による体温調節とか、血糖値を或る範囲内に保つホメオスタシス、異物の進入に対する免疫系の働きとかが、その例となる。

感覚というのは、体における或る変様が、それへの意識的対処を求めるべく訴えてくるときに、体の出来事として生ずる。知覚は元来、体の外に(或る方向に或る——零の場合を含む——距離をもって)位置するものが対処すべき課題をなすときに、その発見として生まれる。そうして、いずれの場合も原則的には、感覚と知覚とが告げるところに動機づけられて、体における勝手な諸反応とは違う、いわゆる自由な行動によって、人は課題に対処するのである。

ところで、生理学は、感覚や知覚の成立についても(両者を適切に区別することなく)その仕組みを研究するが、それが追跡できるのは、感覚と知覚との成立の条件をなす、体における一連の刺激・反応系列だけである。感覚や知覚そのことは、それらに引き続く行動自体の在りようと同様に、それぞれ感覚、知覚、行動の経験それ自体に即して理解するしかない。このことは、生理学が情報とその処理という概念を導入する場合でも、動かない。

「五感」——感覚なのか知覚なのか——

味覚を、視、触、聴、嗅、の四つと並ぶ、いわゆる五感の一つとして考えるのは普通のことである。

そして、「感」という語から分かるように、これらを、どれも感覚の概念のもとで考える、これも、よくなされる。ところが、逆に感覚の概念の方から考えると、挙げられた五つのどれでもない感覚というものが確実にある。たとえば痛みの感覚である。（痛みを触覚の一部に組み込む向きもあるが、それは無理を承知で、間違った論の体系を守ろうとするからである。）

では、人はどうして五つを挙げるのか。この素朴な疑問から出発して、私は、これら五つのものを、むしろ感覚の概念で押さえることをやめて、知覚の概念のもとで考えるべきことを主張する。この主張は、理由がないわけではないが知覚と感覚とを概念として一緒くたに扱う、悪しき学問的伝統（大方の西洋哲学や哲学に毒された心理学など）があるゆえに、強く進めなければならない。

なお、日常語はと言えば、様々な起源を抱え込み極めて多義的でありながら、文脈に応じて柔軟に使用されているものである。だが、事柄の正確な理解と記述を目論むなら、その柔軟さに甘えるわけにはゆかない。そこで、私は、理由は述べるが、「感覚」という語の適用範囲を非常に狭く限定する犠牲を払ってでも、知覚と感覚との両概念の共通の根っこをつかみながらも、その上できっぱりした区別を示し、それぞれに明瞭さを与えたいと思う。その準備ができて初めて、味覚の位置を適切に測ることができる。

感覚

日本語の「感覚」という言葉は非常に広い意味をもっている。それを認めた上で、私としては、（体における）痛みを代表ないし典型として挙げ得るたぐいの感覚、これを選んで、議論の中心に据《す》えたい。それには二つの理由がある。

一つは、この種の感覚はよく限定されているということである。たとえば「洒落《しゃれ》た感覚の服」と言うとき、話は分かるけれど、或る意味では漠然としていて、これを扱おうとすると、下手すれば取り留めのない議論、感想めいたものの叙述に陥る。（「感想」という言葉にも「感」という語が入っているが。）それと比較すると、痛みの限定の確かさが理解できる。「指に怪我《けが》をして、そのときから今日まで痛い」「時々痛みを忘れる（これは実は、込み入った不思議な表現であるが）」「痛みを覚えない、痛まない」「酷く痛い」「痛さが軽くなった」などと言えて、その痛み、痛さ、痛い、痛む、等をどれも、「痛さの感覚」と総括して言葉上かまわない、ここに見られる確かな限定ということである。

もう一つの理由は、痛みのような感覚こそが、たとえば「ゲーム感覚」などと違って、（これから見るように、また、生理学などでの扱いが証拠だてるように）いわゆる五感、視覚、触覚などの五感に親近性があるからである。そして、それでいて、痛さは五感に入っていない。

第一に痛覚というものを視覚等の作用になぞらえて考えようとしても、痛さは五感のグループとは違う。（見よう、聞こう、触れてみよう、というのに相当する契機はない。）また第二に、痛さのような感覚を、色や滑らかさ、音や匂いという、視覚や触覚等の知覚の内容に準ずるものとして考えても、それらはいずれも質であるという点では共通性をもつが、色などは対象の性質として発見的に把握されるのに、痛みは体の事柄として、しかも感覚が生ずることとそのことという出来事として経験される点で、大きな違いがある。

では、痛さの感覚と同じグループに属するものには、どういうものがあるだろうか。痒《かゆ》さ、だるさ、皮膚が突っ張った感じなど。次に、属しつつ、はみ出ようともする、首筋の冷えや温もり。（はみ出しの意味については、後で、感覚と知覚との連関という話題の中で述べる。）

さて、このグループのものはどれも、体の状態について体をもつ本人が覚える感覚である。（ただし、体の状態とは、指に怪我をしているとかの状態そのことではない。怪我は誰によっても確かめられる可能性のある体の状態であるが、感覚が告げる体の状態とは、体をもつ自分自身によってのみ経験されるものとしての体の状態、怪我している指が痛いという状態である。）

そして、体のどの部位かも限定されている。（「心が痛む」とか、「気分がだるい」とかの比喩的表現の場合は別である。だが、これらの場合ですら、まさにその比喩が可能となるゆえんの事柄として、心が痛むときには胸の奥や胃の辺りがチクチクないしはキリキリ痛むとかのことが伴ったり、気分がだるいときには体も重く不調に感じられたりするとかのことがあるものである。）

そして、それらは出来事であり、感覚を覚える時間と、体の或る部位がそのような状態にある時間とは一致している。というより、体が或る状態になったときに、普段は自己主張しない体がその存在を状態とともに訴える、そのときの体の現われ方自身が感覚だと言ってもよいかも知れない。更に言えば、その訴えがなぜなされるかと言うと、体のその箇所がいわば不調の状態、気になる状態だからである。

実際、体の感覚の多くは、価値的にマイナスのイメージをもつものではないだろうか。体が温まって心地よい、というようなプラスの感覚の場合も、それまで冷たくて辛いと感じていたこととの対比で現われるのだと思われる。そして、体の状態がよくなるにつれ、体自身の温かさの感覚が薄れていって、気分としての心地よさが前面に出てくる、このようなことがあるのではないか。

ここには、体と心との区別と関係という、突き詰めて考えようとすると非常に難しい問題、ただ事柄としては私たちが日々経験して分かっていることがあるが、本書では、追求しない。議論は、むしろ、感覚と知覚との区別と連関に向けられねばならない。この連関あればこそ、感覚と知覚とが一緒くたに扱われることもあるのだから。

知　覚

知覚の代表として、見ることを取り上げる。すると、痛みを典型とする限りでの感覚と、いかに違うかが分かる。

見るとは、自分の周りのものの発見である。（哲学者たちの多くは、感覚を覚えることと同様の、自分の内側の事柄であると主張するかも知れないが。）そして、その周りのもののうちに自分の体も入っている。私は自分の体の一部分を見ることができ、その見え方は、他のものの見え方と全く変わらない。机の上に置いた手を机と一緒に見て、その位置関係も見る。指を誰かの指と絡《から》めて何本もの指を縺《もつ》れ合った状態にさせて見るとき、どれが自分の小指か、見ただけでは分からないことがあるくらいに、見られたものの見え方は平等である。

ところが、そのときも、自分の右手の小指を動かそうと思うと、直ぐに動かせるし、つねられると痛みを感じ、その痛みを感じている指が自分の指であることは確実である。どの指が痛いか、内側から分かるからだ。ここでは、自分の指だけが、そして、左手の小指なら小指という具合に特定の体部位だけが、痛みの感覚が起きる場として経験されるのであり、他の知覚対象とは現われの位相を異にする。

そこで、私が感じている痛みを、指を絡めた相手も感じているはずがなく、逆に仮に相手が痛さや痒さを感じていても、それは私には経験できない。翻《ひるがえ》り、二人の指のどちらも、二人のどちらにも見えることを私たちは確信している。

（もちろん、相手が指をちゃんと見ているかどうかまでは、私には分からない。しかし、相手の目が何処を向いているかを見れば、分かるものである。ただし、それでも、「目は開けていても、ぼんやりしていて見ていなかった」と言われれば、「いや、虚ろな眼差しではなかった」と反論することができるまでで、あとは引き下がるしかなく、人の経験内容は個人個人の事柄で、知覚経験も例外でない、というのは事実ではある。）

標語的に言うなら、痛みは個々人の事柄であり、見られるものは公共に開かれたものである。

それから、私が見ているものは、私が見ていなくても、見なくなっても、其処に在る。見ることによって私は、見ることに先立って在るものを、発見するだけである。（それが生じた瞬間に、その生ずる出来事を見る、としても、それは偶々《たまたま》出来事が生ずることに立ち会うだけで、見ることが見られるものを構成しているのではない。出来事は見ることから独立して生じている。）

それに対し、痛みは、感じられている間だけ存在している。感じられていることが在ることなのである。歯医者が、「虫歯にこんなに大きな穴があるのだから痛いはずだ」と言われても、痛くないのなら、言い換えれば痛みの感覚がないのなら、痛みはないのである。痛みは出来事であり、その出来事は痛みを感じているということにおいてのみ成立している。そして、知覚と感覚とのこのような対比は、前々段落まで述べられた両者の対比、感覚の私性と知覚対象の公共性との対比と連動している。

感覚と知覚との共通の根

では、このような感覚と知覚とのきっぱりした対比があるにもかかわらず、そしてこれらの対比は、日常的に誰もが難なく理解しているのに、どうして二つの概念が分離されないままでいることがあるのだろうか。それは、両者は、動物の活動の論理に従って一つの共通の事態から発生したものであり、それゆえに関連しており、しかるに、その関連の論理までは見定められていないからだと思われる。（哲学者たちにおける両者の非分離の理由は、大方、彼等が「確実な知識」という理念に囚われていることから生ずる。しかし、このことに関する議論は本書ではしない。）

ここで、先に、痛さの感覚と同じグループに属しつつ、はみ出ようともする感覚の例として挙げた、冷えや温もりなどの感覚に目を転じて見よう。

実は、痛さの感覚と違って、冷えのような温度感覚は微妙な位置にある。指が冷える（ないし冷たい）、ただそれだけが感じられる場合があるかと思うと、氷が冷たいと分かるほうに重きがある場合がある。

また、両方が同時にある場合がある。冬に戸外から部屋に入って、「あたたかい」と言うときには、部屋が暖かい、というのと、体が温まって、それが感じられる、というのと、二つを同時に言っている場合がほとんどであろう。

このような様々な事態を、これまで私がなした言葉遣いに従って分析的に表現すると、感覚と知覚との同時発生、ならびに、どちらか一方の優越の有る無しの、状況による決定、とでもなるだろうか。

自分の指が冷たいと感ずるのが感覚で、感覚の内容とは冷たさで、それは冷たさの感覚を覚える間だけ生じている、体における出来事である。(そして出来事であるから、「冷える」といった動きのもとにある状態が多く感覚される。)

それに対して、氷の冷たさは知覚されるもので、かつ、冷たさという質を通しての物の知覚、体とは別の空間位置にあるものの発見、ならびに、その物が冷たいと表現される状態にあることの把握である。そして、体はいつでも私の体であるわけだが、物体は様々で、そこで、様々の種の知覚においてその知覚要素となる諸々の知覚的質は合わさって、物体が現在どのような状態にあるかだけでなく、どのよう

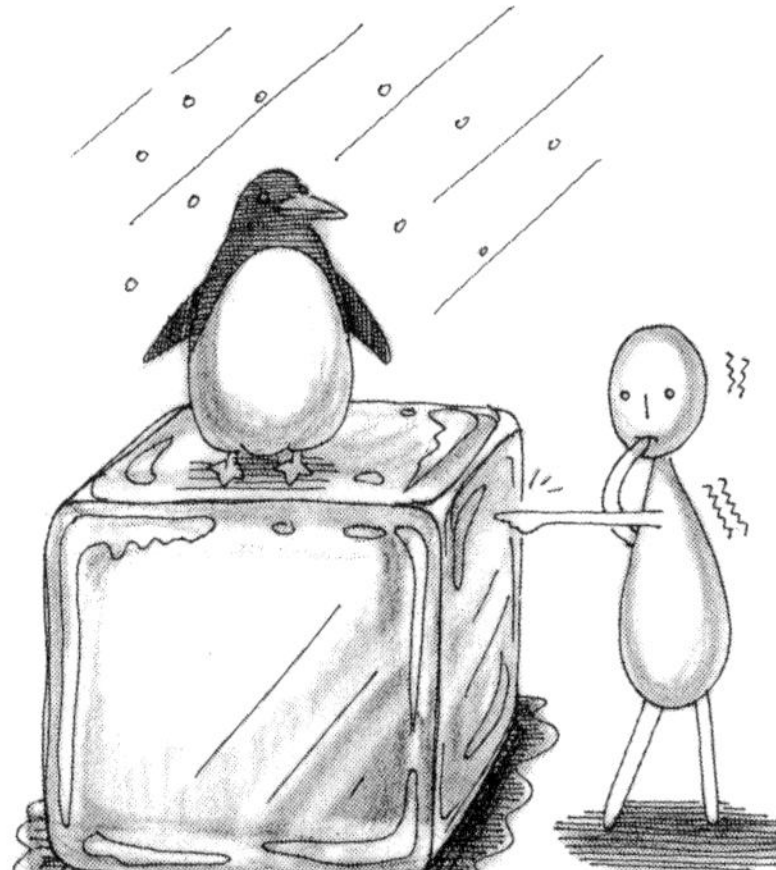

氷って冷たいね　指が冷えて大変

な種類の物体であるのかをも教えてくれる役割をもつ。現に今は冷たい物体であるというだけでなく、氷という種類の物体であることも、色とかの視覚的質などの応援も得て、把握することができる。

さて、知覚的質に関しては、物体の弁別という、この第二の役割が議論されることが普通である。だが、それは、物体の空間配置というものは余りに当然のこととして前提される傾向があるからだと思われる。しかし、当然とは、それだけ重要であるということでもある。実際、知覚されるものの空間規定こそ知覚に関して第一に重要なのであることを見失ってはいけない。(西洋哲学は、これを見失い、知覚的質を非空間的なものだと間違って規定し、そして心の外に在る世界の経験という事柄を奇妙な仕方で説明あるいは否定しようと、奇怪千万な奮闘をしてきた。)

物体の空間規定は、違った種類の知覚の違った質を通じて(物体と質との関係の在り方は知覚種ごとに違っているとはいえ)、しかし共通に到達されるものである。薔薇《ばら》は赤い色の見える場所に、甘い香りが其処《そこ》から漂ってくる場所に、触れるとひんやり滑らかな質を感ずる場所に、それらのどの場所も一致して、発見される。そして、その場所は、体が位置し運動し得る広がりに属するはずの場所であり、体との位置関係が含意された物的事象の発見が知覚に他ならない。

(鏡の中に見える場所をどう理解すべきか等の問題に関しては、読者の方々の宿題とする。ヒントは、空間とは原則的にその中で何かの――特に体の――運動がなされる広がりであること、そして、では、運動とはどのような前提で可能なのか、また、複数の空間を考えることは一つの空間の部分をなす空間を考えることに帰着すること、そして知覚と運動との時間性などに、思いを巡らすということのうちにある。また、上手な絵の、奥行きがあるかに見える、その奥行きがつくる広がりと、鏡のうちに見える広がりとを比較するのもよい。）

さて、指が冷たく感じられるから、氷が冷たいことが分かる、言い換えれば、指という自分の体の一部に覚える冷たさの感覚のお陰で氷という物体の冷たさの知覚が可能となる、と、このように言いたくもなる。そして、これは、氷が指を冷やすという作用の因果関係を、結果から原因に遡ることだ、とも言いたくなるかも知れない。しかし、これらは、①氷に触れたときにひたすら自分の指の冷たさだけに意識がゆく感覚経験や、②子供の額の熱を計るために指を額に当てて、その微妙な熱さを対象における事柄として知覚しようと意を集中している（それゆえ自分の指が熱いとかどうだとかという方向へは注意がゆかない）母親の経験、そして、③指の冷たさを感じつつ同時に、指で触れている氷を冷たいものとして知覚する経験など、三者三様の、そのもののありようの記述ではない。経験は更に多様であるが、その中の一つとして、推論（指がこんなに冷たい、何か冷たい物に触れたせいに違いない、とか、冷たい物に触れてもいない、気温が低いわけでもない、体の調子が悪いからだろう、など）が介入する経験も時にあるだけのことである。

すると、問題になっている経験の多様性の理由を、感覚と知覚との二つの出現の論理に即して理解することが望まれる。さしあたり、ここまでの議論で示唆されているのは、感覚と知覚とは同じ基礎をもって出現するように思われ、しかし、体の外なるものについて何事かを知ろうとする態勢にあるときは知覚が優越し、体の状態こそが対処を求めて自らをクローズアップさせるとき、それが感覚である、こういったところであろうか。

第九節　刺激受容と二つの対処仕方

刺激受容や情報処理という概念

では、感覚と知覚とに共通な同じ基礎とは何であろうか。体の痛みとか痒み、冷たさなどが感じられる感覚においてはもちろんのこと、体ならざる物体や事象の発見である知覚においても、やはり或る特定の原因のもとで体の或る変様が生じることではないか、と考えてみることができる。実際、指に痛みの感覚をもつときは指に怪我したときなどであるが、体でなく体の向こうの対象が知覚される場合にも、たとえば林檎《りんご》を見るときにも、光が網膜まで届き、感光色素ロドプシンが光量子を吸収し分解するなどのことが体において生じている。

そして、感覚と知覚との両者に共通なこのような変様の生起を捉えて、生理学では、知覚をも感覚の概念の中で処理しよう、ということになる。生理学は、感覚や知覚を惹《ひ》き起こす特定の原因を刺激の概念で押さえ、事柄はすべて、体における刺激の受容とその変換として追跡でき、理解できると考えている。そして、刺激の受容とその変換過程は、しばしば情報処理という観点から見られる。（生理学と心理学における「刺激」概念の使用の理由と、概念の歴史に関する議論は、紙数の都合で割愛する。前掲「生命と意識」等を参照。）

生理学者が、刺激受容を情報処理の概念と絡めて考えるのは、そこに大前提があるからである。それは、①人間を含めた生体というものは、変動する外界（すなわち外部環境）からの多様な刺激に曝《さら》されながら、②それらの刺激のうちの或るものに体の特定部位において反応（ないし、しばしば細胞レベルで特定される概念としては「興奮」）し、③その反応に引き続く一連のメカニズム（興奮の伝導や伝達物質の放出など）をもち、④それによって、生体全体として外界の諸事象に（生命活動の円滑な遂行という基準からみて）適切に対処するものだ、という目的論的前提である。（加えて、⑤体内における諸変動、別様に言えば内部環境における諸事象にも、適切な対処が必要だとの前提もあり、ここに、外部からやってくるものだけを刺激と考えずに、内部由来のものも刺激の概念で押さえる、拡張的思考も容認される。）

刺激、反応、メカニズム、と言うと、因果的な出来事の系列しかないように見える。けれども、それらから成る系列は適切な対処という目的のもとに置かれた事柄として生起するものだと前提されている。そこで系列は、刺激受容が既に刺激の弁別だと解釈されるごとく、適切に対処されるべき事柄についての種々の形での情報やその処理の流れと重ね合わされる部分をもつ。（心理学では、学習によって、特定の刺激群を手掛かりとした特定の行動の強化が見られるとき、その現象を刺激弁別と言うが、ここではそのような術語を離れて、一般的な事柄を述べるものとしての弁別について述べている。）

そして、このような適切さという価値文脈があるゆえにこそ、プロセスの進行に関する異常とか機能不全という判断も出てき、ここに、異常や機能不全の原因の解明とその除去、つまり、治療に携わる、生理学と連携した医学があることになる。

けれども、生理学や医学の立場はそれとして、私たちが考えるべき問題は、このような感覚と知覚とに共通の定式化の中から、一方で対象の知覚が、他方では体における感覚が成立する、その差は何に由来するのか、ということである。

考察の手掛かりは次のことに注意することだと私は思う。すなわち、生理学のような仕方で感覚を刺激受容や情報処理の事柄だと定式化すると、たとえば姿勢の変化や歩行の時に頭の位置変化を刺激として受け取る内耳前庭器官を平衡感覚器官と考えるのはもとより、更には、血糖調節に一役かう肝臓の糖受容器も、（拡張された意味での）刺激を受け入れ、その情報を迷走神経に伝えて処理する、感覚器官の一つと考えるところまでゆくしかないのではないか、しかし、これは私たちが普通にもつ感覚や感覚受容器の概念からは、ずれている、ということである。そのずれの基本は、肝臓が血糖から受ける刺激を、人は刺激として感じはしないというところにある。

すると、逆に刺激が感じられるときとは、すなわち感覚として成立するときとは、どのようなときか、このように問題を立てることができる。そして、引き続き、いわゆる刺激の受容が知覚の経験として成立する場合とはどのような場合か、との問いをも提出できるであろう。

刺激受容から始まるプロセスの終点とは？

私たちが注意深く考えるべきは、刺激受容から始まるプロセスの終点とは何か、という問題である。明らかに、刺激を発する事柄に対する適切な対処そのことに終点はあるはずである。実際、生理学が、いわゆる感覚神経から中枢、そして遠心的運動神経へと接続される流れを語るときには、そのことが自覚されている。また、たとえば外界の温度変化に由来する刺激受容から出発するプロセスの終点は、自明的に体温調節とされる。

ところが、こと、見ることや聞くことが生理学の話題である場合、たとえば光刺激によるロドプシンの褪色から始まったプロセスの終点は、まさに物が見えることに置かれ、空気の振動という刺激の受容から始まったプロセスは音が聞こえることまで辿《たど》られて終わるのが普通である。その先の、刺激を発した事柄への対処のプロセスを辿ることは生理学の視野外のことになっている。

しかも、これらの、知覚や感覚の成立そのこととしての終点の登場は、体温の上昇や低下という終点の出現と比べて、不可解な飛躍を承認してのみ可能となっている。

「外気温の低下↓皮膚の冷受容器の興奮↓視床下部の興奮↓交感神経系を通しての立毛筋収縮による発汗量低下や血管収縮、ならびに分泌系を介しての甲状腺ホルモンの分泌促進等↓熱放散の抑制と熱生産の亢進」、この流れを、「光刺激の到来↓ロドプシンの褪色↓視覚経路におけるインパルス伝導↓大脳視覚領ニューロンの応答↓目に到達した光を反射した物体が見えること」、という流れと比べると、後者の流れにおける最後の矢印の異様性は一目瞭然である。光刺激の到来から大脳のニューロンの応答までの矢印は、体温調節に至るまでのプロセスと同じく、物的に辿れる現象の移行を示すが、最後の矢印ばかりは普通「投射」という概念で説明される異質なものである。（「投射」というのは、体の内側において生じている出来事から、光刺激が由来した光源もしくは光反射物という体の外に位置するものの見えを説明しなければならないからである。）この投射とはボールを投げたり、光をスクリーンに投げかけたりするようなことではなく、説明としては単なる言葉だけで気休めをしているに過ぎないものだと言うべきであろう。

この流れを、今度は、同じく光刺激の受容から始まる、「光刺激→左右の眼における違った視覚細胞興奮量→左右の羽の運動の違った運動量→光源に向かう昆虫の運動」、といったものと比べてみよう。こちらの方は、体温調節の流れと同じ性格をもっていることが分かる。終点は行動としての対象への対処になっている。そうして、この流れの中には、光源が或る場所にあるものとして見えているかどうかについての言及はない。（翻り、見えることを説明しようとする二番目の流れに欠けているのは、見えている物体に対して見ているもの——動物や人——がどのような対処をしたのか、近づいたのか、つかんだのか、という、本来はそれこそ重要であったはずの事柄、適切な対処という終点である。）

生理的プロセスと行動

ここで、外気温の低下が刺激となって始まるのだが、いま述べたばかりの生理的体温調節とは違った、あと幾つかの経験の可能性を取り上げよう。

実際、人は、寒さが過ぎるまで室内に居ようと避難行動を取ることがある。しかるに、この終点に至るプロセスを考えると、どうなっているか。

どこかまでは先に述べた体温調節の生理的プロセスと径を同じにし、そこから（甲状腺ホルモン分泌などに向かうことから分かれて）、外気の冷たさの知覚というものへ向かう飛躍（物が見えることの出現と同じ飛躍、要するに異質の矢印）がある。そして、（見えることとの生理学的説明における流れ図と違って）今度はそこで留まらずに行動が引き続き、その行動が終点となっている。この行動は、血管収縮やホルモン分泌などによる、生理的な、という意味での直接的な体温調節ではない。むしろ生理的な体温調節をしなければならないような事態から逃れることを実現するのであり、かくて生理学が扱う範囲外のことになっている。

また、外は寒いと知覚するのみならず、むしろ首筋が寒いとの感覚をもち、スカーフを巻き、手が冷たいと感じて手袋をするなどのこともある。すると今度は、体の状態に関する情報としての感覚へ向かう飛躍の段階がプロセスの中に挿入されていて、しかしながら、プロセス部分の終点は、やはり、いわゆる刺激の出所である外気温の低下への行動による対処である。この対処も一種の体温調節とは言えようが、しかし、生理学の考察対象となるような種類の生理的過程ではない。

さて、このように考えてきて、三つのことを確認せねばならない。

知覚と感覚との不在および生理学の前提

第一、（知覚をも感覚と同じような事柄と考えた上で）感覚の生起を説明するために生理学が指摘する、刺激受容や情報処理の概念でもって指示される事柄は、（先に異様な性格のものと述べた矢印、投射によって導入されたもので、実質的には生理的過程ではない箇所を除くと）、どの部分も全体も、知覚や感覚自体ではないこと。

実際、光刺激の到来から大脳視覚領ニューロンの応答までのプロセスは（矢印が示す移行過程を含めて）、生理学者が自分の眼や大脳においてでなく、研究対象として直接間接に知覚できる他人（被験者）の体において実験し、観察、測定した内容を表しているのである。（機器が介入する場合、測定結果の翻訳等も必要になるが、大枠は変わらない。）

しかるに、何かを見る人自身の方は、生理学者が調査するプロセスの進行を知覚も感覚もしない。その必要もなく、見ることが成就している。

そして、その成就した見ることとして生理学者がプロセスの最後に置くしかなかった事態（被験者が見ているということ）への移行過程（投射という異様な矢印）を、生理学者は、どんな装置を使っても観察するわけにはゆかない。

それでも生理学者は、この移行を言うしかない。また、言おうとする。言うことを支えている前提はこうである。生理学者が被験者に何かを見せて、被験者の体において生ずる生理的プロセスを追うとき、その何かを生理学者自身が原則的に見ることができ、その同じものを被験者も見るのだ、という前提である。

知覚や感覚という中間ステージ

第二、物を見る場合にも音を聞く場合にも、見ることや聞くことは本来の終点であるのではないに違いない、こう考えるのが一つの筋だということ。そして、痛みを感ずる場合でも、感覚は終点の事柄として本来あるのではないであろう。

では、知覚や感覚それ自体が終点として到達されるべき事柄でないなら、本来あるはずの全体のプロセスにおける中間点としての知覚や感覚の位置とは何なのか。

これが問われるべきことであるというのは、適切であるべき終点に到達するということとの関係で言えば、知覚も感覚も無しで済むからである。

外界の諸事象のうち、適切に対処すべき相手としてあるのは、前章まで述べたことから窺《うかが》えるように、たとえば食べ物であり、捕食者であり、生殖行動の相手であり、気温の低下、日照の変化などだ、ということになるであろう。このうち、たとえば外界の温度変化に対する対処としての、人間における自律神経系等による体温調節のプロセスは、知覚も感覚も無しで、適切さという観点から実にうまく進行している。そして、体内の出来事としては、血糖量の低下や増大など、無数の事柄があるが、それらに対する適切な対処とは、すなわちそれらの在りよう自身に跳ね返ることであり、かくて対処はそれらの在りようをコントロールするという仕方で実現される。つまりは、ホメオスタシスという概念で知られていることが見られる。このプロセスが、もちろん感覚や知覚の生起なしに、適切さという観点からは実にうまく進行しているのは驚嘆すべきである。免疫系の働きなども、同様のことを私たちに教えてくれる。

対処すべき相手が食べ物である場合でさえ、知覚の必要性が必ずあるのか、よくは分からない。私は先に、イソギンチャクの味覚とは何か、推測も及ばない、と述べた。それを今、触手に小魚が触れる出来事から始まって、小魚を触手で口の中に運び、消化することに終わる、この完璧な流れの運びに、味覚というステージはあるのか、と問い直してもよいであろう。あるいは、私たち人間が、目で見たり触れたりして、これは小魚だと分かるようなたぐいの知覚、また、魚の皮膚がざらざらしているとかの知覚、更に、いつもより冷たい水が押し寄せてくるとき自分の体の冷えを感ずる感覚や、皮膚に傷を受けたときに痛みの感覚をもつ、そのようなステージがイソギンチャクの生きていることの中にあるのかと、問いを並べて提出してもいいだろう。そして、このような問いを出すのは無論、私たち自身は味覚を含めた知覚や感覚を、プロセスにおけるそれぞれ一つのステージとして経験しているからである。

しかるに、これらのステージは、生理学が外部からプロセスの仕組みを解明しつつ刺激受容や情報処理の概念を（無論それなりの正当性をもって）適用して輪郭づける出来事のどれとも、そのまま重なるものではない。

少なくとも人間における知覚や感覚の経験とは、件《くだん》の流れ、すなわち、刺激の受容から始まって刺激を発する諸事象への

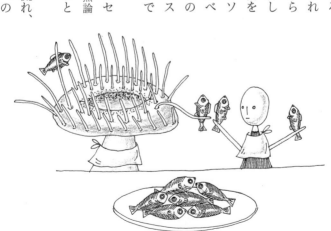

美味しいぞ／食べるだけよ　味なんか知ら〜ない

適切な対処で終わるという流れにおける、ただ着実に進行してゆくプロセスの一通過点でしかないのではない。それらは、いわば、流れの或る時点に挿入された別の世界であるかのようである。それでは、どのようなステージ、どのような世界なのだろうか。――この問いに答えるべきという課題が生じる。

行動というプロセス

確認すべき第三は、次のことである。知覚や感覚は本来の終点であるはずでないにもかかわらず、生理学が知覚や感覚の出現までを辿って、そこで終わりにするには、理由があること。その理由とは、知覚や感覚のあとに続く対処、たとえば外気温の低下に対する室内への避難や、スカーフ、手袋の着用による対処は、生理学が扱うことではない、という明快な事実にある。

歩行運動の仕組みとか、筋肉の収縮や姿勢維持のメカニスムのような行動に不可欠な体運動の機制についてなら、生理学の出番があろう。しかし、なぜ室内に向かって歩くかといった行動の理解や、大人の女性はスカーフを巻こうとし、男性は服の襟を立てるといった行動の説明なら、その任務を心理学や社会学に任せて、生理学は言うべきことをもたない。

(これが、熱刺激に対する反射だと、肢を引っ込めるところまで生理学は説明する。ただし、今度は、その最終地点が熱さの感覚というステージを経て行き着かれるのかどうか、これは不問に付される。その証拠に、熱、触、電気のどの刺激を加えても反射は起きるし、実に、これら刺激の区別を語るのは、被験者であるよりは、むしろ、各種刺激を区別しつつコントロールして被験者に与えて実験し、観察する生理学者の方でしかない。そうして、被験者だけが、熱かったのか痛かったのか、言える立場にある。電気刺激で熱く感ずることもあれば、高温物質に触れて痛みを感ずることもあろう。）

では、これらのことは何を物語るのであろうか。知覚や感覚のステージが出現した以降の事柄への対処のプロセスは、これらのステージが出現しないときに進行する生理的プロセスとは質を異にするということである。そのプロセスは、もはや刺激に対する反応と位置づけるよりは、ないし生理学で言う限りでの情報処理の過程だと解釈するよりは、行動として理解すべきものである。行動は、その時の体の運動自身の細かなメカニズムが問題にされることとは別の次元の事柄として登場しているのであり、一纏《まと》まりで何かを（行動の外側に）実現しようとしているものとして、話題にされるべき事柄である。

自由度の出現と課題としての対処

ここで、感覚とか知覚とかは意識される事柄であることに注意しよう。そして、行動もまた、行動主体が遂行そのことを知りつつ遂行するものである限りでは、意識的な事柄である。また、翻《ひるがえ》り、情報という概念に関して言うなら、実は情報もまた元来は意識的な知識内容のことであったはずだ。

では、意識とは何か。これを明確に限定するのは難しい作業になる。ここでは、これまでずっと問題にしてきたプロセス、すなわち価値的に重要な諸事象に関わる体の内外の変動を受けて生体がそれに対して適切な対処をすることで終わるというプロセス、この大枠の中で、プロセスの進行における或る自由度の出現として意識を考えてみたい。

実際、知覚や感覚という意識のステージとは、プロセスの中に現われた、ただ流れてゆく進行のみでなく立ち留まりが出現したときのステージである。それは、適切な対処というプロセスの終点にまで未だ至らない段階で、いわば素通りされずに自己主張する内容をもつ。そうして、その立ち留まりによって諸事象への最終的な対処の在り方は大きな自由度を獲得し、かつ、対処をプログラムに従った遂行とせずに、課題としての行動の位置に引き上げる。プロセスにおけるためらいの契機、もしくは問いの出現だと考えてもいい。

あるいは、別の言い方で、こう表現してもよいだろう。知覚や感覚の経験において初めて、単に刺激に反応するのでなく、真の意味で諸事象についての情報を情報として受け止める主体が立ち上がり、対応して、刺激でなく、刺激を発する源としての事象が初めて、知覚される対象の地位を獲得する。そして、(情報を処理するとは次のプロセス進行への経過的取り次ぎに他ならないというのではなく)その知覚情報に基づいて——情報を知って——諸事象に主体として様々な幅をもって行動や態度でもって対処する可能性が開かれる。

そして、このステージの出現によって、生命の論理が指定する価値的事態は、単に遂行されるのでなく、選択の可能性にリンクして判断の事柄となる。

さて、以上のような大枠のうちに先に考察したことを組み込むと、課題が体の周りの事柄への応答なのか、体自身の或る状態への応答なのかに従って、知覚か感覚かどちらかが成立すると、理解することができる。知覚の対象は体の周りの事柄であり、感覚は体における或る出来事として現われるとは、そういうことである。こうして、特に知覚は、単なる対象の発見であると見えて、実は、感覚同様、価値文脈の制約のもとで生ずる事柄であることが分かる。その対象にどう対処すべきか、という文脈のもとでこそ、対象の知覚も現われるのである。

第一〇節　様々な知覚種の中の味覚

課題の切迫性の様々から見た　視・聴・嗅・触の知覚の各特性

本章の分量が多くなったので、極めて簡略なスケッチに留める。

①知覚の典型としての視覚

知覚は対象の発見であるという建前があり、知覚の典型は、人間では見ることである、これはどうしてであろうか。

（「建前」と表現したのは次の理由による。すなわち、対象は、対象の知覚が可能となる状況にあるなら、そのことでもって或る変化を被らざるを得ないのに、知覚というものはその変化のことは無視して、知覚の成立如何《いかん》に無関係に、変わらずにある対象の在りようを発見する、というふうに装っているからである。

このことが説得的に理解される事例としては、対象の温度知覚が挙げられる。もし自分の指が温かければ指で触れた林檎を温めるであろうが、その林檎の温度変化は無視して、林檎の冷たさを知覚する、どの程度に冷たいかが分かると、私たちは思う。また、匂いを出すものは、匂いを出しつつ変わっているはずで、それがなければ匂いを嗅げない。しかし、匂いの変化があるときに、その変化は分かるとしても、それとは別に、匂いの成立を可能にする匂いを放つものにおける変化そのものの方は嗅覚の内容に入ってこない。もちろん、匂いを嗅ぐものが嗅ぐ作用によって相手を変えているのではないし、匂いを嗅ぐものがいなくても、そのような変化は生じているのではあるけれども。

それから、見ることばかりは、見られたものにおける何らの変化の条件なしで成立すると思われるかも知れないが、そうではない。美術館の絵の展示室は、直射日光が射し込まないように設計されているのが普通である。勢い、絵を見るには電灯を点けねばならない。ところが、ライトアップされた絵は、絵の具の種類にもよるが、暗い所に置かれた絵よりは早く変色してゆく。もちろん、人が絵を見ようと見まいと、それに関係ないことではある。しかし、明るいとは見るための条件である。そして、美術館では人々に絵を見せるために絵を照らすのである。だから、時に、展示室にはレプリカを置いて、本物は空調付きの暗い部屋で保存したりする。古墳の発掘で彩色鮮やかな壁画が発見された時も、変色を防ぐために埋め戻しが行われることもある。それを人々が見ようとするなら、それと引き換えに、見られるものがそのままではいられないことを、受け入れなければならない。しかし、見るとは、そのことを無視することにおいて成立する、これが建前だというのである。

そして、あとでみるように、食べ物を味わうためには、食べ物を噛み砕いたり舐《な》めたりしなければならない。対象の味の発見の過程は、対象の消費の過程であり、決してあるがままの発見とはならない。）

視覚が知覚の典型であるのには、二つの理由がある。第一は、視覚の際に生ずる体の変様には何ら不都合なものはなく、体への対処は問題にならないこと。言い換えれば、感覚が生ずる方向はほとんどなく、かくて、知覚が優越することになる。もちろん、眩《まぶ》しいものを見て目がクラクラするとかチカチカするとかの感覚の出来事も時には起きるが、そのようなときは知覚が妨害され、ちゃんと物が見えず、それを視覚とは呼ばない。

第二は、周りの事柄への対処に余裕があり、知覚のステージが時間的に、いわばたっぷりあるからである。

余裕の一つは、視覚対象の体からの距離と相関して生まれる。これは、視覚対象は光の媒体によって知覚され、体から隔たったものだけが見られることに由来する。体との交渉は光刺激を通じてのみあり、眼に到達する光自身は対象にならず、光を反射する対象や光を発する対象そのものとの交渉は未だで、それゆえ、どのように対処するか、決定には余裕がある。

それから、もう一つ、人間においては広範なものが視覚対象となるという事情と関係した余裕もある。ヒトは可視光線を反射するものなら何でも目に入って見てしまう。或る動き方をするものだけを見るとかいうふうにはなっていない。つかむこともできず、それから襲われることもない夜空の星も、人には見える。星明かりを方向指示器のように使う先天的機制がなくても、ただ星が見えるというのは、動物にとっての知覚の存在理由に照らして考えるに、実は一風、変わったことである。

一般に人間は情報過多といっていいほどの刺激に、つまり生命の論理からすれば無駄な多くの情報に、曝されている。ただ、学習などを通じて、最初には無駄であった星の知覚を道しるべに使う、そのような工夫をするようになるところに人間の特異性がある。

②聴　覚

次に、聴覚は、音を聞くとみえて、本来は音を出すものが動いていることを知覚することである。（だから、聴覚でも、聞かれたものの空間規定は重要である。）魚が、水の揺れ動きをそれとして知覚するよりは、水を揺らすものの動きの知覚へと傾く、それと同じことが、水から出た脊椎動物の聴覚の起源である。そこで、音を聞くとき、動いているものへの対処が問題なのであるから、それなりの切迫性がある。（それに加えて、非常に遠いところのものも見えるのと違って、聞くことは、音波の性質ゆえに、或る近さのものが出す音だけを聞くのであることにも注意しよう。）しかし、他方で、やはり空気の振動という媒体刺激による知覚であるゆえ、切迫の中にも余裕がある。

③嗅　覚

嗅覚も聴覚と似た位置にある。ただ、嗅覚の媒体は化学物質であるから、光や空気を媒体とする場合と違って、第一に、自ら化学物質を揮発させるものだけが嗅覚の対象となり、ここに、嗅覚の（味覚と同類の）特性がある。第二に、匂いを出すものから人間まで匂いの届く範囲というものは非常に狭いわけだから、匂いの源であるものを対象とするとき、対象と体との距離は小さく、対象への対処には余裕がない。

加えて、化学物質そのもの、すなわち刺激物質そのものが対象という場合もある。薔薇の香りを嗅ぐとき、薔薇が持ち去られた後もなお、香りは部屋を漂っているし、人は移り香というものを工夫して楽しむことをする。そして、部屋に悪臭があるなら、匂いの元から断つということも必要ではあるが、まずは部屋の空気を入れ換えたりしなければならない。つまり、匂いの元との交渉は未だであろうと、匂いの粒子としての対象とは既に嗅覚において直接に関わっているとすら言える側面もある。ただ、異臭で吐き気がするとかのことまで至らない限りでは、嗅覚は体の外の対象について知らせる、知覚の一種である。(それに対して吐き気は感覚である。)

(なお、私たちはガス状の化学物質を直接にはコントロールできない。そこで第一には、やはりガスを発生させるものを介して、また第二に、袋とか輪郭をもっていて扱いやすい個体状のものに閉じこめる、または細部のコントロールはできないけれども、風を起こして拡散させる、そのようにしてのみ、ガスには対処する。私たちには、自分の体に準じた構造を持つものが扱いやすいのである。それは固体であり、サイズも体に見合ったものである。また、私たち自身が関節で結合された内骨格をもっていて梃子《てこ》の原理を使った運動をするゆえに、私たちの最初の道具も、梃子などの力学的なもの

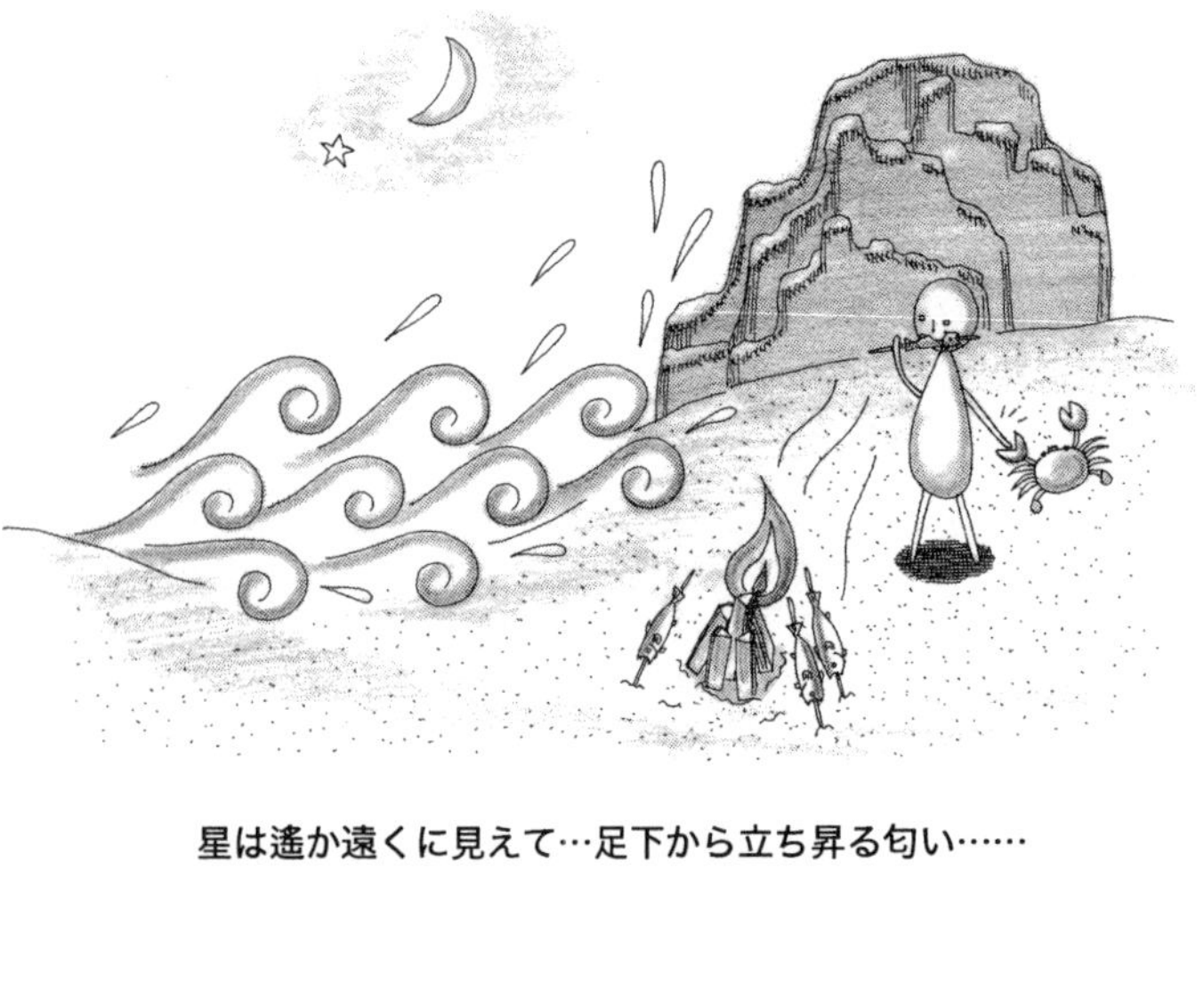

星は遙か遠くに見えて…足下から立ち昇る匂い……

であったのである。)

④触　覚

最後に、触覚は、知覚対象を媒体なしで知覚し、それゆえ、視、聴、嗅の知覚が遠隔知覚であるのに対し、近接知覚と言われる。(生理学では、接触受容器による感覚と分類される。)

触覚が知覚であるのは、体と対象との距離が零であっても、体は対象を外在的なものだと把握するからだ。しかし他方、対象との接触は既に対象と体との交渉であり、それゆえ、体が被《こうむ》る変様は媒体が刺激となる場合よりは大きく、そこで体自身への対処という課題も生じがちである。つまり、触覚には感覚が伴う傾向が強くなる。そして、視、聴、嗅と、味の知覚が特定の受容器によってのみ可能となっているのに、体の外界に対する最前線である皮膚のほとんどの場所で知覚がなされる。

更に、もう一つ重要なのは、物をつかんだり、運んだり、折り曲げたり、物を相手の、あるいは物を使っての行動というものが物と体との接触を不可避とすることがあって、すると、行動を終点とする途上のステージとしてのものでなく、行動の遂行自身に組み込まれたものとしての触覚知覚がある。私たちは物をつかみ、その堅さの知覚に応じてつかみ方を直ちに変えたりする。そして、その変えることが違った圧の知覚をもたらす、そのような具合である。

それから、もう一点、触覚では固体の知覚の他に、液体の知覚やべとべとした物の知覚、更に風のような形での気体の知覚などの特異性も考えねばならない。詳論は省くが、固体が相手なら触れた後で離れることもできるのが普通だが、皮膚に纏わり付いてくる物との関係では、当然に知覚のみならず感覚の要素が大きく前面に出てくるなどのことがある。

また、触覚に関連しては、氷に触れたときに氷の冷たさの知覚と指の冷えの感覚が、ときに同時に成立し、ときにどちらかが優勢になる、そのような在り方を先に述べた。冷たい指を温めることが課題として浮上すれば感覚が優勢になり、冷たさを氷の冷たさとして知覚する余裕があるときには、その冷たい氷をどう扱うか、そのような課題の文脈にあるということである。

なお、触覚のもとで考えられるのが相応《ふさわ》しい温度の知覚であるが、これに関しては、離れた所にあるストーブから暖かさがやってくる、というような経験、匂いの経験に似たような、一面で遠隔知覚的な在り方のことも考察する必要がある。匂いの場合と違うのは、体が温まって感じられることも一緒にあるということである。

触れることについては、体あるいは対象の運動が大きく関与する場合とか抵抗の経験ないし概念とか、まだまだ多くの考察すべきことがあるが、それらは措《お》いて、以上の議論を踏まえ、いよいよ「知覚―感覚」連関の中における味覚の位置に話題を移そう。

味覚の特異性

さて、林檎の味が分かるには、林檎を囓《かじ》らなければならない。すると、林檎は原型を留めない。砂糖の甘さを発見するには、砂糖を舐めて見なければならず、舐めるとは砂糖を消費することである。対象はなくなってしまう。もちろん対象がなくなる前に味わわれるのではあるが、消費の過程を味覚は必要とする。そして、唾液を食べ物に混ぜるなどのことが不可欠である。

味覚の成立では、体の外側の対象にどう対処するか、という問題は既に、半分、飛び越えられている。半分というのは、一方では、食べ物という特別のものとの関わりで、特別のものを既に積極的交渉相手として選んでしまっていて、それらについてのみ味の知覚があるものの、他方で、私たちは味を見て、更に食べるのを続行したり、食べやめたり、吐き出したりすることを、更めて選択するからである。(実のところ、味覚の基礎が食べることであるゆえ、食べることの趣旨からして、吐き出しは、腐敗物を過《あやま》って食べた場合の緊急対応のごとく、本来は例外的であるべきである。それから、同じ食物を食べ続けるという選択に味覚が関与する場合、そこには、既に味わった部分と、これから食べる部分とが同じ味をもつという見込み、必ずしも満たされない見込みが働いている。)

そして、噛み咀嚼《そしゃく》するという行動に巻き込まれているので、テクスチャーなども味覚の重要な要素となる。(これについては、第8章で論ずる。)

では、体の或る状態への対処という課題の出現と連動した感覚の方は、味覚ではどうなっているのであろうか。味覚が刺激媒体なしの、対象の直接の接触による刺激を受容して起きるものである限り、味の知覚には感覚の要素が伴いがちであるのは当然である。感覚の要素は、辛いものを食べて舌がひりひりするとか、(泥を捏《こ》ねた手がかぱかぱするときや、ジャムがくっついた指がべとべとするときのように)口の中がねばねばするとか、そのような皮膚感覚として経験される。そして、感覚を受けて、冷たい水を飲んで舌をなだめるとか、粘りを除去するとかの対処があり得るわけである。(このとき、体の部分に対する対処と、何かの対象に対する対処とが分かちがたくなっているが。）

けれども、感覚の要素にも特異性がみられる。知覚の方面での特異性は、味覚とは、知覚対象である食物を食べるという、動物の特別の意味をもつ活動に組み込まれた知覚であり、それゆえ味覚もまた知覚ではある限りで対象の（どのような味をもつかの）発見ではあるけれども、対象を消費する仕方でしか成立しないということにあった。感覚の方面では、味覚は実にその成立以前に、空腹感とかいうものに先行されていることがしばしばである、ということに特異性の由来がある。

実際、味覚における（対象の発見に傾くよりは、味わっている自分の側の内容に重きをおく）一つの重要な側面、すなわち美味しさとか言われるものが、空腹感の有る無し、そして、強さや弱さに連動していることは誰もが知っていることである。そして、食べることは空腹感を和らげ、次いで解消してゆくが、これは体の或る状態への対処そのものである。

欲求を背景にした味覚の特異性、それから、空腹を解消するゆえに生ずる美味しさとは別種の美味しさの経験については、第８章で更めて考察したい。

第5章　味の濃淡

第一一節　味の濃さと刺激量という概念

「二倍甘い」という表現

お砂糖と蜂蜜とを舐めてもらって、「どっちが甘い?」と聞くとする。「蜂蜜」と答える人もいれば、「どちらも甘いけど、甘さの種類が違うから比べられない」と答える人もいるだろう。最初の人のグループの中に、「少しだけ、より甘い」と言う人、「断然、甘い」と言う人もいるかも知れない。「蜂蜜の方が、倍、甘い」と言う人もいるであろうか。

紅茶に角砂糖を一個入れて溶かしたときより、二個の方が甘い、これは間違いない。そして、子供が「二倍、甘くなった」と言うのは、発想として、頷《うなず》ける。

これに対して、心理学や生理学ないし精神物理学をかじった人が、「刺激の大きさと感覚の大きさは比例しない、両者の関係はウェーバー・フェヒナーの法則によれば対数関数で表せる」、「いや、それは古い、スティーヴンズが言うようにベキ関数に従うのさ」と言うとする。その人ないし学者は、より正しいのだろうか。

まず、ここでの「感覚」という言葉の使用は、前章で私が「知覚」との対比を際だたせるために狭く体の事柄に限定した「感覚」という語の使用からは外れているが、次の意味では許容できる言葉遣いだということを確認しよう。第一に、元々この語は広い意味をもっているけれども、この場合、文脈によるその意味の限定が確かさを備えている。第二に、たとえば甘さをもった紅茶の発見（知覚）に意識が向かうよりは、甘さの質を味わうそのことに意識を集中している、つまりは対象から自己の経験の或る在りようへと関心が向き直っている、そこに出てきた表現で、その限りでの妥当性を、或る厳密さを欲求する議論においても全くもたないわけではないということである。

それは、こういうことである。二つの場合を比較しよう。

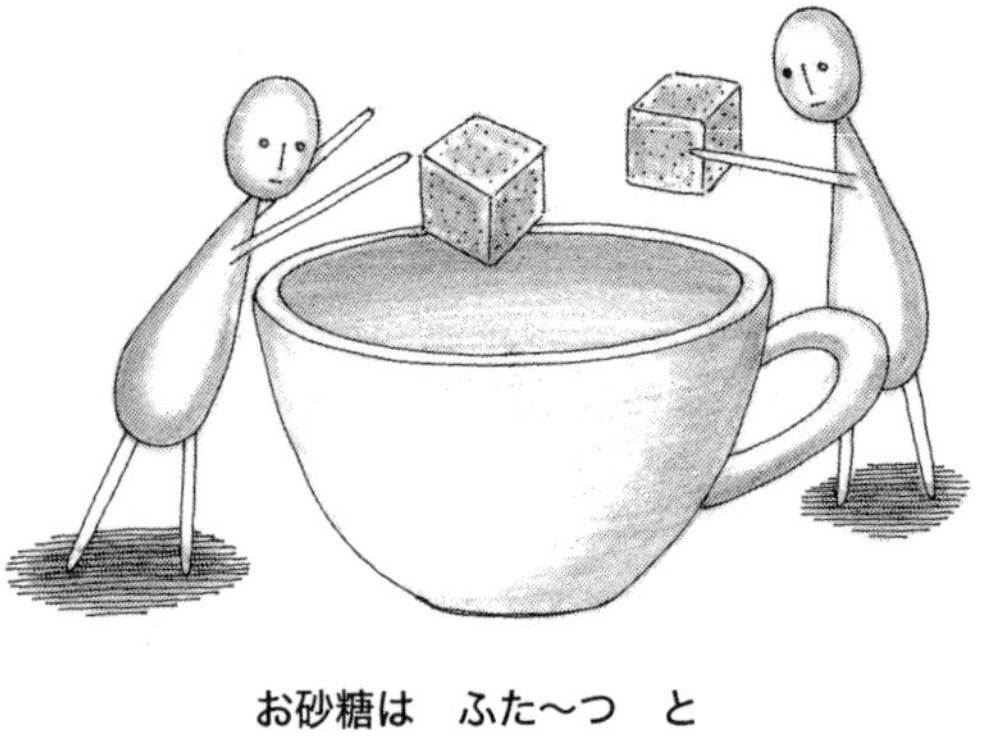

お砂糖は　ふた〜つ　と

たとえば角砂糖一個が入った紅茶を飲み、二個入った紅茶を飲み、どちらも砂糖入り紅茶だと分かる、そのことは共通で、その上で、①「私はより甘い方が好きだ、濃い甘さを楽しんでいる」とか言っている場合と、②「さあ、これらは角砂糖がそれぞれ何個入った紅茶でしょう、当ててください」という状況で飲んでいる場合と。後者の場合は、ワインの銘柄当ての場合と同じ状況だと考えると、もっと分かりよいかも知れない。ここでは知覚が問題である。甘さの質を通して、その質をもったものが何であるかの発見が問題である。それに対し、前者では、いわば質の享受が中心にある。

一般に、交渉すべき相手として発見される物、そのために体との関係における空間配置の確定を重要要件として成立する知覚対象としての物、これへの帰属という制約から解放されようとするような質の経験を私たち人間はもつ。それは、そのうちに主題として取り上げるが、鑑賞する側からの芸術というものの存在条件という問題群にも連なる側面で、この側面では、前章で言及した、「洒落《しゃれ》た感覚の服」という言葉の使い方にもつながる事柄が隠されている

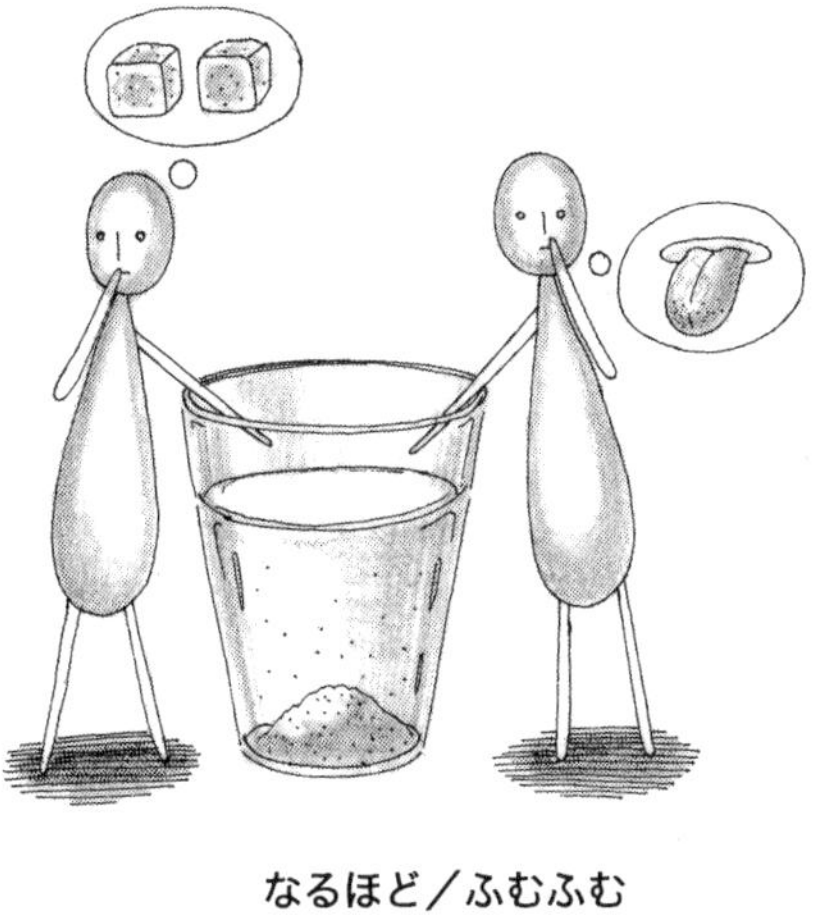
なるほど／ふむふむ

のである。

ただ、以上を承知で、私は議論の確実さを期すために、痛み等の経験を言うとき以外では「感覚」という言葉を避けて、代わりに「質」と「質の経験」という表現で通すことにする。

ウェーバー・フェヒナーの法則

さて、ウェーバーの法則は、実際には質の量(ないし強度)そのものでなく、質の強さを弁別する経験がもつ或る法則性を探求しようとしたものである。(味覚では、強さ、ないし強度は、大抵は「濃さ」として表現される。その理由は後に述べる。)ウェーバーは異なる重さの物体を比較する心理実験をやることから始めた。すると、三〇gの重さのものと三〇・五gの重さのものとでは区別がつかない、三一gにまで一g増やすと、こちらがより重いことが分かる。けれども、九〇gと九二gとでは二gも差があるのに区別がつかず、九〇gと九三gとの比較なら区別がつく、そういった実験である。

このことの意味は、素人の立場からも、次のように考えると直感的にも分かる。(ただし、量から質へと向かう方向に立てば分かるのであって、従って、この方向が自明であるときにのみ理解しやすい、ということであるに過ぎない。)

何であれ、AとBとの量の差が質的な仕方で分かるためには、Aの量が大きいときには差の量も大きくなければならない。つまり、或る程度の差がなければ差は目立たない。Aの量が元々小さければ、僅かに量が違うBと比べても、その差が分かる。数値としてでなく、質的に違いが把握できる、こういうことである。(数値としてなら、概念的に、どんな差も正確に分かる。また、測定装置を使えば、装置の性能に応じた範囲内での弁別ができる。――といっても、その弁別は、測定結果が数値に換算されて表示されるような装置の場合を除けば、測定装置に組み込まれた測定結果表示部に現われた或る変化を、大抵の場合は目で視覚的に確認し、それを解釈することで果たされる。――なお、私たちの知覚器官自身を一種の測定装置であると考えることもできようが、ただ、測定結果の表示部を知覚器官はもつわけではない。もっとすれば、その表示を知覚する器官がまた必要となる。)

だから、ここで仮にAとして立てられたものの量を基準量とするなら、質的に弁別できるために必要な差の量(BがAとの間にもつべき最小差ΔA)は、基準量に対する或る割合、別の言葉で言えば、一定の比(ΔA/A)で示されるであろう、ということである。(ただし、基準量そのものが大き過ぎたり、基準量そのものがやっと弁別にかかるような場合、つまり、いわゆる閾《いき》値《ち》に近い場合、比は一定でなくなり、一般に大きくなる。)そして、味覚が問題である場合、塩味ではその比は、学者の調査では、五～一五％だとされている。

かなり大雑把《ざっぱ》な数値である。統計的に得られる数値であるし、それに、調査の目的で一生懸命に弁別しようと被験者が努力している、そういう状況下で得られた数値というものには不自然な面もあり、その不自然さゆえに、被験者の態度のちょっとした在り方の違いがもたらしてしまう影響もあって変動するであろう。

それも、さることながら、ウェーバー・フェヒナーの法則の問題点は、次のことにある。すなわち、差があることが弁別できるとき、その差の(やっと弁別可能となるときのその都度の差の大きさという意味での)最小値、すなわち、そのつどの基準量近辺での弁別力に対応するものでしかないものを、あたかも、一様な質の大きさの単位量であるかのごとく扱ったということにある。対数関数が得られるのは、比の形で表される各基準量における微少差を積分したからであるが、積分とは加算に他ならず、加算は単位の前提なしではできない。しかし、弁別は単位量を確定したわけではないのである。

スティーブンズの法則とエードリアンの法則

スティーブンズの場合、被験者による直接評価、それも数値を用いた直接評価のデータ処理が試みられている。被験者に或る音を聞かせ、その音の大きさを或る任意の数値で評価してもらう。そのあとで、不規則に、それよりは強い音（物理学的に音圧として測定できる意味で強さの程度が語られる音）や弱い音を聞かせる。そして、最初の数値を基準にするならそれぞれの音の（聞こえとしての）大きさにどの数値を与えたくなるか、被験者に尋ねる。こうして、一連の、音圧と、被験者が与えた評価数値との相関関係を見るというものである。

被験者が大雑把であれ数値的に評価を試みることができるのはなぜであろうか。或る二つの音の強さの差と、別の二つの音の強さの差と、幾つかの差の程度どうしの間に再び差があって、その差に順序がつくからである。より離れた差と、近い差とがあるわけだ。ただし、だからといって、差の単位が決まるわけではないのは、いかんともし難いのは認めるべきであろう。というのも、この、いわば二乗された差も、もとの差と同じく、本来は数値的量としてあるのでなく、順序化されるだけであるから。それに、その順序さえ、必ずしも定かとは限らず、あやふやなものになり得る。どちらがより離れた差であるかどうかの弁別が難しい場合もあり得るからだ。

興味深いことに、生理学者の教えてくれるところによれば、この(物理的に計られる刺激の大きさと、刺激受容によって得られる質の経験における質強度の主観的評価との間の)相関関係は、刺激による感覚神経の興奮の在り方が示す法則性と一致するということである。この法則性は、まずは味覚において調べられてエードリアンの法則として知られている。つまり、舌に与えた味物質の濃度と、手術の際に中耳で露出した鼓索神経の神経束全体の応答、すなわちインパルスの放電頻度《ひん》との間には規則的関係がみられる。しかも、それはスティーブンズの法則とほぼ同じ関数関係だということである。

このことを解釈するために、次のような筋道を想定することは自然であろう。感覚線維の一本一本は悉無律《しつむりつ》、すなわち「全か無か」の法則に従って興奮する。つまり、刺激の大きさが閾値を越えるか越えないかで興奮する、しないが定まる。すると、刺激が大きくなると興奮が増大するといった連続的関数関係を期待するわけにはゆかない。けれども、刺激量が多くなると興奮する線維の数が増える。そして、この増大を総体としての感受性の増大だと考えると、それが質の強度として経験されるのは当然だ、こういうわけである。

検　討

しかし、この想定は想定として、私たちの経験の実際に立ち返ると、三つのことが重要である。

第一、一般に私たちの質の強度の経験は、順序づけられこそすれ、量的比較は元々できない。(ちなみに或る質の強さの弁別は、或る質と他の質との弁別とは違う。そこで、両者の弁別間の違いと関連、それから、前者にのみならず、場合によっては後者にも出現し得る順序づけ――たとえば赤、赤紫、青紫、青という順序づけ――という事態に関しては、次章で込み入った議論をしなければならない。けれども、すべてを一度には議論できず、徐々に事柄の錯綜をほぐすために、ここでは強度の経験を了解可能な事柄として扱った上で議論を進める。不都合はないはずである。)

では、これが第二の事柄だが、できないのに、なぜ量的比較をしてみようという気が起きるのか。

理由は、量を扱うことのできる経験が他方にあって、しかも、その経験と質強度の順序の経験との間には何らかの関係があることに気づいているから、その順序に量的関係を持ち込もうとしないでもない、ということである。そして、では、量を扱うどのような経験が重要なものとしてあるかと言うと、それは味覚的質の場合、たとえば紅茶に入れる角砂糖の量であり、料理に使う塩の量、醤油の量である。それから、実験をしている精神物理学者は、被験者に与える砂糖等の濃度という量を特に重要視する。生理学者にとっては、刺激の大きさとともに、神経束のインパルス頻度という量が重要なものになる。子供も生理学者も、持ち込みをしている点では同じである。

さて、子供の場合、その発想の自然さと強みは、どこにあるだろうか。

まず、なぜ持ち込むか。砂糖を入れる、更に加えるという行為が、紅茶を甘くする、もっと甘くしてゆくという、因果関係の理解が、(行為も甘さの味わいも共に自分の直接の経験であることの中で)生じるので、原因の側の関係(二倍量の角砂糖が入っている)を映すものとして結果の側の関係(より甘くなった)を考えるからである。

(正確には、行為が原因であるが、その行為は砂糖を入れることを成分としていて、そこで、砂糖が入ることもまた原因の位置にくる。それに、砂糖を入れる行為であれば、誰が行為しても同じである。すると、行為は従で、砂糖が主だ、ということにもなる。ただし、人がわざわざ入れるのでなければ——すなわち、ひとりでに——砂糖が紅茶の中に入ってゆくことなどはないことには、注意しなければならない。そこで、やはり、行為を第一の原因の位置におくべきとなる。因果に関して議論するには、始まり、の概念に着目すべきである。けれども、ほとんどの人は、行為でなく、一連の出来事の始まりを説明できない砂糖の方にばかり原因をみようとする。そうして、決定論と結びつけて因果の連鎖を語り、時間における切断の契機をどう考えるか、という問題を無視してしまう、という愚をなす。

ひとりでに砂糖が紅茶の中に入ってゆかない、という馬鹿みたいなことを指摘するようだが、科学が様々な因果関係を明らかにし、そして法則性を見つけて、あたかもすべてを決定論の世界に取り込もうと見えることが錯覚であることを明確に理解するには、このような一見は些細《ささい》なことをきちんと押さえねばならない。科学の営みそのもの、特に実験は、決定論の手前にある自由な行為としてあり、その行為自身が含む因果連関に乗っかってこそ、実験が成立する孤立的状況という意味での狭い範囲内でのみ通用する、行為を無視した上での一種因果的な法則性が見て取れるのである。

広い範囲を取ると、孤立を承認した状況では捨象された諸要因が関与してきて、単純な法則性を言えなくなる。仮に、その関与仕方に関してそれぞれ法則があることを指摘するとしても、関与の総体は複雑なものになり、全体としての法則を言うことが無意味になる。また、捨象するとはどのような条件で成り立つのかを考えると、他ならぬ決定論の主張を支えるものとしての実験をなすという経験に行きつくが、実験とは、宇宙全体の連関から或る部分を切り離す操作ができるという、実に自由であることを内在させた経験なのである。決定論の主張の根拠は、まさに自ら決定する人間の能力にある。なお、行為そのものが何かの原因によって決定されて生ずる結果である、という発想は、二次的なものである。）

そして、砂糖を増やしてゆく行為という原因の側の関係を、甘さの違いという結果の側の関係が映すとは、そのまま映すとするのが素直な発想ではある。加えて原因の側の関係は、結果の側の関係とは違って、操作的明瞭性をもつ（角砂糖の数を、あやふやでなく区別して選べるし、その選択の違いがどういうものであるかが行動レヴェルではっきりしている）から、なおさら結果の側の関係を原因側の関係で表現するよう誘われるのである。

そこで、子供は、「二倍、甘い」と言うときの、その意味がよく分かっている。これは表現の事柄なのであって、このような表現を、子供は自分の経験に即して自分で決めているのである。何を表現するのか。二つの違った程度の甘さの間の関係である。それは、角砂糖の数のことを知らなければ、「一方が他方より甘い」としか表現できなかった関係である。そこに、量的な仕方で明確に理解できる角砂糖の数の間の関係を持ち込むことによってなされる新たな表現である。

くれぐれも注意しなければならないが、また、頭を痛くさせるような言い方で恐縮だが、関係（紅茶に入れる角砂糖の数の間の関係）と関係（二つの甘さ間の関係）とを関係づけるのが因果的関係であるからといって、関係づけによって結果の側の関係に持ち込まれるのは決定であるわけでは断じてなく、表現でしかない。結果の側における単なる順序的弁別に、弁別以上の内容をもった表現を与え、弁別に言語的安定性をもたらし、そのことでもって、弁別的事態の再現に操作性を与えることに他ならない。

しかしながら、まさにこの操作的明瞭性ゆえに、表現内容は人とのコミュニケーションにおいても容易に理解してもらえる。

たとえば、最近は激辛ブームで、カレー屋に「二倍辛カレー」「五倍辛カレー」というメニューがあったりする。客は、通常のカレーの二倍もしくは三倍量のカレー粉ないしそれに準ずるものが入ったカレーと解釈するであろうし、店の主人もそのような解釈を期待しているのではないだろうか。そして、主人は、表示した辛さのカレーをいつでも作れるのでなければならない。

加えて、このような表現の発想は、部屋の蛍光灯を行動によって二本にし得るし、そして二本になれば部屋の明るさは二倍になると考える、そのような同様の発想とつながっていて、そのつながりによって、すなわち同じ発想が様々な場面で実際的行為において使える、その操作的・技術的実用性によって、説得性を獲得する。（昔、ロウソクが高価であったころ、倍量のロウソクを灯したのに倍の明るさが得られると考えることができない――たとえば一・四倍の明るさしか得られないと思う――なら、もったいない、という気持ちを人は持ったかも知れない。）

対するに、対数関数やベキ関数に従った分だけの増大とか、神経のインパルス頻度の増大に見合った分だけ甘さが増した、とか言うのは、日常の経験においては、かえって何を言っているのか分からないことになる。（それに生理学者にしても、インパルス頻度の増大量をどの程度正確に言えるのか、心許ない部分があり、これが残る間は致命的欠陥となる。）実際、砂糖を二倍、同量の紅茶に入れれば、その甘くなった程度を「二倍甘くなった」と表現する、これこそ自然なことだし、敢《あ》えて「いや、一・四倍になったに過ぎない」とか言っても、それは空疎な物言い、あるいは、精神物理学の知識をひけらかすような馬鹿な物言いでしかない。所詮、一・四とかいう数値は、表現として利用することができるだけなのである。

そして、もし、「砂糖をこれ以上入れても、もう甘さはそんなに変わらなくなったね」という段階があれば、そのとき、このように表現を変えればよいのである。そして、この段階とは実に、ウェーバーの法則における比の数値が一定でなくなり、(他の刺激量の範囲におけるよりは)大きくなってしまう段階であり、つまりは、学問上の正確さを誇る側もまた修正を受け入れざるを得ないわけで、そんなに恥じる必要はないわけである。

しかしながら、そうすると、では、心理学や生理学が発見した事実には意味がないのか、と言うと、そんなことはない。そして、これが第三の事柄であるが、インテリアデザイナーや料理人、医者などが、照明器具、調味料、神経とかを適切にコントロールして扱える、その扱える範囲の増大に応じて、その扱いのうちに現われる量と、人の質強度の経験との間に或る関係を言うことは許される。

照明のコントラスト効果を引き出すためにどのような光源をどのように配置するか、或る味を引き立たせるためにはどの程度の味物質(調味料等)を加えるか、味覚障害などからの改善に関しどのような味覚神経に対する処理をすれば効果をもつか、考えるような場合である。そして、ここでは、表現ということよりも、因果的理解に基づく実践の導きが重きを持っている。ただ、その実践性を離れて、役に立つ表現でしかないという本来の性格を見過ごすと、それは許された限界を越えた独断となる。

なお、神経束の興奮量に質強度の経験を結びつけることの一般化が有効であるのではないことは、次の例でも分かる。たとえば血糖の変動に伴い迷走神経の興奮量が変化したからといって、人は何かの質の強度変化を知覚するのではない。（これは前章で、感覚受容器の概念の拡張という事態に関して述べたコメントと同断の事柄である。）すると、迷走神経は延髄に入るのだから駄目で、大脳にもたらされる興奮量が問題なのだ、というふうにもってゆくことになるのであろうか。けれども、或る刺激だけによる大脳の興奮を、その量とともにどうやって確定できるというのだろう。

第一二節　何を味わっているのか

砂糖溶液の甘さと砂糖の甘さ

砂糖の甘さと蜂蜜の甘さとの比較から始めて、違った濃度の砂糖溶液の甘さの話に移行した。それも、紅茶に違った量の砂糖を溶かした場合の甘さの比較から生理学の話題に移ったときには、実は断りなしに、水を溶媒に砂糖だけが溶けている砂糖水の甘さの程度の話に変わっていたのである。

もちろん、ここには私なりの戦略がある。検討は次章に持ち越さざるを得ないと思うが、私は、味の混ざり（たとえば紅茶と砂糖との二つの味の混ざり）とかいった考え方の意義を視野に入れて議論を組み立てている。

ともあれ、ここで、蜂蜜と比較した場合の砂糖の甘さを言うとき、これは、水に溶かした砂糖でなく、じかに砂糖を舐《な》めることだということに更《あらた》めて注意しよう。しかるに、舐める砂糖は、砂糖水と連続させて考えると、一〇〇パーセントの濃度の砂糖だとしてよいことになりそうである。

では、蜂蜜は措《お》いて砂糖だけを考えるとき、濃度が増してゆくにつれ砂糖水の甘さが増してゆく、その最高度に、水に溶かさない砂糖の甘さがあると言えるのであろうか。たしかに、砂糖水よりは砂糖そのものが、より甘い、これは確かのようである。けれども、最高度とは、その上がないことである。すると、固体状の砂糖を舐めると、砂糖から得られる限りの最高の甘さが得られ、従って当然に、砂糖の甘さはその最高の位置に張り付いて変わらない、こういうことにもなるのだろうか。

「砂糖の甘さが(変質したりするのでなければ)変わらない」、なんと当たり前のことを言っているのだと思われるかも知れない。けれども、舌の先で舐めた砂糖よりは、大きなスプーン一杯の砂糖をドサッと口に入れたときの甘さの方が強烈なことは、誰だって知っている。この経験では、濃度の違いでなく、砂糖の絶対量の違いが問題となっている。(このことの理由を、砂糖で刺激される味覚受容部位の増大によって説明することができるに違いない。だが、この点の議論はここでは措く。当面の考察の主眼は別のところにある。)

幾つかのものの甘さの違いを比べようとするとき、人は特殊な態度をとる。砂糖水なら、恐らく適量を口に含んで、注意深く味わってみると思う。ゴックンゴックン大量に飲みはしないであろう。つまり、通常の飲食の場合とは様子が違うということである。それで、砂糖の甘さと蜂蜜の甘さを比べる場合なら、適量の砂糖と蜂蜜を、口に含むというより舐めるであろう。そして、このとき、砂糖の甘さも蜂蜜の甘さも、一定しているという前提をとっている。

けれども実際は、液状のものなら、その飲み方、固形物なら、その食べ方によって、甘さなどの味の経験は違ってくる。そして、このことは、前章で見たように、味覚が、典型的知覚である視覚と違って、既に知覚対象との交渉という事態の成立の中でのみ現われることにも絡んで発生することである。

そこで考えてみたいのは、第一に、にもかかわらず、(A)私たちは甘さなら甘さという質を、一定のものとして砂糖なら砂糖という物、対象に帰属させるということである。「感覚」という概念を（痛みのようなものにだけでなく）甘さにも適用する人々は、甘さを主観的事柄だとしがちであるが、日常、やはり私たちは甘さを対象の性質だと位置づける。そして、対象の性質だから、一定でなければ困る、こういう扱いをするのである。

これはどういうことかと言うと、甘さという質の経験は、この方向では知覚経験だということだ。そして、適量の砂糖を舐める仕方で味わうとは、砂糖に関する或る情報を手に入れようとする態勢で臨むこと、つまりは知覚のより純粋な形の経験をなそうとすることにおいて生ずる在り方だと位置づけることができる。

そして、適量の砂糖を舐めて分かった砂糖の甘さという性質は、量とは無関係に、砂糖というものの性質として通用させられるのでなければならない。砂糖の量がそれ自体で増えようがどうしようが、その甘いという性質は変わらない。仮にその程度を（他の物質との比較において可能となる事柄として）言うとしたら、甘さの程度にも変わりはない。変わりはないとされるのである。されるしかない、それが知覚の自然な論理なのである。甘さは知覚的質であり、知覚対象の発見に役立ちつつ、知覚対象の性質であると理解される。だから、当然ここでは量は質に結びつかないままである。質に影響を及ぼさない。（実に、知覚対象の性質を発見するための適量とは、量に無関係な質の発見のための適量である、という独特の量である。このことは、物の色を知るには、ナトリウム光線のもとなどでなく、適切な光のもとで見なければならない、ということなどと通ずる。）砂糖そのものとしてなら、スプーン二杯の砂糖が一杯の砂糖より甘いわけではない。

けれども他方、(B)砂糖水の甘さに戻ると、砂糖の量が甘さの強さを決めるものとしての地位を獲得する、これが生ずるのである。それはどうしてか。甘さという質が三つの位置に置かれているからである。

第一には、砂糖水を飲むときに砂糖水の知覚を可能にするものとしての位置、①砂糖水の性質である、という位置である。そして、砂糖水を飲むという経験しかなく、砂糖のことを知らないなら、甘さは砂糖水の性質にとどまるはずのものである。

けれども、現実に今は、砂糖を水に溶かしてゆくにつれ、砂糖水が甘くなる経験のことが問題である。そこで、第二に、砂糖水の甘さという質は②砂糖との関係では結果の位置に立たされる。

このとき注意すべきは、この位置関係は、仮に砂糖が甘くなくても、また甘いことが知られていなくても、生ずるということである。一つには、一般に二つの物質を混ぜたときに、どちらの物質ももっていなかった性質が生ずることはあり、しかし、その生ずることを因果的な事柄だと考えることはできるからである。二つには、砂糖を溶かしたら水が甘くなったのだから砂糖は甘いものに違いない、しかも、砂糖の量に応じて甘さが変わるのだから、益々そうであるに違いない、というのが、後から推論される、そのような場合だってあり、砂糖自身が既に甘いと知られている必要はないからである。

しかし、ここでは、この文脈では第三に、ただし元々の議論からすれば第一のことに先立って、③甘さは砂糖の性質という地位(A)の論点での位置そのもの)を確立している。

そこで、以上、三つの位置が合わさって、砂糖の量が甘さの強さを変えるものとして考えられる。砂糖水を味わう経験で、砂糖そのものは知覚対象となっていない。甘さという質は、砂糖水という知覚対象の性質なのである。けれども、砂糖が砂糖水の成分という位置を与えられることによって、砂糖の既に知られている甘さは、砂糖水の性質である甘さの原因という資格を取る。そしてここに、砂糖水の様々な濃さの甘さを、様々な濃度の砂糖水の甘さだと理解する妥当な道を経て、様々な大きさの砂糖刺激の甘さというものにすり替える解釈がすべり込むのを許すのである。

こうして、砂糖だけなら、その量の大きさは、その質を変えないものと了解されるが、砂糖が他のものにおける一成分の地位に貶められるや、量は質を、その強さにおいて変えるものとしての位置を与えられる。そして、量とは絶対値でなく、濃度なのである。そこで、二倍量の砂糖も、二倍量の水に溶かされるなら、砂糖水の甘さを変えない。

(ちなみに、ウェーバーが刺激量と質の強度の相関を調べようとして最初に取り上げたのは、重さという刺激であった。重さには濃度に相当するものがない。一方で質量という絶対値と、他方で地球とか月における重力、ないし同じ地球でも赤道上と北極点というふうに違った場所での重力という変化する値とを区別したとしても、それは、ここでは関係ない。ただし、一種の濃度である密度というものは関係してくる可能性はある。恐らく二つの仕方で。一つは、同じ重量のものでも、掌や五本の指全部で受け止める物体と、掌の窪みだけに重みがかかるものとでは、後者がより重い気がするかも知れない——「かも知れない」という程度で、このような比較の経験は現実には余りありそうにない——。もう一つは、とても大きくて極端に軽いものは、或る程度は重いだろうという先入見のせいで、実際に持ったときに軽く思われるかも知れないということである。なお、音の知覚では音圧を、明るさでは照度等を考えることの意味については、これらと濃度の概念とのつながりを確かめながら、読者の方々で検討してみていただきたい。

なお、明るさの経験は照度だけでなく、照らされる側の表面の質、すなわち反射率を左右する質などの、実に多くの要因が絡んでくることも考慮に値する。）

確認的に繰り返す。知覚の成立と、因果関係の理解と、二つの文脈に質の経験は入り込んでいる。前者では、甘さという質は砂糖水という知覚対象の性質Ⓑ①であり、これが基本的な経験である。（そして、先だって、水に溶かさない砂糖そのものの甘さの知覚Ⓑ③＝Ⓐというものもある。）それに対して後者では、甘さは、人が行為によって（もちろん単に体の運動によってだけでなく砂糖という適切な物質を用いて）制御しつつ生じさせた結果として（それゆえに行為の結果でもあり、砂糖という物質が溶けたことによる結果Ⓑ②でもあるものとして）理解され、これは理解として判断の事柄である。そうして、①のうちに、実践的に意味ある限りの様々な表現を持ち込む理由をなす事柄である。

刺激の概念と対象の概念

さて、以上の確認を踏まえて、心理学者や生理学者が言う、砂糖の甘さに関する研究というものが採用している前提を炙り出そう。彼等が調べたがっているのは、「様々な大きさの砂糖刺激によって惹《ひ》き起こされる甘さの感覚の様々な強さ」の比較である。ところが、刺激の概念と対象の概念とは、実は違うものである。前章で吟味したように、刺激の概念は生理学等では対象についての情報を与えるものとして構想されている。

たとえば光の刺激と、その刺激を受容することによって見ることができる視覚の対象とは別物である。光刺激のお陰で見るものは、その光そのものでなく、光を反射した物体ないし光源である。光は物体の情報を伝えるものである。そうして、刺激は本来、対象への適切な対処で終わるべきプロセスの始まりに位置するものであり、そこで、プロセスを進行させるために、刺激の概念は反応の概念とセットで考えられる。（しかしながら、対象知覚とセットで考えられるべきは、対象に対する行動ないし無行動という態度決定であり、しかるに行動は単なる即座の反応ではない。）

そこで、砂糖刺激の受容が問題である場合、砂糖そのものを舐める経験を取り上げるのでは、砂糖をその甘さともども対象として知覚する経験を取り上げることとなり、生理学者達の趣旨に合わなくなる。そこで彼等は実際には砂糖水の甘さの経験を考察する。それでいて、砂糖という種類の甘さの経験について研究しているつもりになっている。明らかに、被験者によって知覚されているのは、正確には砂糖水という対象とその甘さであり、断じて砂糖そのものではないのだけれども。（もちろん、一般に味を惹き起こす物質は可溶性の化学物質で、食べ物は何であれ、味わわれるためには唾液という水に準じたものに溶かされる契機を必要とする、ということはある。そして、これは、味覚的質の強さをば「濃い、薄い」という表現でなすのが自然であることにも、つながることかも知れない。だから砂糖も唾液によって溶かされてこそ味わえる、という面もあるとはいえる。しかしながら、そのことと、ここで述べていることとは別の事柄である。）

どうして、このような解釈が可能なのであろうか。水が、砂糖の刺激に異なった大きさをもたせるためのもの、自らはその目的以外の何の作用もしないものだと見なされているからである。水は溶媒であり、甘さはもちろん、味がない、という前提で、砂糖の濃さに違いをもたらし得る物質という、不思議な位置を与えられているのである。つまり、単に二つの物質の混合が問題であるなら、平等な立場でそれぞれの割合を言ってもいいわけであるが、私たちは砂糖水における砂糖の濃度は言っても、水の濃度というものを言うことを思いつきもしない。水と砂糖とは非対称的な扱いを受けている。（この論点は、次章で色の混合を話題にするときに取り上げ直す。）そこで、このことを踏まえて、では砂糖入り紅茶の甘さの問題に返ると、どうなるだろうか。

味の混合という問題へ

水に徐々に砂糖を加えてゆくと次第に甘くなる、甘くなりすぎると水を足して薄める、これと全く同じこととして、紅茶に砂糖を入れて甘くすること、そして、甘すぎる紅茶に紅茶を注ぎ足して甘味を薄めることを考えることはできる。どちらでも砂糖の濃度が問題で、二番目の場合も紅茶自体が実際上の行為の場合には、あたかも水と同じ溶媒であるかのような扱いができるということだ。（そして、濃度とは溶液全体に対する或る溶質の割合のことであるから、砂糖の濃度を問題にするのに砂糖以外の物質の総量と砂糖の量との比を問題にしても、実質的に同じことである。なお、私たちの実生活では、定量の溶液の作製を目指すより、定量の水や紅茶――溶媒の役割を果たすもの――から出発して、或る甘さの砂糖水や砂糖入り紅茶を作るというプロセスを踏むことが多い。だから実は、水に二倍量の砂糖を溶かすとき、二倍の濃度の砂糖水になるのではない。溶質の溶媒に対する比は二倍になるが、溶液に対する比は二倍にならない。)

けれども、濃すぎる紅茶をお湯で薄めることや、お湯に濃い紅茶を垂らしていくと紅茶の味が濃くなってゆくことを考えると、紅茶(という可溶固形物質、紅茶の葉から溶け出る成分)の濃度というものと、それに見合った紅茶味の濃さを言うことができることが分かる。紅茶において、そして、砂糖入りの紅茶においても、紅茶成分というものは一つの溶質なのであり、それを溶かす溶媒はお湯(水)である。すると、砂糖入り紅茶において、砂糖と紅茶成分との二つの対等な立場の溶質と、それぞれの濃度を考えることが筋となる。もはや、砂糖という特権的な溶質

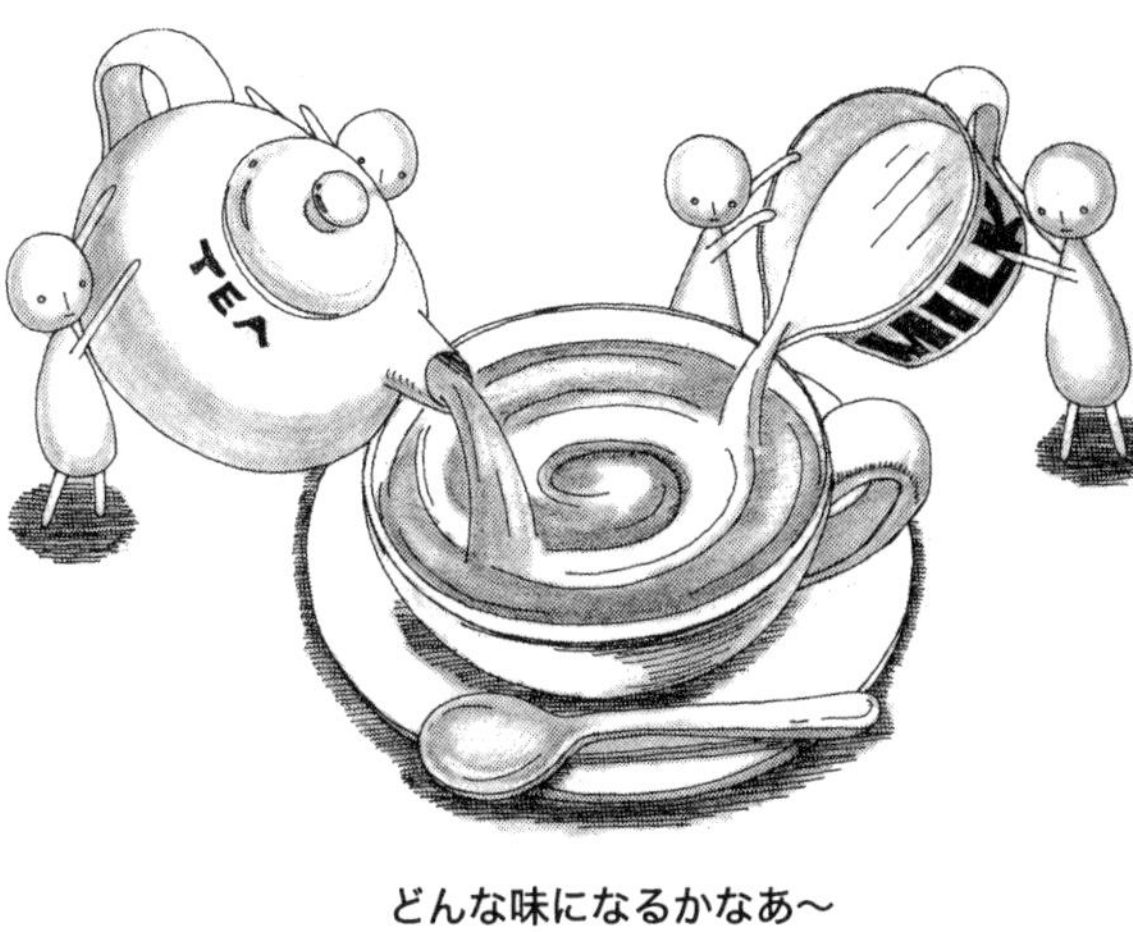

どんな味になるかなあ～

との関係で、紅茶をあたかも溶媒であるかのごとく見なして済ませるわけにはゆかない。

では、他の味物質に違った濃度を与え、多く加えても他の物質の味を薄めることしかしない水(ないし湯)という独特の液体、これと他の味物質とを混合する場合と違って、紅茶に砂糖を加える場合、それは、それぞれに味をもつ複数のものを混合することであるのであるから、単に砂糖に由来する甘さの増減だけに着目すれば済むのではなくなるのではなかろうか。

(水との混合の場合、水には味がないという前提で話が進められているが、もちろん、水の味を言うことができる、ないし、言いたい文脈はある。それも、現実の水はいつだってごく微量の何かを含んでいるものであるが、それは無視できるような、純粋なといってもいい水に、味を、何かが溶けているゆえに生まれるものではない味を、「美味しい」と表現しつつ与えたくなることもある。だが、今は砂糖水を使って砂糖の甘さの程度の測定を考えている人々などのことが想定されていて、だから、水と他の味物質との混合は、その味物質の側の味の濃さの程度に影響をもたらすのみだ、そのような話の運びになっている。)

では、どのようなことが着目点としてであるのだろうか。一つには、紅茶味の側にも(砂糖味すなわち甘さと同様に)濃さや薄さが言えるであろう、ということがある。けれども、それだけではない可能性もある。二つの味それぞれの濃い、薄いだけが問題になるのではなく、二つの味の混合による新たな味の出現という事態を見て取る可能性はないのか。

ここで目を転じるに、少なくとも、赤色と青色とを混ぜれば赤でも青でもない紫という色になることを私たちは知っている。(「混ぜる」とは、正確にはどのような事態を指しているのか、きちんと考察する必要があるが。)同時に、紫色を、赤色と青色との混合によって出現するとの理解なしに紫色を見る経験というものをも、私たちは難なく想像することができる。言い換えれば、紫色を赤色や青色に対しては派生的な色と見るのでなく、いずれも対等の立場の色と見ることもする。それは直ぐにも分離できる二つの質の混合ではなく、一つの独立した質として経験される。そこで、色彩という質の経験では比較的に明瞭なこのような事柄を念頭に、味の混合や新しい味の出現ということを考えてゆくと、どうなるだろうか。どう考えてゆくべきであろうか。この作業は次章に持ち越したい。

第6章　味を分類するとは

第一三節　典型と分類

生活と分類

三月の楽しい行事に、雛祭りがある。雛祭りには、皆さんは赤い毛氈《もうせん》の雛壇の前で甘酒を召し上がるのだろうか。あるいは、少し寒い中で梅の花を見ながら、甘酒を飲んで温まられるか。

甘酒には独特の甘さがある。「独特」と言うとき、或る典型的、ないし標準的な甘さを一方において、それとは違った種類のものだ、というニュアンスがある。しかし、それはそれとして一般に、甘いという共通性の上で、あれこれの違った種類の甘さがある。砂糖の甘さ、蜂蜜の甘さ、様々の果物の甘さ、みんな違う。共通性と違いと、そして典型や標準、これらはどのように理解すべき事柄なのだろうか。

共通性から考えよう。そして、一般に何かが何かに似ているということと、様々のものや出来事を分類するということ、これらの在り方を振り返ることから始めよう。

分類は私たちの生活の秩序づけの基本である。私たちの身の回りの具体的なものはすべて個的事柄であるが、私たちはそれらを一般的枠組みの中に分類する。そして、どのように分類するかによってそれぞれへの対処の仕方を決める。

どのように分類するか、それはもちろん事柄自身の在りようが示唆し、私たちに促すわけである。だが、とは言うものの、違った分類の可能性の幅は非常に大きい。その幅の中でどのような分類をするかは、むしろ私たちがどのような関心をもつかによって決まる。

無論、その関心自体がなぜ発生したか、その理由は再び、周りの事柄の側からの私たちへの示唆によるのかも知れない。けれども、事柄に関わって私たちがなし得る行動のレパートリーがどのようなものであるか、これこそが事柄の分類の根底にある。そもそも周りの事柄がそれとして私たちに知られるのはまずは知覚においてであるが、その知覚もまた、知覚されるものどもと関わりをもつ私たちの行動とつながりをもつものとして成立するものであることは、既に第4章で述べておいた。

今日、鯨を哺乳類に分類することが正しいとされ、魚と同じようなものとして扱うことは間違いだとされることが多い。しかし、鯨を魚と同じく海に住む動物として分類すること、しかも多くの魚と同じ食用動物として分類することは、生活の上でもっと重要なことであるはずであった。捕らえるのに危険を伴う動物かそうでないかも、分類尺度として重要であったことだろう。

しかしながら、分類する私たちの側の論理が優先して行われる分類ではなく、事柄そのものに内在する構造に従った分類というものがあるはずで、それが、より正しいとまでは言わなくても、少なくとも基礎的なものだとする考えもまた、健全である。

生物の場合で考えれば、生殖の事実が分類の基礎にある。鷹は鷹からしか生まれず、鳶からは生まれない。そして、一羽一羽のどの鷹も、鷹として似通っていて、鳶はどれも互いに似ている。そして、だからこそ、人々は鷹一般に対してと鳶に対してと違った見方をし、違った対処をするのは間違いない。

しかし、他方、生物学の分類によれば、鳶は鷹の一種、タカ目タカ科の鳥である。しかも、タカ科の中にトビ類と並んでノスリ類やハイタカ類などおよそ十のグループがあるが、タカ類というものはない。そうして、分類学上では区別できないけれども生活の中では鷹と鷲とを区別し、タカ科に属する鳥の中で小型のものを鷹と呼び、大型のものを鷲として扱う習いからすれば、鳶は、鷲との対比における限りでの鷹だということになるようである。ただ、やはり鳶は鳶で鷹ではない、この区別もまた、鷹と鷲との区別以上に、日常の中では根強いと思われる。鳶と鷹と鷲と三つを並べて想い浮かべるとき、むしろ鷹と鷲とを一緒にイメージし、鳶はそれらとは離れた種類の鳥だと考える人も多いのではなかろうか。

ここで、漢字で「鷹」と表記したものと、片仮名を使って「タカ科」並びに「ハイタカ類」と表したものとの関係について考えてみよう。前者は、後者のようないわゆる生物学的分類が試みられる前から生活の中でなされている分類に対応している。また、或る柔軟性をもつ言葉の意味と連動し、従って言葉の意味の含みに応じた豊かさとともに曖昧《あいまい》さも抱え込んでいる。後者はその曖昧さをできるだけ無くそうと努力している。これら二つの仕方の分類の内容と関連とを検討してゆくと、分類における典型というものの重要な役割と、分類における線引きの可能性の条件と、二つが理解されてくるであろう。

典型の役割

いわゆる鷹も鳶も鷲も、みんなタカ科の鳥だということであるが、タカ科の中でハイタカ類が典型的な鷹であろうことは、その名称が「タカ」という部分を含むことから窺える。学問的究明の前に生活の中での分類があり、それは典型を中心に、典型に似たものが周りに集められ、周縁部に位置するものをどう扱うべきかは曖昧になる、つまり他のグループとの境界がはっきりしなくなる、そういう分類である。鷲と鷹のどちらに入れればよいのか分からないような場合があることは、専門家の説明によれば、名称にもかかわらずクマタカ類は（典型であるどころか）鷲の仲間と言え、カンムリワシ類は逆に鷹に近い、このようなことが証拠立てていると考えてもよいであろう。

同じように、私たちは蝶と蛾とを区別するのが普通だが、その区別は典型的な蝶や蛾では容易でも、普段は見慣れないものになると、そうはゆかない。区別は不能になり、区別することが必要なら、それは人の意志による決断に委ねられるしかない。石と言い岩と言う、この区別もその時々の気分で変わるような部分もあるであろう。また、大きな岩も、庭に置くものとして見れば、石と言われる。（地質学者の態度は別であるが。）

さて一般に、AにBが似ていれば、AはBに似ているわけだが、典型というものが機能して似たものを集めてゆく分類では、そのような対称性を言うことは事柄の在りように反する。このことには注意を払う価値がある。典型というものは、それに他のものが似ている、と言われる地位にあるものである。そして、典型からの様々な程度の隔たりを言うことができる。

典型として自己主張するものとは、生活の中で頻繁に出会うもの、そして、人々の生活、ないし精神的価値意識にとって重要な位置を占めるもので、とは言っても特定の個としてでなく、種としての限定があれば充分なもの、そういうものである。そこで、典型の役割を果たすものに関しては、人々がそれに注目するゆえに、おのずと多くの性質が、見過ごされることなく知られるようになるであろう。

だが、典型としてのいわゆる典型的特徴とは、それに価値を見いだす人々の価値意識、これに訴える種類の性質がクローズアップされてその資格を得るのだということを確認しよう。そして、典型と同じグループに属させられるものが典型に似ているというのは、まさに、このようにクローズアップされる性格の部分が似ている、というのでなければならない。（互いに似ても似つかないと言われるものも、どこか似ている点を探すことは容易《たやす》いであろう。極端な話、少なくとも透明でなく見える点だけは共通で、だから似ている、このように――たとえ馬鹿な物言いであろうと――言うことができないわけではない。）

分類の線引き

では、互いに区別したものの間の線引きは、どう考えるべきであろうか。

元々、線引きを考えるものとは、或る近さをもっているものの間でのことである。惑星と恒星とをどう区別するのかが話題になっても、惑星と消しゴムとを区別する基準は何か、などとの問いが出てくるはずもない。互いに或る近さをもったものが、しかし、それぞれ一つの典型として己に似通った他のものを集めて別のグループをつくる、この前提の上で、しかしながら二つのグループのどちらに入れればよいのかはっきりしないのが見つかることがあるので、それをどう処理したらよいのか、ということが問題となることがあるわけである。

この問題は、個々の事例のたびにそれを分類してゆく、その操作ないし技術が確立できるかどうかという観点から考察されるべき事柄である。そして、それに先立って第一に考えるべきは、線引きが本当に必要かどうかである。

典型でないものは、まさにその理由で、二つの典型が指示する二つのグループの境界上に位置する場合もあるが、概して生活上で重要ではないものが多いようである。そして、重要ではないので、どちらのグループに振り分けられるべきか無理に決めなくてもよい、そういう事情にあることが普通である。このことは別面からみれば、無理に定義をする必要がないということでもある。価値文脈が分類の背後にあることをわきまえない定義の試みは（これは或る種の哲学で、様々な概念に関してなされることがよくあるのだが）、しばしば空疎となり、定義破りの事例に悩まされたり、トリビアルなことに拘泥《こうでい》する馬鹿な仕儀になる。

しかしながら、私たちの社会生活では、明確な線引きがしばしば重要になる。たとえば消費税に関する法律があるわけだが、何が消費（ないし消費を結果としてもつ購買、つまり金銭支出）であって何が消費ではないのか、明確でないならこの法の執行はできない。では、線引きをどうするか。典型的消費というもの、たとえば食べ物を食べる（その結果、食べ物がなくなる）という消費形態から出発し、耐久消費財の購入をも消費につながるものと考えるなどして、その拡張をどこまで認めるかを考える、こうなる。

（最近、「な〜んにもしないをしよう」というキャッチフレーズで旅のキャンペーンをやっている企業がある。これは、「しない」という無為、行為の否定自身を一つの行為へと転換する、そういう、行為概念の拡張である。行為というグループに数え入れるものを典型的なものから外れたものへと大きく広げてゆきながらも、そこには意義がある。だから、拡張は承認できる。）

そして、決定は専断とでも言うべき側面を含むことになる。教育への支出は消費とはしないと決めながら、たとえば車の運転免許取得のために教習所で受ける教育は消費支出と定めるなど、これはもう政治的判断でしかない。ただ、政治的判断であれ、判断がくだされ合意ができれば線引きはできるのだから、消費税法は法として機能する。

しかし、禿頭《はげ》の大人だけから税金を取る法律というのを想像してみればどうであろうか。この法律は根拠が薄弱であるゆえ悪法であろう。だが、この法律の、それ以上に受け入れ難い点は、一人一人を禿頭かそうでないかに区別してゆくその基準を明確にすることが難しい点にある。分類操作の正確な反復、つまりは技術が保証されなければならないのに、禿頭のグループを括る境界線を手続き的に維持することは恐らく困難である。すると徴税役人の恣意ないし裁量が働くことなしには振り分けがなされないであろう、そのような極めて不適切なことになる。

翻《ひるがえ》り、実は大人であるという条件の方に関しても、大人と大人でない子供、少年少女との区別も、事柄としては、たしかに曖昧である。それでも、二〇歳の誕生日を迎えた以降の人とか、一八歳の誕生日以降とか、或る年齢基準で大人の範囲を定めたとき、その二〇歳とか一八歳とかの取り決めには決定的な根拠などはなくても、或る大まかな、それなりに納得がゆかないわけではない理由がある。だから、その取り決めを約束事として受け入れれば、それに従って個々の人を大人か否かに決めてゆける。（かつて、狩りで獲物をしとめるとか山の小屋で幾晩かを過ごすとかの、通過儀礼を受け合格した者だけが大人と見なされる社会もあった。個々人の誕生日や正確な年齢が分かる社会とい

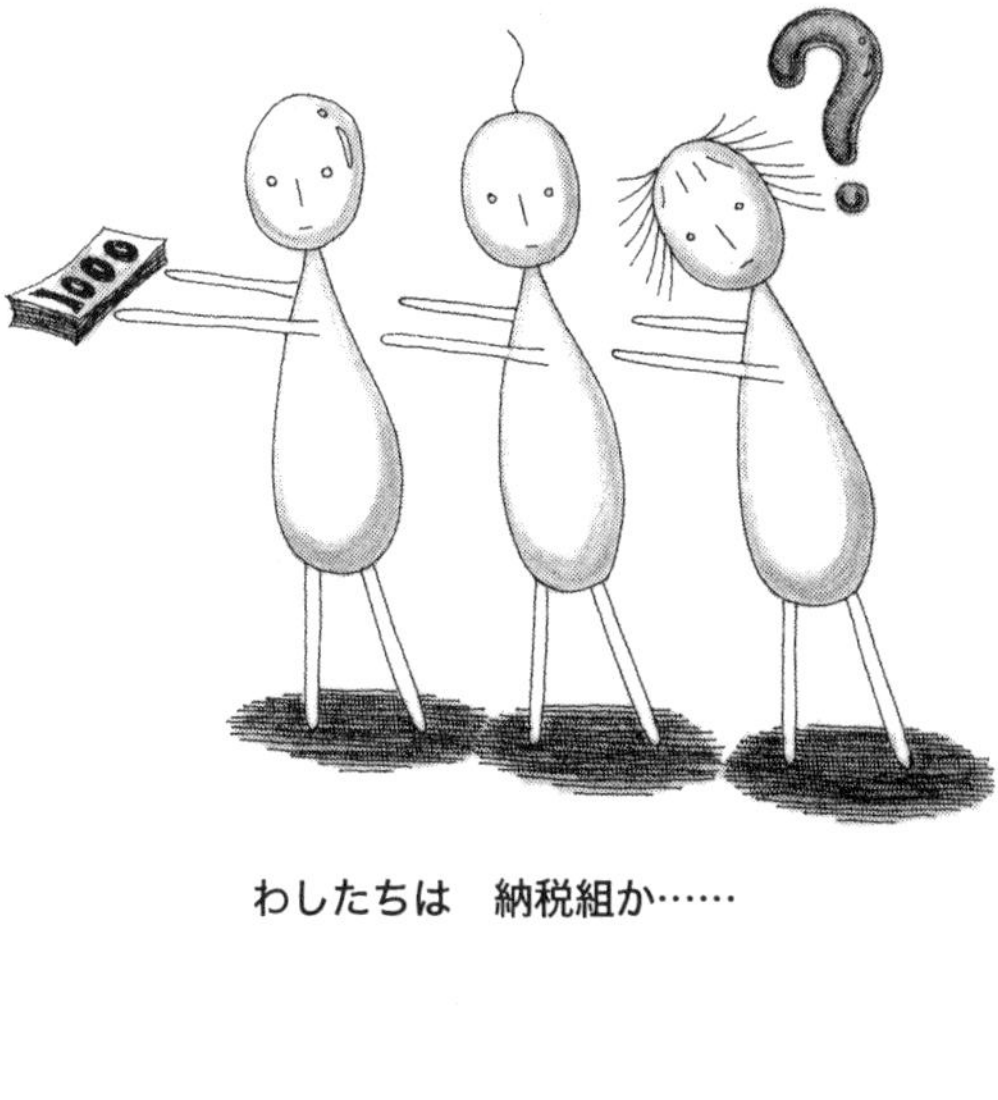

わしたちは　納税組か……

うものは、決して当たり前の社会であるわけではないことも、ついでながら確認しよう。）

また、様々の地震の規模に断絶的境界があるはずもないが、行政の対応上で激甚災害を惹《ひ》き起こした地震として認定されるか否かのためには、どうしても線引きをして振り分けをする、そのような必要も生ずるであろう。そうして、生物学者は、社会生活の秩序をつくる上での必要に要請されてではなく、学問的関心に基づいて、生物の数ある性質の中から、個体差として処理するものを捨て、種に固有なものとして扱うべきものを基準として拾ってゆくが、それが基準として有効であるかどうかは、その基準に従う線引きが反復的に遂行可能かどうかによって判断されるわけである。鳶から生まれるものを鳶に分類すればよいにしても、その親自身が鳶であることを言うには、どこまでも先祖を遡るのでなければ、やはり分類を可能にすると目される性質に着目するしかない。（それに、突然変異や進化を認める姿勢にあるなら、どこかで出生の事実に頼ることをやめる分類をしているはずである。）

そして、いったん線引きの方法が確定するなら、或る分類をいわば直観的な仕方で導くものとしての典型の役割は終わる。方法が指定する条件を満たすものなら、どれも平等な資格でそのグループのメンバーとして数えられる。典型からどのくらいに遠いか、という契機も消える。そして、ついでながら、ここに初めて有効な定義というものも登場し得る。また、この定義を用いて事柄の分析ができるようになる。

（後で味覚物質としてのショ糖の分子や塩化ナトリウムについて触れるが、鳶は鳶どうし似ている、ということよりも、ショ糖はどれも全く同じ構造をしていて他の物質とは違う、ということに見られるような強いグループ分けが自然界にはあると思われる。けれども、サトウキビや海水から純粋なショ糖や塩化ナトリウムを取り出す人間の技術というものが、ショ糖等の類の存在を言う人間の理解を支えることを考えねばならない。塩素と言いナトリウムと言い、塩化ナトリウムと言い、その原子、分子の構造を科学者は描くが、それは或る定義できるモデル——原子や分子の構造等——を分析の道具にしつつ、現実——具体的な塩の在り方等——を再構成することでもある。そして、その再構成においては、塩素の代わりにイオン化した塩素を言い出し、イオン化したものどうしの引き合いとかを言い始めるわけだが、これは、個々の物質のそのつどの具体的在り方を、技術と連携した理論が描く像に引きつけた仕方での記述なのであり、既に現実を或る枠、技術において実践的に有意義になった枠に押し込めて理解することなのである。

日常の知覚できるレベルで現実に出会う物質や事象の分類の背後に、より固い構造、従って固い分類を見ることができるのは、やはり技術的な論理による。たしかに鉄は鉄でアルミではなく、これらの区別は鳶と鷹との区別以上にリジッドである。とはいえ、鉄鉱石から鉄を精錬する等の技術なしに、このことは言えず、翻り、鉄鉱石と他の岩石との境界は曖昧である。そして、この曖昧さから出発するほかないという現実の重要性を忘れるわけにはゆかない。

また、典型に基づく分類の論理と、定義による分析の論理——逆に、分析できる技術が定義を支えるという論理——との対比は、次の例で納得ゆくであろう。

木の葉がひらひら落ちるのも、ドングリがストンと落ちるのも、落下という出来事に分類できる。そして、後者の方が典型であることも分かりやすい。ところで、たしかに風が無くても木の葉は舞い降りるのであるが、風が強いと、舞い方が激しくなる。すると、葉が真っ直ぐ下に落ちずに舞う運動をする理由は、風のような力が働いた結果なのだと考える発想も生まれる。このとき、厳密に鉛直下方への運動のみを落下と定義し、もはや舞い降りる運動は落下運動に分類しない、そして、これを、落下運動プラス（風が生じさせる）別の運動との合成運動だと考えることもできる。しかるに、合成を言う前には無論、分析を先立たせているのである。

この考えは、「木の葉だから」舞うように落ちるのだ、「ドングリだから」ストンと落ちるのだ、そして、木の葉もドングリも「重いものであるから」様々に違った仕方であれともかく落ちるのだ――他方、煙は軽いから上に上がる――というふうに、大小の分類枠それぞれに或る性質――大まかな性質、きめ細かな性質――を対応させてゆく発想とは異なる。木の葉であっても、鉛直下方と違う方向へと運動させる外部の要因を取り除けば真っ直ぐ下に落ちるのであるし、煙も、大気を取り除けば下に落ちる。それどころか、何物も、地球というものがなければ、落下運動すらしない、こう考える。

様々な運動が、運動するものの違いに応じて、だから、運動するものに内在する本質の発現として、生ずる、そう考えるのではなくて、すべて外部次第で決まることなのである、と考える。そして、このような考え方を支えるのは、木の葉であれ何であれ、真っ直ぐに落下させることができる技術の獲得であり、あるいはせめて、そのようにシミュレーションができることである。外部というものの中心的一郭に、人の行為があり、人が何かに働きかけて、そのものに何事かを生じさせるのである。

このように、様々な性質を何かに――分類した種類ごとに――帰属させる、という発想から、内属的性質と見えたものを、外からの働きかけが開始する或るプロセスによって生ずる結果に置き換える発想への転換がある。そこに潜むのは、何かに関して何事かを生じさせる、反復可能性を要《かなめ》にもつ技術の論理である。そして、典型を中心として或る性質――典型的性質とそれに近い性質――をもつものの緩やかな集合を言う分類の代わりに、「何事かを生じさせ得るもの」という定義、その生じさせ方を必要契機として含ませる仕方での厳密な定義に基づく、識別原理がくる。次いでこの識別原理が分析の道具として働き、多くの場合、内属的性質とされていたものを、複合的プロセスの結果だと解釈する道を開く。ここで極めて重要なのは、分類と定義とは常に対をなす、という考えは捨てるべきだ、ということである。一方で厳密な定義なしの分類、典型を擁することによって成立し境界が曖昧になることを許す分類があって、他方、操作による定義が可能な事柄についての、前者とは異なる様態をもつ分類、もはや典型を言うことが意味をなさない、手続き的な分類がある。この分類においては、個々のものは、その分類枠に属するかしないか、どちらかを決め得るという前提がある。）

第一四節　質を分類する

知覚的質の分類

さて、ここで、ようやっと味覚の話題に戻るべく話の方向を取ろう。一般に質もまたグループをなし、味覚的質も例外ではない。そして、たとえば甘さという質のグループをなす、様々な種類の甘さがある。そこで、甘さの典型は何か、と話を進めたいところだが、少し立ち止まる必要がある。質は何かの質である。だから、砂糖や塩を分類することと、甘さや辛さを分類することとは、事情を異にする。

物や事象の分類が先にあり、性質は物などの性質だから、物などの種類に従って性質も違う、このように私たちは考える。けれども、物や事象を分類するときには、物や事象がどのような性質をもつかということの方からこそ決めてゆく。すると、分類する私たちの側からすると、諸々の性質の分類を、物などの分類に先立ってなしているのだろうか。

性質とは、大きさであったり色であったり、水に溶けるとか、寿命が短いとか、様々な事柄を含む。その中で、赤色とか甘さとかは、知覚的質という種類の性質である。（性質にもまた種別が言える。実に私たちの経験の隅々まで分類の原理が働いている。）

性質全般を見渡しつつ、その中での知覚的質の位置を押さえる、という作業は省こう。（この作業を、知覚的質という種類の質を他の種類の質から区別する分類の原理とは何か、これを明らかにするものだ、と考えてもよい。）ただ、知覚的質は、それを通じて物や事象を発見するわけであるから、基礎的で重要な質であるということだけは、確認しておこう。（なお、「性質」という言葉でなく「質」という言葉には、良い、高い、悪い、劣る等の、評価を誘う意味合いがある場合が多い。「量」と対比的に使われる場合が典型的である。）知覚的質の基本的な性格については第4章で述べた。今は分類との関係で少し考察を加える。

第一に、知覚的質（というグループ）は、どの知覚器官によって知覚されるものであるかによって直ちに（サブ）グループ分けされる。（このグループ分けが、知覚を成立させる刺激——時に媒体——の種別とも連動していることが気づかれるのは高度の経験による。）

そうして、多くの物や事象は、別のグループに属する知覚的質の複数のものを通じて、それらの質をもつものとして知覚される。そして、複数のチャンネルを通した知覚であればあるほど、物や事象の把握は確実なものになる。得体《えたい》の知れない音がするとき、音を出しているものを眼で確かめると安心するというようなことがある。

ここで把握とは、いつでも知覚対象は個的事柄であるが、それを特定の個的事柄として（たとえば太郎のペットの猫として)同定する把握の場合もあれば、種別(犬ではなく猫であること)が分かるに留まる把握の場合もある。

(ただし、太郎の飼い猫ということは分からず、猫という種類であるものとしてしか分からなくても、知覚するなら、それを個として知覚するのではある、このことは動かない。従って逆に、ここで特定の太郎の猫として把握するとは、それが個物であると把握することを言うのではない。個的なものをそれとして再認することなのである。

なお、知覚が個的事柄の知覚であるというのは、知覚対象は限定された空間配置をとるものとして知覚されることと一体になっている。第4章で述べたように、異なる知覚種を通じて、従って異なる知覚的質を通じて、空間配置を同じくするものが限定されてくるとき、それは、個的な物や事象の知覚である。知覚対象は、同じ空間に属して存在する体が実在するのと同じ意味で、個的事象として実在すると理解されるのである。そして、様々に異なる質、色や匂い等は、その物ないし事象の色や匂い等として帰属させられる。)

ところが、私たちが一つの種類の知覚的質だけで、その質をもつ(知覚されるからには個的である)物や事象が何であるかを(種別的に、もしくは特定のものとして)分かる場合も、非常に多い。香りだけで金木犀《せい》(という種類の樹木の花)だと分かるし、声だけで誰(特定の人)だか分かる。味で春菊だと分かるし、母が作った春菊の胡麻和えだと分かる場合もある。(最後の事例のもつ特定性の意味は、太郎のペットの猫の特定性とは性格が異なり、検討する必要があるが、省く。)

これはどういうことかと言うと、知覚器官の種別に対応した知覚的質のグループ分けの更に内部で、細分ができるということであるし、また、一つ一つの知覚的質の独特性、すなわち再認されて特定の物や事象の同定を可能にする独特性もある、ということである。音の中で人の声は他から区別され、人の声の中で更に、男の声、女の声、年寄りの声、若い声、若い女性の声というふうに、幾種類かの細分、また何段階かの細分もできる。ずばり誰々の声であると把握できる独特性さえ、具体的な音は、その質の在りようにおいて具えている。

（しかし、この独特性も、再認されるという意味では反復されることに注意しなければならない。一回ごとに独特であるなら、もはや質を通じての対象の把握はできない。すると、違った時間において生ずる別々の経験がグループ化されるという、そういうたぐいのグループ化も考えねばならない。そうして、感覚に関してはその特殊性を言うのが哲学の通り相場であるのだが、実際には、知覚的質や感覚的質の強固な反復性という事柄は特筆すべきである。そうして、実は反復こそが、特殊性の反対に置かれる一般性や普遍性の核にあるのである。）

果物の糖度

以上を踏まえて、様々な甘さがあるという味の経験について考えてみよう。味覚的質という一グループの中での、甘さというグループが問題である。同時に、甘酒の甘さや蜂蜜の甘さの、互いに区別される独特性も問題である。更には、甘酒の甘さの中でも、祖母が作る甘酒特有の甘さというものすらあるかも知れない。（その上、区別ということだけで言うなら、甘さの程度の区別というものもある。）

これらの事柄を考えるために、まずは、甘いという質を一つのグループに取りまとめるに当たって典型として機能するような或る甘さというものがあるのだろうか、という問いを提出してみよう。

事実的事柄として、果物の甘さを測定するという試みを取り上げてみる。

西瓜の甘さとメロンの甘さは違うように、果物の種類が違えば、甘さの質も少し違う。従って、私たちがお店で果物を買い求めるとき、食べたことのない種類の果物なら、どんな味か食べてみるまで分からず、甘い果物だよ、と言われても、どんな甘さか、やはり分からない。

ところが、分からないということで言えば、同じ西瓜でも、一個一個の甘さに、今度は種類というより、程度の違いとして表現できるような違いがあり、しかるに、西瓜の味は知っているなら、店頭の西瓜の味のおおよそは食べてみなくても分かってはいるけれども、その甘さの程度の方は、これまた食べてみなければ分からない。甘さの程度の違いは、果物の種類に応じた違いでなく、個々の西瓜のレベルでの違いであるからである。（ただし、ここで、前章の冒頭で話題にした「蜂蜜の方が砂糖より甘い」という表現は、どう考えればよいのか、という問題が出てくる。また、別の論点だが、論者によっては、程度の違いと思われるものも実は種類の差であると主張するものすらある。西瓜の品種が違うから甘さの程度が違うというのは、実は甘さの種類も違うことなのではないか、というわけである。）

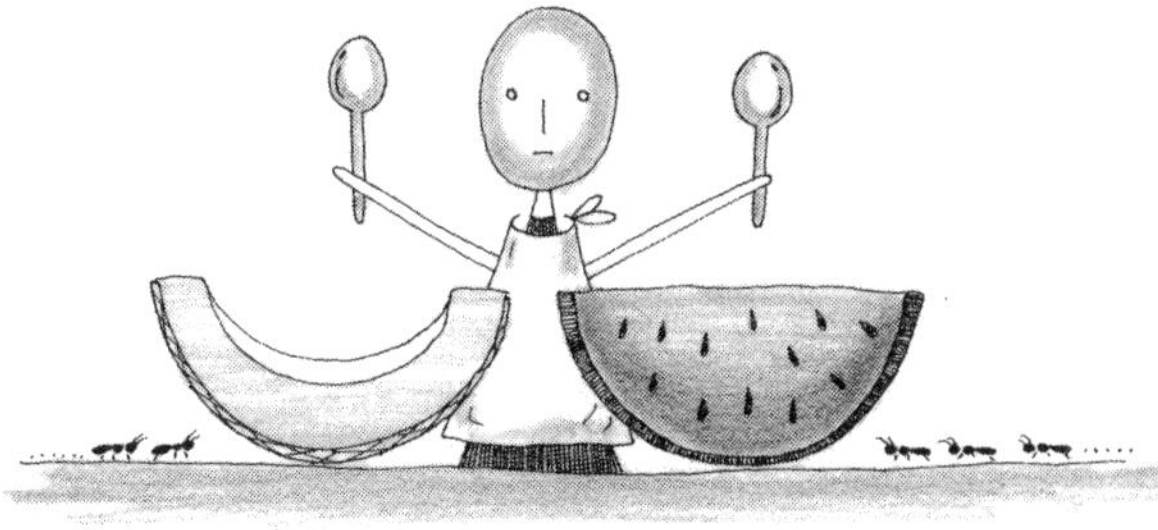

どちらが甘い？　蟻さん　知ってる？　／味が違うぞう

それなのに、現在、店頭のどの西瓜がより甘いか、食べる前に知ることができる。食べたことのない種類の果物の味を、食べる前に知りたいと思ってもいかんともし難いのに、である。

実際、消費者の欲求に応えて、生産者の側で、収穫前に糖度計で糖度を計って、摘果適時であるかどうかを調べることをなし、更に店頭で西瓜の一つ一つに糖度を表示して客に甘さの目安として参考にしてもらい、購買を誘う試みがなされる。

ところが、西瓜のみならず、もちろん、メロンにも、糖度の表示がある場合もある。これは何を物語るのか。

果物の糖度計には二〇℃における一〇〇g中のショ糖グラム数が目盛化してある。（現実にはショ糖だけでなく各種糖類、それから有機酸など、光を屈折させる他の諸成分も計測表示され、ショ糖量に換算されている。純粋にショ糖だけを測定するのは難しいそうである。）ということは、ショ糖の濃度によって甘さの程度を示すことができると考えられているわけである。物質の濃度と味の濃さとの間の因果的関係と表現的関係については前章で議論した。今は、ショ糖すなわち砂糖が溶けた水の甘さそのものではなく、様々の果物の甘さの程度の、ショ糖濃度による表現が試みられていることに注目しなければならない。

私たちは、甘い西瓜には砂糖が入っているとか、より甘い西瓜の方には、より多くの砂糖が入っているとは考えない。普通の味わう経験というのはそういうものである。そして、甘味が少ない西瓜に砂糖を振りかけて食べるようなことがあったとして、その濃くなった甘さは、熟して甘い西瓜の濃い甘さとは違った種類のものになるに違いない。甘い西瓜から、より甘い西瓜への移行は、砂糖水が砂糖濃度の高まりにつれて段々甘くなる、その甘味の増し方とは違ったふうに経験される。同様に、甘いメロンから、より甘いメロンへの移行において、濃くなるのはメロンの甘さであり、これはやはり、西瓜の甘さとも砂糖の甘さとも違うのである。

ただ、このような事態があるにもかかわらず、糖度の表示をみるときには、私たちはそれを素直に西瓜の甘さ、そしてメロンの甘さ等の表現と受け取ることもする。そこには、甘さという質の標準化という発想、そして、その標準化を、理念的にはショ糖という物質の取り出し、ないし割りだしと結びつけるという考えが働いている。

標準化という発想に潜む事態とは何か。これを正面から扱う代わりに、なぜショ糖が甘さを考えるときに前面に出るのかを考察して突破口にしよう。

単一物質を求めて

理由の一つは、甘いものの中では、ショ糖が主成分となっている砂糖が一番、少なくとも現代の私たちの生活では馴染みがあるということにあるに違いない。(ただし、砂糖がありふれたものだというのは今日の現象である。砂糖は貴重品であるゆえに政治的な役割を果たすことさえあった。第12章第二七節参照。なお、ここでは「ショ糖」ということで、分子構造も分かっている二糖類の化学物質のことを指している。そして、それを明示するために片仮名の「ショ」という表記を用いている。けれども、「蔗糖」という語は元々、サトウキビの異称が「甘蔗」であることからも分かるように、サトウキビから作った砂糖を指す。)

しかし、もう一つ大事なことに、各種の砂糖を精製して純度の高いショ糖を取り出すことが試みられ、かつ容易であり、しかも、その純粋ショ糖も相変わらず砂糖である、という理由も指摘しよう。

奇妙なことを言っているみたいだが、このことの意味は、蜂蜜の場合と比べると分かるであろう。蜂蜜の甘さは主として果糖の甘さだそうである。しかし、サトウキビから作った原料糖を精製してショ糖成分が一〇〇%に近い白ザラ糖やグラニュ糖にしても、それは相変わらず砂糖の一種であるが、仮に蜂蜜から果糖を純度の高いものとして取り出したとして、その果糖はもう蜂蜜とは呼べない。蜂蜜が蜂蜜である限り、蜂蜜に含まれる様々な化学物質は、分離され、除かれることがあってはならず、従って、その味のいわゆる複雑さは複雑なままにしておかなければならないのである。（複雑さの正確な意味は、本章では割愛するが、検討する必要がある。先に述べた、分析という操作との関連において初めて複雑さの概念は機能し得る。）

それに、そもそも、蜂蜜が単一な物質でなく様々な成分を含むことは、最初から分かることではない。むしろ、混ぜものなしの「純粋蜂蜜」をうたう商品があることから理解できるように、ミツバチから蜜を失敬して人間の食べ物にするというような生活の中では、まるごとの蜂蜜という物質こそが一つのものとして与えられているのである。それを分析してそこに諸成分を見いだすのは、人間の技術と知識とがかなり進展した後のことでしかない。

ともあれ、糖度計が考案されるくらいに科学・技術が発展した時代とは、ショ糖や果糖など多くのものを単一物質として分離する技術をも獲得した時代である。そして、単一物質の味には客観的な安定性がある。(違ったふうに味わわれるとするなら、それは味わう側の問題、舌だとか、体調だとかの問題にされる。)するとそのような単一物質の中で日常の食生活において頻繁に用いられ、かつ、その味が明白である(今の場合は、甘い)物質がある場合、その物質の味が一つの味の典型や標準の地位を獲得するのは自然なことだと思われる。翻り、甘酒や蜂蜜の甘さは「独特な」甘さと表現されることになるわけだ。そして、分析の試みがなされ、複雑だとの判断も加わるようになると、その独特性は、甘さとは別の味が混ざることによって出てくるのだ、このような理解の仕方も登場する。混合については後でまた話題にしよう。

さて、甘さとは別の味で砂糖のような役割を果たすものとしては、塩辛さの標準ないし典型の味を示すものとしての塩がある。(もちろん、塩にも、砂糖と同じく、様々の種類があり、種類によって味が違う。それでも、工業的に生産され純度の高い塩――塩化ナトリウム――の味を、塩辛さという味の代表として扱うことに抵抗はないであろう。)

しかるに、甘さ、塩辛さと並んで基本的な四つの味として挙げられることの多い、酸っぱさと苦さとを取り上げてみよう。これらには、砂糖や塩に当たる物質がなく、従って、標準として機能する味を挙げるのが難しいことが分かる。柑橘類の酸っぱさ(これはこれで既に多様である)と、或る種の漬け物の酸っぱさとは違う。商品として流通させるために厳格な管理のもとで作られた料理用の酢も、標準にはならない。余りに多くの種類の酢があるからである。工業製品としての純粋な酢酸だったら典型的と言える酸味を提供してくれるかと言うと、それは砂糖や塩と違って、日常的に口に入れて味わうものとしては、むしろ失格である。同様の事情、適切な単一物質を探すのが困難であるという事情は、苦味に関してもある。

それでも、酸っぱさや苦さは、甘さや塩辛さと並んで、基本的な味だとされる、これはどういうことだろうか。

第7章　基本味という考え

第一五節　重要な味？

基本味という考え

私たちが、しばしば甘味、塩味（鹹《かん》味）、酸味、苦味を四つの基本味ないし四原味と考えるのには根拠があるのだろうか。（後で述べるように、現在では、食の研究者の間では「うま味」を加えた五つの基本味を挙げるのが普通のようである。だが、この考えは未だ一般の人々には浸透していないと思う。五つを挙げるなら、むしろ「渋味」を追加する人の方が多いのではなかろうか。）

平凡社の大百科事典で「味」という項目を引くと、僅か二四行の記事の中に、こう記されている。

「……中国や日本では古くからこれ（甘味等の四種）に〈からい〉を加えて、鹹酸苦甘辛《かんさんくかんしん》を五味と呼んだ。……この五味に、あっさりした味の意の淡味を加えて六味と呼び、さらに渋みと不了味なるものを加えて八味と呼ぶこともあったようである。また仏教では……乳味《にゅうみ》から順次に酪味《らくみ》、生酥味《しょうそみ》、熟酥味《じゅくそみ》と進んで至高の醍醐味《だいごみ》にいたるとしたこれを五味と呼び……。」

また、「味」の見出しのもとで多くの紙面を費やしている小学館の日本大百科全書では、四つの基本的味を挙げたあと、「その他の味としては、香味、辛味、渋み、えぐ味、うま味、収斂《しゅうれん》味、清涼味、滑転《かってん》味、アルカリ味、金属味などがあげられる」と書かれ、順次それらの味とその他の説明がなされている。

いずれの記事でも、挙げられた味の中には一般には馴染みのない呼び名もある。また、「醍醐味」というのは味覚を離れたところで用いるのが一般的である。それから、「うま味」に関しては、これは一九〇九年に池田菊苗がグルタミン酸の呈する味だとして提唱したものであるという歴史的事実やそれを踏まえた専門家の用語法を別にするなら、他の味と並ぶ一つの特殊

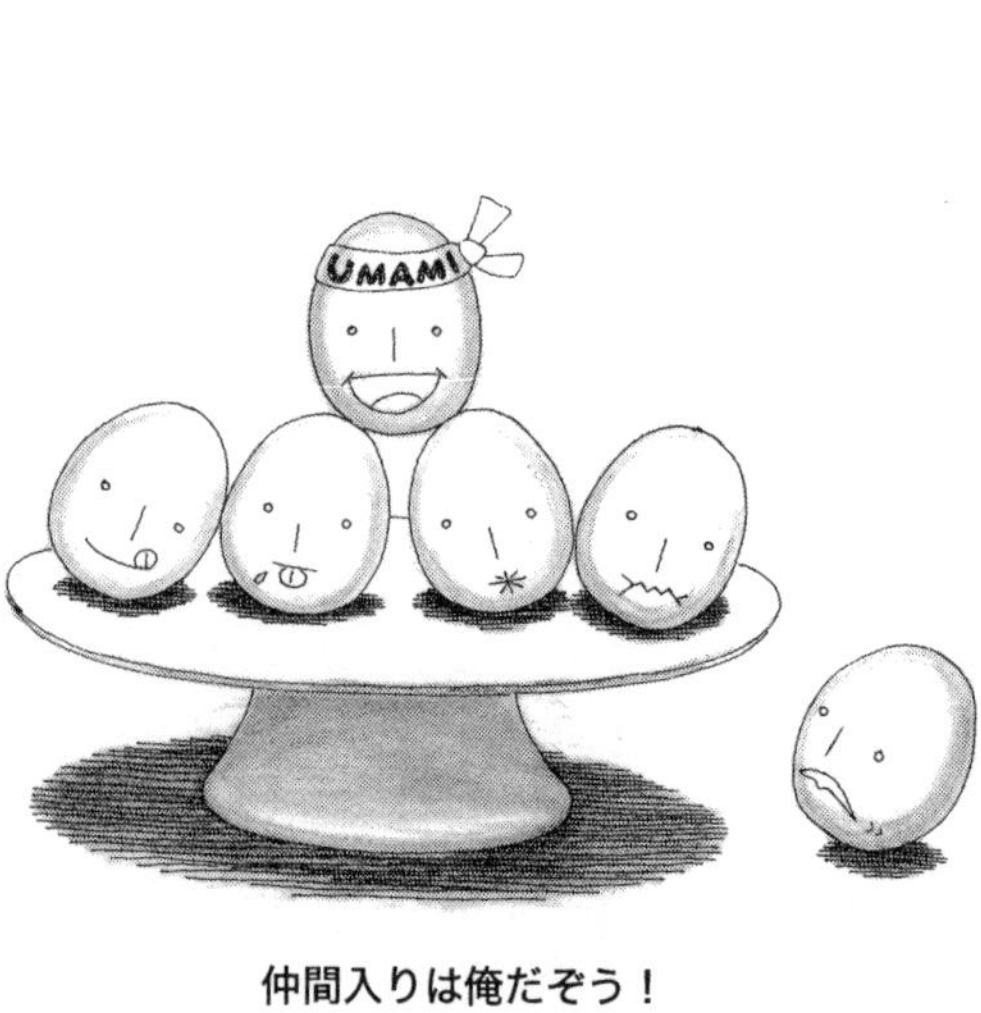

仲間入りは俺だぞう！

な味だと位置づけてよいのかとの戸惑いや違和感が湧くかも知れない。つまり、「うまい」とは様々な味についてそれを評価する一段上位の語として使われることが普通であるゆえに、評価と切り離した語彙としての使用は混乱を招かないではおれないということである。

ともあれ、味の種別仕方に文化の背景があることが窺《うかが》える。仏教の視角のもとでこそ概念化される味もあれば、アルカリやアミノ酸の発見がなされるような科学の進展があって初めて可能な味の命名ならびに命名に相関した味の取り出しもあるように思える。それに何より、どのような食物を人々が食べてきたかという食文化が、味の分類の仕方に反映されている（ないし、されてきた）に違いない。

この事情は、吉田集而氏の貴重で興味深い研究によって確かめられる。（吉田集而『調味文化論』「美味学」所収、建帛社、一九九七年、二四一－二六七頁）吉田氏は幾つかの民族において味を表す諸表現がどのようであるかを、人々が何を食べ、どのような調理をなすかと考え合わせながら、調べた。当然のことに、民族や文化が違えば、それぞれにおいて味を表現する語彙の種類、数も違う。それらの一つ一つをどのように日本語と対応させて理解するか、氏の苦労が伝わる。

なお、吉田氏の論文が収められている書物には、味覚の分類と表現の様々の紹介を含む大塚滋氏の論文も入っている。ここでも、分類と表現の多様性、そして表現することの重要性という、二点の指摘が眼目ではある。しかし、そのことを踏まえて、大塚氏は次のようにも述べている。「以上のヨーロッパ以外の国々の基本味認識も、甘い、酸っぱい、苦い、塩辛いの四つの味覚を含んでいる。この四つの味は各説、各民族の味覚の最大公約数、すなわち基本味とみなされるようになることは、ごく自然であると思われる。……日本、アジア、欧米に共通の味覚があり、その表現は甘い、酸っぱい、塩辛い、苦いの四つの味覚であるということだ。これらが人類にもっとも認識しやすい味覚であるということができる。」（大塚滋「味覚表現学」『美味学』所収、建帛社、一九九七年、二九一-二九二頁）

選択の理由

基本味の存在を、単なる質的把握における有力な種別ということを越えた内容を込めて主張する人々の発想には、三つの種類を見分けることができると私は思う。一つは、①味の機能に着目する発想、もう一つは、②味覚器官における味覚刺激受容のメカニズムに即して説明するもの、最後は、③色において三原色を考える、それと同じようなものとして原的な味を考えるという発想である。

①第一の発想を手際よくまとめたものとして、次の引用を利用させてもらおう。「甘味はエネルギー源としての糖のシグナル、塩辛味は体液のバランスに必要なミネラルのシグナル、酸味は代謝を促進する有機酸のシグナル、腐敗発酵した食品のもつ酸のシグナルであり、苦味は毒物、有害物の警告シグナルである。」「現在、うま味は四基本味とは独立した第五番目の基本味で、必須の栄養素であるタンパク質のシグナルであるとされている。」（山本隆『味覚生理学』「美味学」所収、建帛社、一九九七年、三二頁。同『美味の構造』講談社、二〇〇一年、一〇〇-一〇一頁）

これは、動物にとっての食物の役割に着目することから出発するなら当然に出てくる発想で、是非とも追求すべきものである。ただ、これが単なる直感的なものにならないためには、次の第二の発想と連携し、食材を分析して一つ一つ科学的に確かめてゆく必要がある。現在の学問の進歩は、ここまできているようである。食物の方の科学と、体の方の生理学や病理学が、相携えて、物質、体レベルでの細かな知見を蓄積してゆくさまには、その解釈に若干の用心の必要があるとはいえ、驚くべきものがある。なお、この発想はまた、美味しさや不味《まず》さといった味の質ないし評価とは何か、という問題に対する取り組みへとつなげてゆくこともできる。（これは次章の課題の一つである。）

②第二は、味覚器官の生理の研究に基づいたもので、どのような種類の刺激がどのようにして受容されるかをみることで、私たちの味覚的質の種別経験に根拠を与えようとするものである。これに関しては、私はどのみち受け売りのことしか言えないので、読者の方は適宜、手に入る文献をご参照いただきたい。これは第一の発想と手を携え、更に、あとで触れる化学調味料製造の研究や味覚センサーの開発等とも絡んで、これから益々重きをもち、追及されるものだと思われる。そして、うま味が基本味の一つであるという主張を欧米の学者が受け入れ、「UMAMI」という表示が通用するようになったのも、「うま味物質が特異的に結合する受容体が近年明らかになったからである」とのことである。（山本隆『美味の構造』講談社、二〇〇一年、八九頁。また、大羽和子「新しい調理学をめざして――食べ物の成分からのアプローチ」吉田集而・川端晶子編著『新しい調理学をめざして』所収、建帛社、二〇〇〇年、八四－八五頁。「うま味」の概念に関する歴史的考察として、大塚滋前掲書、二九三－三〇一頁）

③第三は、基本味の或る配置によって味の空間を構成し、多種多様であるどのような味も、その何処かに位置づけ得《う》ると考える発想である。ヘニングの四面体説をはじめとし幾つか有名なものがあるが、

私は直接にそれらすべての文献に当たっているわけではない。だから、コメントする資格はないのだが、ただ、この種の発想に関して一般論として、私たちに馴染みの、色の三原色とはそもそも何なのか、これを吟味するという迂回を経て、若干のことを述べることはできる。

第一六節　味を生み出す

三原色

私たちは普通、赤、青、黄を三つの原色だとして扱う。その含みとして、一つには、これらは目立つ色だということもある。鮮やかだとか、元気がいいとか言ってもよいのかも知れない。ファッションで原色とは、地味とか温和《おとな》しいとか、シック、渋いなどと形容される色の対極にあるとされる。

しかし、強烈なピンクの色もある。清々《すがすが》しいとでも表現できる色で感銘深い色、心に強く残る色もある。だから、色の印象によって幾つかの基本色を選ぶのは困難だと思われる。それで、原色と呼ばれるもののもう一つの側面、もっと重要な側面は、それらを混ぜ合わせることによって他の様々な色を生み出せることとである。生み出される側の色は、生み出す側の色との関係で派生的な色、翻り、対比によって、生み出す側は原色だとの位置づけを与えられるのは、もっともなことである。

ただ、この側面を強調するなら、そして、それは正当なことだが、原色という基本色を選ぶ論理とは技術的な論理であることを認めなければならない。私たちは誰でも、少なくとも子供の頃は絵を描いた経験があるであろう。そのとき、赤色の絵の具と青色の絵の具とを混ぜ合わせて紫色を出したりしたはずである。逆に紫色の絵の具を一つの要素として――ただし、マジックインクのようなものでなく材料を混ぜ合わせやすい絵の具としては紫色のものは手に入りそうもないが、仮にあったとして――、赤い色や青い色を作り出すことなど、どうしてよいか分からないであろう。すると、赤色や青色は基本の色で、紫色は派生的色だとの理解をもつようになるわけである。一二色入りの絵の具箱しかもっていないとき、二四色入りの絵の具が欲しい、羨ましいということがあったとしても、工夫すれば二四色の色を一二色の絵の具でも作り出せるはずだと自分に言い聞かせるようなことがあった人もいるかも知れない。

また、このような色の産出の技術があるとき、紫色が赤色と青色との中間に配された、そういう順序をつくるものとして理解されることも分かる。更に、赤色絵の具と青色絵の具とを混ぜる割合を変えるなら――第5章の言葉で言えば、それぞれの濃度を変えるなら――、その混合によって生み出された色は、濃度に応じて、赤の濃度が濃い赤紫は、青の濃度が濃い青紫よりは赤い色に近い位置にあるという、そういう順序が成立するであろう。この順序がいわば色の空間を構成する。そして、印象においで赤と赤紫の差の距離(ないし大きさ)が赤と青紫の差の距離よりは大きいという、そういう質的把握があるとき、そこに濃度という数値による表現を持ち込んで、差が二倍大きい、といったようなことを言うこともできないわけではない。これは味の濃さとその表現に関して議論したことと同様の事柄である。

（ちなみに、混合物の各要素それぞれの濃度でなく、砂糖水における砂糖の濃度に相当するものは、色ではどうなるのか。色という質の濃さを考えるに、赤色の絵の具を水に溶かす場合の絵の具というものの濃度を問題にするときには、砂糖水の場合とほとんど同じように考えてよいであろう。また、一定の広さの白い紙の上に塗りつける絵の具の量の大きさでもって濃度に相当するものを考えることもできよう。このときは、白色は、溶質を溶かす溶媒としての水が無味であると前提されたように、無色で他の色彩を受け入れつつ――他の色に変化をもたらさず――その色の濃さだけを変えるものとして機能させられている。

しかしながら、均等に塗りつけるのでなく、白紙の上の赤い点の密度を変えてゆくとどうなるか。今度は白色と赤色との混合の様々による様々な程度の桃色が得られることになる。すると、味がしないはずの水がやはり味があるとも言えるという事情以上に、白色は他の色彩を受け入れるだけではなくて、やはり積極的な働きもするのだということを認めることもできる。）

ところで、色の専門家は、鮮やかな色であるといったような含みをもち、そのことでもって意義がむしろ曖昧《あいまい》にもなる原色という概念の代わりに、原刺激という概念を用いる。原刺激とは、それらの適切な割合での混合によって他の諸々の色を生み出せるもののことである。

しかるに、原刺激は、私たちが常識的に考える三原色、赤、青、黄の組み合わせに限定されない。私のような素人にも馴染みのある組み合わせとしては、舞台の踊り子の白い衣装に、赤、緑、青の光を様々な仕方で当てて実に様々な色の衣装に見せてゆく、その場合の三色がある。これは（絵の具の場合が減法混色であるのに）加法混色であるのだが、原刺激としては、この赤、緑、青の組み合わせ以外にも非常に多くの組み合わせがある。組み合わせのための数式まであるそうだ。二色の色では無理で、四色は不要であるというのは、グラスマンの第一法則と呼ばれている。いずれにせよ、原刺激を選ぶとは、技術的操作の論理に従うということを確認しなければならない。

そこで、ここで以前の議論を思い起こそう。砂糖水が「二倍甘い」という表現を理解可能にする根底の事柄としては、定量の水に砂糖を二倍入れるという操作があることを述べた。私たちの理解の仕方は、いつも私たちの行動の論理、それも行動（原因）によって何か（結果）を実現する——無論、事柄の側におけるつながりに従い、それを利用してのみ実現する——という意味での因果関係を含む論理につながれているのである。

（なお、私たちはしばしば「色を光の波長に還元する」とかいった言い方をするが、「還元」という言葉は重宝されて、かなり大雑把《ざっぱ》に使われる場合も多く見受けられる。AをBに還元するということの意味は、直接にはコントロールできないAの在り方を、Bを操作することによってコントロールすること、Bを通じてAを技術的に出現させることができること、これに裏付けられたときに初めて確かなものとなり得る。）

すると、翻《ひるがえ》り、基本味の或る配置によって味の空間を構成し、多種多様であるどのような味も、その何処かに位置づけ得ると考える発想は、その位置づけが味の技術的現出仕方を指示するようなものとなり得るなら、大いに尊重されるべきことになる。ただ、現状では、その理想には遠いものと思われる。基本味そのものの確定が本当の意味では未だできていない、と言うと言い過ぎであろうか。

色では、三つの刺激値を表示する三次元での位置づけもあれば、反対色を表すための三次元表示もある。色彩環もあれば色度図も、色度座標表示もある。色相、彩度、明度による位置づけは、色を秩序づけるに当たって非常に有効で、納得のゆくものである。

しかし、味の地図は、まだまだ、そうも描けるかな、という程度のことであるような気がする。いずれにせよ、味を反復的に生み出す技術に裏付けられない限り、諸々の味の座標の役割を果たすものとして基本味を考える第三の発想は、質の類似や対比という経験を基礎にしながらも、言葉による表現上の試みに留まると私は判断する。（とはいえ、問題の技術は、分析方法の開発と連携しつつ、急速に進歩はしている。味覚センサーなども実用を目指している。）あるいは、味の経験の在りようと言葉との連動というものは生活の中に浸透した確かな事柄ではあるのだが、これに依拠する限りでは説得力があり、しかしながら、加えて、より細かであるがその分、洗練さとともに技巧でしかないものをも含んだ学者や好事家の表現、工夫に富んではいるが、一つの単なる表現的な事柄でしかない懼《おそ》れがある、とでも言えばよいであろうか。

調味料

さて、以上を踏まえて言うなら、基本となる味というものを特に取り出すとは、その味を混ぜ合わせると他の味を出現させ得る、そのような味を特定することとして考える道があると主張できる。これは、いわゆる主観的印象などに頼らず、技術のもつ確実性と連動させて主張できる事柄であり、しかも、高度の専門家に委《ゆだ》ねてしか言えない、取り出せないことでなく、私たちの誰もが日々の食生活の中で、とりわけ料理の実践の中で手応えをもって言えることである。ただ、味の混合に関しては、先に述べた意味での色の混合と全く類比的に考えるわけにはゆかない側面もある。

赤色と青色とが混合して紫色が出現するとき、紫色の中にはもはや赤も青も認められない。（紫色を赤色や青色からできているとみるのは、複雑な経験を経たのちに得られる判断の事柄である。紫色をしているものを赤いものや青いものから生み出す技術を抜きにするなら、紫色は派生的な色ではない。見られるだけでは、赤色等と並ぶ色である。）これと違って、ドの音とミの音、ソの音とは和音をつくり、聞き分けられつつ新しい音の質を形成する。そのようなことが味に関してもあるのかどうか、検討する余地がある。「味のハーモニー」という表現があるではないか。もっとも、色のハーモニーもまた、赤色と青色とが空間的に並ぶ仕方で（従って区別され、それぞれにそれと認められつつ）ある場合などに語られることもできるから、事柄の実状はじっくりと調べる必要がある。（なお、もはや味の厳密な

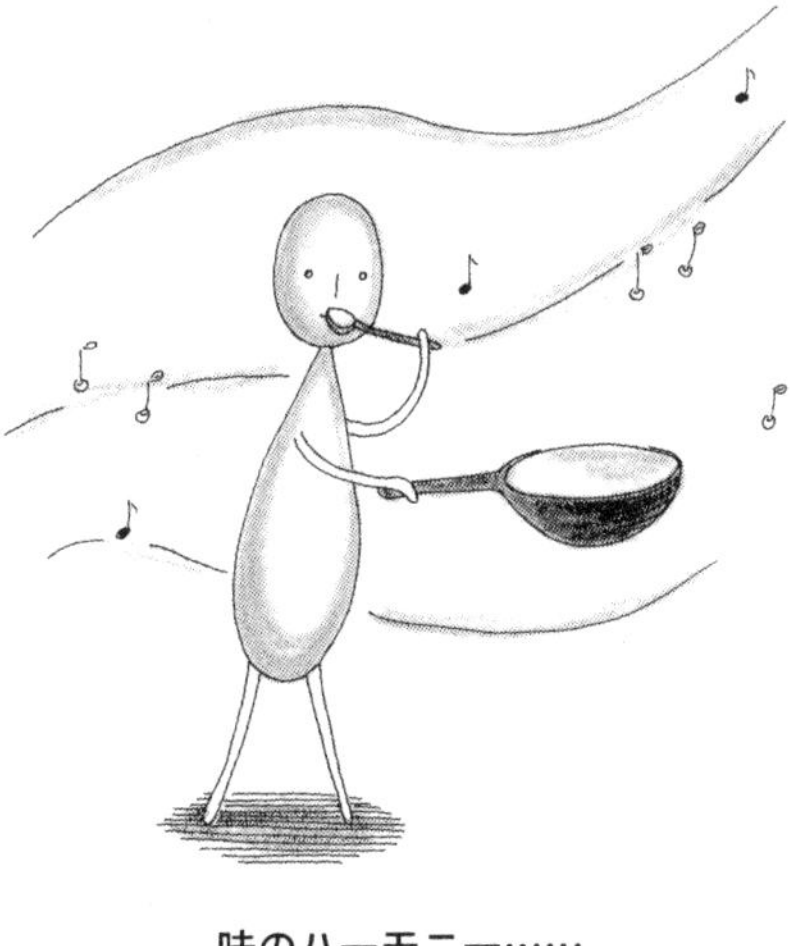

味のハーモニー……

混合ということからは離れるが、味のハーモニーの場合、食べる順序という時間の要素を含めての、コントラスト、調和などを考える必要がある。箸《はし》休めなどの考案は、味わうことの進行全体への配慮の上に出てきたものであろう。）

ところで、この問題はさておき、様々な味をつくる技術とは、まさに人間の諸文化において調味の歴史が追究し蓄積したことに他ならない。そして、代表的な調味料として、まさに前章で典型的な塩辛や甘さを呈する物質として挙げた塩や砂糖がある。そして、各種の酢類もある。また、化学調味料として、日本の企業により、グルタミン酸ナトリウム、次いでイノシン酸が開発され、重宝されたことは有名なところである。これらがもたらす味が、うま味という新種の基本味として扱われることが多いことについては先に述べた。

ここで三点を注意したい。（香辛料も、呼び名はともかく、調味料の一種と考えてよいと思われるが、少し余分の考察を必要とする。その考察は今回は省く。）

塩と砂糖

第一は、塩や砂糖の、諸文化の違いを越えた普遍性である。特に塩は、塩分が体に不可欠であるという理由もあるだろうが、古くから多くの民族で求められたものであった。（ただし、吉田氏は食塩という形での塩の摂取は新しい出来事であるような民族があることも紹介されている。「（パプアニューギニアの）イワム族では、これまで塩を用いてこなかった。塩という語がない。……ただし、塩がまったくなかったわけではない。彼らは、いくつかの植物を焼いて灰をつくる。このなかには塩化カリウムとともに塩化ナトリウムも含まれている。しかし、この灰は、調理に用いられるのではなく、ベテル・チューイングの際の混ぜものとして用いられている。なおこの灰の味に対しては特別な語がなく、強いていえば「うまい」という語が当てられる。」吉田集而『調味文化論』「美味学」所収、建帛社、一九九七年、二四二頁）それに、食物の保存に役立つという意味でも塩は強く必要とされ、そうして、その保存の過程がまた、保存される食物素材の味に変化をもたらし、新しい味の発見、創作につながるという面をもった。

砂糖の方は、前章で述べたように、その普及は人類の歴史で言えば、ごく新しいものである。けれども、いったん大量生産の道が開けると、砂糖は文化の違いを越えて歓迎され消費されるものとなった。それは、次に述べる、醤油や味噌、ソースなどの調味料、すなわち文化や伝統に密着した調味料とは事情を異にしている。そして、どうしてこのような普遍性を獲得し得るかと言うと、塩の場合と同じく、物質の単一性と、その入手の技術の伝播の容易さに理由がある。（全く純粋でなくとも、実際上、単一と扱ってよいほどに充分に単純な組成を指摘できる。）

こうして、砂糖や塩は、前章で述べたような意味での典型、甘さという味のグループや塩辛さという味のグループそれぞれを取りまとめる役割を果たす典型の味、すなわち典型的甘さと典型的塩辛さをそれぞれ呈する標識物質として使用できる。また、このことは同時に、砂糖や塩は使いやすい調味料になるということでもある。

伝統的調味料

第二の注意は、醤油や味噌等の方は反対に、主成分が塩化ナトリウムやショ糖として化学式まで分かる単一物質である塩や砂糖と違って、複雑な組成をもっていることに関してである。組成の複雑さと味の複雑さの経験との関連という問題は入り組んでいて、今回は論ずることを見送る。ただ、ここでは、蜂蜜の組成の複雑さとは違って、醤油や味噌等は人間がつくるものとして、その製作過程で確認できる複雑さの部分を最初から言うことができることに注意を促そう。

砂糖も、その製造方法によって味は違う。だが、純粋な砂糖という理念があることについては述べた。けれども、純粋な醤油や味噌という概念は成立しない。代わりに、味噌で言えば、非常に多くの銘柄や家庭の味噌があり、それに応じた味がある。（そこで、これが味噌？　と首を傾げたいような味噌もあるかも知れない。この間の事情については、典型の概念に関して論じたことを思い起こしたい。）にもかかわらず、味噌は自然のうちに見いだされる食物ではなく、人がつくるものである。そして、つくることのうちには、やはり技術がある。技術とは反復を許す行為であり、何かを反復的に生み出す行為ではある。そして、たとえば味噌をつくる技術の場合、素材を選び調合する技術も含まれる。

そこで、一般に私たちは味噌のようなものを調味料として使い、様々な味を生み出そうとするのだが、その調味料を様々な材料を使って作製する人々がいるわけである。すると一方では、その材料にまで遡《さかのぼ》れば基本的味のレベルが一段下がることになる、と言えなくもない。味噌という調味料ができあがる元の素材の側の味が基本味の位置につくかと思われるわけである。ただ、素材はそのままでなく、発酵等の過程で変化し、そして、その変化のすべてを物質レベルで追跡できるとは限らないという複雑な事情があり、すると、素材の味の単なる混合で別の味をつくるのではないから、基本味のレベル下げは挫折すると、やはり言うべきであろう。

同時に他方、味噌や醤油のレベルでは、その製造の技術の伝承ということにまつわり、また、そのようにして作られるものを味わう経験に恵まれるという、二つの面での文化や伝統という側面が存在することにもなるのである。

化学調味料

第三の注意点は、人工(合成)甘味料のような調味料が教えてくれる事柄である。先に述べたグルタミン酸も化学調味料の仲間で、最初は安価な小麦グルテンを加水分解して製造し、のちには発酵技術によって製造するようになったものであるが、甘味料の中には、天然の食物を全く使わないものすらある。サッカリンはトルエンを材料に合成されるものである。

(ちなみに、食べ物とは、本来、天然に存在するものであるのはもとより、そもそもが生命体から成るのだ、ということを第1章で指摘した。しかし、たとえば塩分は動物の体の中に含まれ、動物を食べることによって摂取できるが、私たちは岩塩や海から採取した塩そのものとしても塩を摂《と》る。そして、塩は生命体ではない。けれども、体の構成物質となりエネルギー源となる食物の話の他に、様々な生理的調節に必要なミネラル等のことは、言及しておいた。しかるに、ここでは、自然界に元々存在しないものの体内への摂取、それも、ダイオキシンのような有害物質としてでなく、また薬品のような資格ででもなく、調味料という特殊な食べ物の一部として摂取されるものが出てきている、ということを話題にしているのである。）

また、アスパルテームと呼ばれるものに至っては、アミノ酸が三個つながったペプチドで、生物起源の物質を必要とするものの、これは偶然に見いだされたものでなく、ペプチドの味を系統的に調べ発見されたものだそうである。そして、その動機は、化学構造と甘味との関係についての研究に発している。アルデヒド基やアミノ基などをもった化合物は甘味が強い、このような知見がもとにあるわけである。そして、この知見は、基本味を考える第二の発想として指摘したものと結びついている。

ともあれ、こうして、農漁業を根幹とした食物入手の歴史の中に、調味料という形で、化学工業が大きな場所を占めて私たちの食の在り方を決める、そういう時代に私たちは生きている。

第8章　美味しさと二つの欲求

第一七節　体が欲するもの

シグナルとしての味

またも味覚についての話だということで、うんざりという読者が多いのではないかと心配であるが、続ける。味の混合や新しい味の生み出しに関する議論もまだ不十分で、何章あっても足りないのだが、本章では、欲求という背景のもとに味覚があること、これに焦点を合わせた考察をしたい。

前章で、①甘味はエネルギー源としての糖のシグナル、②塩辛味は体液のバランスに必要なミネラルのシグナル、③酸味(酸っぱさ)は代謝を促進する有機酸や腐敗発酵した食品のもつ酸のシグナルであり、④苦味は毒物、有害物の警告シグナル、⑤うま味は必須の栄養素であるタンパク質のシグナルであると、まとめられている考えを紹介した。知覚というものは動物にとって本来、或る価値文脈のもとで出現するものであることは第4章の議論で確認した。そして、味覚にかかるものとは食物であるのが普通であり、食べ物というのは動物にとって根本的に必要な価値物である。

四点、注意しよう。

(1)必要物でも空気のように探すには及ばないものは、目立つ仕方で知覚されなくてもよいこと。翻《ひるがえ》り、食べ物は探さねばならず、しかるに、見つけるのは知覚によってである。

(2)ところが、味覚は既に必要物としての食物を入手した後で始まるわけで、ということは、食べ物を探すことは味覚とは違う知覚に頼らなければならないこと。(人間の場合は視覚が圧倒的に重要で、次に嗅覚ということになる。そして、或る種の食べ物の匂いに対する嗅覚の場合には幾分か生得的傾向があるとも思われるものの、視覚と嗅覚いずれの場合にも、見たものや臭うものが食べられるものであるかどうかに関しては概して学習が要求されるというのが、人間に特徴的なことではなかろうか。だから、人は食べる物を、先にも述べたように食べ方ともども、学ばなければならない、非常に奇妙な動物である。)翻り、すると味覚の、対象の発見という知覚としての役割は後退していることになる。

(3)毒物のような、必要物であるどころか、排斥されなければならないものが口の中に入るということはおかしなこと、あってはならないことで、気づいたときには手遅れである可能性があること。すると、むしろ、たとえば酸味の場合、もとは食物であったものが腐って必要物から有害物に転化した、そこに、有害物の検出としての味覚の余地もあるのかも知れない。ただ、この場合にも、口にする前に腐敗を察知すべき態勢にあるのが動物の機能のうちに組み込まれているはず、というのが、生命体の論理にもとづけば、筋であるのだろう。実際、私たちは腐ったものは匂いで分かることが多い。

もっとも、有害物の検出ということで言えば、次のようなこともあったかも知れない。すなわち、何らかの動物に食べられる可能性があることを宿命とする植物が、食物となることに甘んじた後で、自己防衛のために毒性をもつように進化し、それに応じて動物の側では、今度は、食べられないものは最初から食べる試みもしないというのでなく、食べてみてその毒性や程度の検知を味覚においてするようになったとか、このようなことである。更には、その毒性を無効にする体へと自分の側の体を変えるというようなこともあったのかも知れない。あるいは、未熟な果実の酸っぱさや苦味の場合は、食べるのはあと少し待て、というシグナルとして最初は働いたということもあり得よう。

(4)とはいえ、腐敗物や未熟な果実の徴として働く場合に限っての酸味や、警告シグナルとして位置づけられている苦味とを考えると、これらが、食べるのが望ましくないもののシグナルであるなら、なぜ私たちは苦味や酸味を好むことがあるのか、それらを積極的に求めることもしばしばであるとはどういうことか、これも考えてみなければならなくなる。

空腹

本来、或る味を求めることの背後には、その味がする食べ物を求めることがあるはずである。そして、食べ物とは体が（生命の論理に従って）要求するもののことである。ところが、人間では、味への欲求と生命体が必要とする食べ物への要求と、二つが分離することも生じないわけではない、こう表現できるかと思う。

分離していない在り方というのは、まさに、甘い物への欲求がエネルギー源としての糖の要求に基づいていると言われるようなときの在り方である。マラソン選手が走った後に砂糖水を飲みたくなる、このような場合を想い浮かべればよいであろう。しかし、太っていて十分に栄養が足りている人が、食事のあと、なおも砂糖のたくさん入った甘いお菓子を食べたくてしょうがない時などは、分離を指摘できよう。（糖尿病で、体の状態からするなら含水炭素を減らさなければならないのに、甘いものを欲しがる場合も同様かも知れない。ただし、この場合には「異常」という概念も入ってくるから、事態は単なる分離よりも複雑になる。）

前者の、分離していない在り方の方から考える。すると、食べ物を要求するということの具体的な経験としての空腹（そして関連することとしては喉《のど》の渇き）に着目すべきかと思われる。

以前にも引き合いに出したイソギンチャクが、餌がいつまでも触手にかからないときに空腹を覚えるものか、疑問である。だが、自分から餌を探しまわる動物の場合、それが大食漢のカマキリのようなものであれ、充分に食べた後は狩りをしそうにないと想像できる。蚤も宿主の血をたらふく吸ったあとは吸血をやめるであろう。すると、食餌《じ》行動の開始を促す何らかの欲求とそれをやめさせる欲求充足があるのだろうか。

ただ、ここでは、第4章で述べた、温度調節の、一方での生理的メカニスムと、他方での、寒さを感じたゆえに室内にはいるとかスカーフをするとかの対応と、両者の違いに関してなした議論を想い起こす必要がある。つまり、寒いと感ずるまでもなく体が勝手に寒さに対処してくれる場合もあるのであり、この場合、寒いゆえの温かさへの(意識される)欲求というものの介在なしで、ことが済む。同様に、血糖値が下がれば、意識の関与なしで、血糖量を増やすように生理が働く。

するると、動物によっては、そのような生理の一貫として、空腹という欲求を覚える、感ずるようなことなしに、食べることが始まることもあろうと推測もできる。

しかし、それはともかく、少なくとも私たち人間には空腹の経験があり、その強弱があり、充足の様々の程度を言うことができる。そして、人々の慢性的空腹、別の言い方をすれば、飢え、ないし飢えへの懼《おそ》れは、社会の変動を引き起こし、政治の動向を左右する根本的事柄の一つとさえなる。それほどに、空腹は人々に共通な非常に強い欲求である。活動の休止に他ならない眠ることへの欲求もまた特別に強いものであるが、これは活動の休止に向かうわけで、人を積極的に行動に駆り立てるものとしては、空腹ほどに人々に共通で強力な欲求はないであろう。

或る音楽を欲求することとか、放浪の欲求を覚えることとかは、人によって、あったりなかったり、あっても強かったり弱かったりするものだ。また、時期によって長いこと消えることもある。しかし、空腹というのは否応なしにどんな人をも襲い、食べてその欲求を満たさない限り、(体調がすぐれない、といった特殊な状況の人の場合は微妙だが)、毎日、いや日に何度も、生ずるものである。

空腹と美味しいという「味」

そして、味覚との関係で言えば、空腹は最高の料理人とか、最良の調味料とか言う。あるいは空腹に勝るご馳走なしである。空腹の時は何でも美味しい。そして、喉が渇いていれば水が美味しい。（食べることと飲むこととの関係については第1章で述べたが、人間では両者はセットになっている場合が非常に多い。）

ところが、水には味がないという前提で、砂糖水における砂糖の濃度と甘さの程度との関係が研究される、という話を第5章で述べた。すると、水のように、甘いとか苦いとかの味はしないけれど美味しい、ということもあることになる。

実際、「美味」という言い方をして、美味しさもたしかに一つの味の在り方であろうが、美味しさは甘さ等の味とは若干、様子が違う。味がないのに美味しいということは別にしても、甘いことが美味しかったり、甘くなくて酸っぱいのが美味しかったりするし、甘すぎて不味《まず》かったりする。

美味しさや不味さは、食べ物の或る質、味覚的質である甘さ等について語られる第二次の質、質の質とでも位置づけるべきなのだろうか。いや、空腹と食べる行動との密接な関係、そして空腹と美味しさの経験とのつながりだけを考えれば、むしろ、食べることに伴う、より根本的な質の経験である可能性もあるように思われる。真実のところ、どのようになっているのであろうか。

空腹、そして喉の渇きという欲求が、どのような種類の欲求であるのか、考えてみる必要がある。

一般に、欲求は満たされると解消される。注意すべきは、空腹や渇きの解消は、いわゆる美味しい味の食べ物や飲み物を食べ、飲みすることによってこそ解消されるものではないということである。お腹にたまるものであればよいわけだし、飲み物の場合、渇きが強ければ味付けしていない水が一番よい、そのような具合である。そうして、これに対して、美味しいものを食べ、飲みして初めて解消される欲求というものが別にある、この区別を蔑《ないがし》ろにしないようにしなければならない。

すると、空腹の後で食べてお腹一杯になり、「ああ、美味しかった」と言う場合の中身には用心する必要がある。美味しい味がした、とは限らないからだ。余りに夢中でがつがつ食べて、どんな味の食べ物だったか分からない、ということもある。それでも、その食べ物が「美味しかった」と表現されることは多いであろう。

「美味しい」、これは、食べることによって得られる満足の一般的表現として通用する。そして、強い空腹を癒すことによる食べることの満足の場合、味覚は補助的位置しか占めていない。つまり、味覚の役割は、口にした食べ物や飲み物が食べたり飲んだりして良いか悪いか、チェックするという機能にまで縮小さ

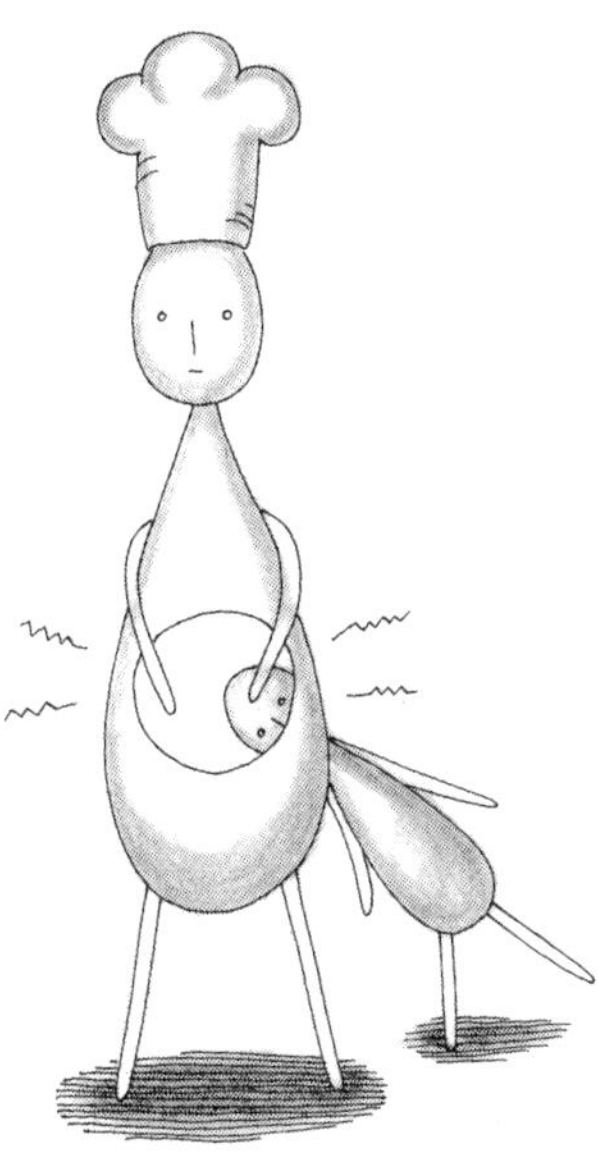

お腹　空っぽなの？

れているとでも言えばよいだろうか。あるいは逆に、味覚をもつ動物にとっての味覚の本来の役割はこのチェックにあったのに、人間の食生活では味覚の別方面での重要性が拡大した、それが本来の慎ましい役割に戻った、と言うべきであろうか。

噛み応えなど

ところで、空腹の時の食事では、食べ物の量が問題であるのはもちろんだが、噛み応えのある食べ物であることも重要なことは、誰でも経験することである。早く空腹を満たすために、ろくすっぽ噛みもせず呑み込むような、がつがつした食べ方をするのであるくせに、流動食などで満腹させようとしても物足らないものである。

美味しさや不味さの一要因としてテクスチャー（すなわち食物の物理的特性ないし、それに起因する知覚・感覚的質）があることは良く自覚され、詳しく研究されている。専門家ならざる私としては、受け売りのことを言っても仕様がなく、そこで、テクスチャーに関わる噛むとか呑み込むとかは、元来、食べ物の発見、捕捉に引き続く、行動の一局面であるということの方に注意を向けたい。知覚・感覚と行動との連関で言えば、行動の側に属する事柄だということである。このことは、甘さや塩辛さの方は明らかに知覚・感覚の側の事柄であるということとの対比において考える必要がある。

第4章で述べたように、①対象の発見としての知覚、②体の一部が或る状態にあることの発見としての感覚、③対象や体に対する適切な対処の一つの在り方としての行動という、相互に絡み合った一連の事柄が一般にある中で、味覚は、対象が体の内側に取り込まれ消費される過程で生ずるという特性をもつものである。従って味覚は、対象の発見、行動、体の或る状態、これらが一緒になって出現する非常に複雑な現象である。

ただ、そうであっても、欲求との関連で味覚を論ずるという今の文脈では、欲求を満たすものとしての行動をクローズアップさせる必要を覚える。つまり、「美味しい」という表現は、食べている物（知覚と行動との共通の対象）が美味しいということを述べながらも、食べていること（行動自身）の満足、歓びの表現でもあるし、更に、その行動の快は、行動の結果としての体の状態の変化と、それに伴う空腹感の解消、欲求充足の快と切り離せないであろう、ということに注目したい。

そこで、考えてみよう。体が必要とする栄養を、点滴で摂《と》るという場合がある。このとき、もちろん味覚は関係なく、楽しくなんかない。（不味い思いもすることはないであろうが、それで、つまらなさが帳消しになるわけではない。）けれども、たしかに元気は出る。衰弱していた体が回復する。（ちなみに、病気ゆえに口から物を食べられないけれども空腹を覚えていた人が、点滴後には空腹感が解消されるのか、私には経験がないから分からないが、多分、口淋しいけれど酷い空腹に悩まされることはないのであろう。アンケートをとってみたい気がする。）

しかし、食べ物は本来、口から摂るものである。そして、先だって食べ物を入手し、口に入る大きさに、手でちぎったり噛みちぎったりし、そして噛み砕き、唾液を混ぜ合わせ、そのようにして食べるものである。行動の苦労、ニュアンスを変えれば張り合いというものがあるのであって、それが味覚の背景である。食べ物の化学的質に応ずる甘さ等の質とは違うテクスチャーというものの重要性も、ここからきているのだろうと私は思う。

噛んだものの中から汁気が出てきたり、固いものが徐々に柔らかくなったりする。このような、食べる行動がもたらす変化を確かめることと一体になってこそ、食べる行動の歓びは生ずる、という側面がある。すると、テクスチャーのみならず甘さ等の質の経験さえもその一環にあるものに過ぎない、とすら言うことができる。たとえば肉も、(美味しい不味いは別として)、噛み、引き裂きしてこそ、その味を引き出せるのだから。砂糖のように、口に入れただけでもう、はっきりした味がする、そのような食べ物はむしろ少ないのではないか。外皮を舐めても何の味もしないところに、或る固さを歯で突破して柔らかい果肉や果汁に出会い、そこに初めて甘さや酸っぱさという質もまた出現する、このような事柄を見失わないようにしたい。

ともあれ、どのような味のものであるかは二番手

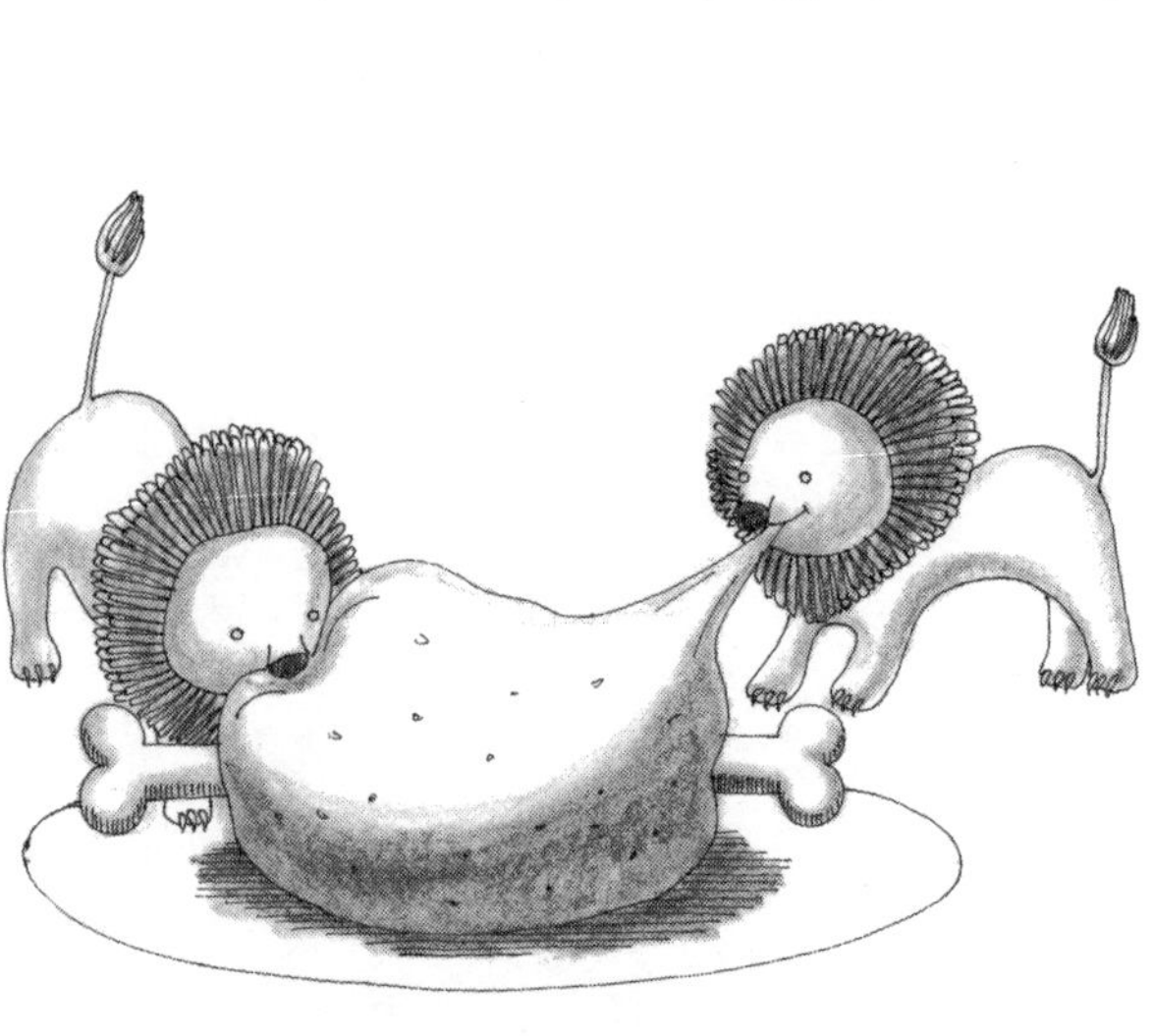

食べ甲斐があるねえ／ファイトが出るよ

で、体が要求する食べ物であればいい、それを摂取することが動物としての人間の生の営みからして重要で、その重要な事柄が果たされるときに「美味しい」と表現される充足経験、正の価値をもった経験が生ずる、これは認めるべきであろう。それなら、この意味での美味しさは、食べ物の質（甘さや塩辛さ）の質であるという二次的質であるよりは、食べることに伴うむしろ根本的な質の経験であるということになる。

第一八節　質の独立

物への帰属からの解放

けれども、空腹と結びついているのではない美味しさの経験がたしかに、ある。しかも、こちらの方こそ、私たちの食生活ではしばしば重きを占めている。飢餓に苦しむ世界各地の沢山の人々からすれば贅沢《ぜいたく》なことに違いないが。すると、この種の経験では、食べ物の生理上の価値に必ずしも従属するのではない、別の価値評価がなされていることになる。そして、美味しいものを食べ、飲みして初めて解消される欲求というものが、空腹として現われる欲求とは別にある。ただし、では、ここで言う美味しいものとは何かというと、これは難問である。

これに関しては数限りない考察がなされてきた。私に敢《あ》えて何か言うことがあるとするなら、それは、知覚的質の経験の、人間における、基本形態からの変容の可能性という一般的主題の中に、味という質の経験を位置づける仕方でのものである。

典型的で、それゆえに分かりやすい、音を聞く経験の二態から話を始める。

音を聞く基本の形は、音を聞くと音の出所の方に注意を向けることに示されている。第4章で述べたように、知覚において第一に重要なのは、知覚されるものの空間規定である。その空間とは、知覚する側の動物や人間もまた位置し、その体を移動させ得る空間である。知覚対象と体との位置関係の把握が知覚において重要なのである。そして、重要なのはなぜかと言うと、そのものと体とが交渉をもつことがある場合に、その交渉が重要な意味を持つであろうからである。そして、交渉がある場合には、そのものと体との距離が零になる（もしくは媒体が距離を埋める）のだから、距離と方向からなる位置関係の把握が重要となる。

けれども、私たちは音を、音の出所に関心をもたずに楽しむことをもする。せせらぎの音、鳥の囀《さえず》りを、耳に心地よく聞く経験を想い浮かべよう。もちろん、私たちは、聞きながら、あの谷川の水の音、空高いところで舞うヒバリ、藪《やぶ》でガサゴソ動いているに違いないコジュケイの鳴き声だと認識もする。しかし、水音と鳥の声とが溶け合うように聞こえる、あるいは、そのように聞くとき、音の出所とそれらの空間配置はどうでもよくなってくる。

そして、動くことによって音を出してしまうだけでなく、また人に喋りかける仕方で音声を出すだけでなく、楽器を作って積極的に音を出し、歌うこともする私たち人間は、音楽というものをも生み出した。音を、音を出すものの把握とは独立に聞く経験仕方、そして、音を音として聞くことを喜ぶことなしには、音楽の成立はない。

（空間配置において知覚するとは、知覚対象への適切な対処への準備として知覚があるという論理に基づいている。そこで、音楽を聴く場合でも、演奏練習中のオーケストラの指揮者は、或る音がどの演奏家によって発せられたのかを正確に把握する仕方でも聞く必要がある。しかし、聴衆は、様々な楽器の響きが、右から左から、奥から聞こえ、或るヴォリュームをもって聞こえてこようと、その空間の細部を聞き分ける必要はない。全体の音の効果だけが問題である。個々の音の出所――その空間位置――に注意がゆくのは、自分も演奏し、それゆえに或る楽器の演奏仕方にこだわるような聴衆であろう。）

要は、知覚的質というものは元来、それを通じて、必ずや空間に位置するものである物や事象が把握されるものであり、それゆえに知覚対象にその性質として様々な仕方で帰属させられるものなのであるが、その帰属から解放された質の経験というものが人間には可能だということである。このような経験は、色を、色の付いた物の把握のためにでなく、色そのものとして味わうことなどにも見いだされる。詳しい考察は読者の皆さん各自で試みていただきたい。

味を味わうこと

さて、食べ物の知覚では、食べてみる前に、食べ物を目や匂い、すなわち視覚や嗅覚で、どこかの場所に発見することこそが基本で、味覚はいつでも二番手である。地面に散らばっている手頃な大きさの物を片っ端から啄《ついば》んでは或るものを吐き出し、或るものを呑み込んでいる小鳥を見ると、嘴《くちばし》にある舌で味を見て初めてそれが食べ物であるかどうかを確かめているかとも思われるが、どうなのだろうか。むしろ嘴を触覚として使って食べ物かどうかを選《え》り分けているのであろうか。

それはともあれ、少なくとも人間の場合、味覚が食べ物の発見に役立つのは稀である。化粧水か何かを飲み物と思いこんで口に入れて変な味がして、間違ったと分かる、そのような特殊な場合ですら余りありそうにない。あったとしても、味覚の働きは飲食物ではないことを発見するというネガティブな機能に留まる。食堂の料理の精巧な模造サンプルのようなものが置いてあるかも知れない状況で、何かを口に入れて、これは本物のチョコレートだと分かる、そのような場合を無理に想定しても、それも先ずは目で食べ物かも知れないと判断したあとで味覚が登場するに過ぎない。

次に、味覚が味覚対象すなわち食べ物の空間配置の確定を任務とすることもない。既に食べ物は口の中にあるのだから。

そこで、味覚の働きは一般に、味で味覚対象が何であるかが分かるという、(食べ物の発見のあとからくる)弁別機能にまで縮小している。しかも、実はこの機能すら、お酒の銘柄当てを試みる場合とか、調理の参考に、いま食べている料理の中にどのような材料や調味料が使われているかを注意深く味わい分けようとするような場合にのみ、前面に出てくるに過ぎない。一般には、これは西瓜、これは桃、というふうに、何という食べ物、何という果物であるかが、むしろ既に分かっていて、更《あらた》めてそのものの味を味わい、ああ、これは甘い西瓜だ、この桃は果汁が一杯あってうまいな、とかのことがくる、そのような具合である。味は、食べ物の種類については後確認をするだけの場合が多く、だから、結局は弁別のために、というよりは、味自身を味わうために味わわれるわけであると、ここまで言ってよいかと思われる。

こうして、味覚がその一員である知覚の本来の機能に照らし合わせて味覚の在りようを検討してゆくと、結局、味覚は、人間では、味を味わうそのことの楽しみのためにこそ発揮される場合が圧倒的に多いこと、このことが確認できる。つまり、音を出すものや事象、また色の付いたもの・事象への関心に従属することから解放されて、音を音そのものとして、色を色そのものとして、聞いたり見たりするという、聴覚や視覚の場合には、いつでもそういうふうにあるわけにはゆかない在り方が、味覚では普通の在り方だということである。

余裕と趣味

さて、雨垂れの音をひたすら単なる音として聴き入っている人も、これがポツリポツリ落ちてくる雨漏りの音だと知るや、呑気《のんき》に風情のある音だと聞いてはおれなくなる。雨漏り対策を講じなければならないからだ。同様に、海の鉛色に魅入っている人は、鉛色の波に嵐の予兆を見る人ではない。

前者は、波という、後者にとっては対処すべきものとして現われる事象を忘れて、色を色として深く受け止める経験をしている。その色が波の色であるというのは偶々《たまたま》の付随的なことであり、他の事象の色であったとしても、「ああ、この色は……」と、色の付いたものから切り離して語れるであろうような色との関わりをしている。

（もちろん、どっしりした陶器の色とプラスチックの色とでは、同色でも色の受け止め方が違うという場合もあろう。だが、この場合も、陶器やプラスチック製品そのものへの対処へ向けて色を見る経験が方向づけられているのではない。陶器やプラスチック製品の存在——素材——の質感みたいなものが色の質感と一緒になっているのであって、可能な行動の対象の把握ではなく、質そのものの経験が問題になっていると言える。）

しかるに、後者の、鉛色に嵐の前触れを見る人では、色は、堤防の直ぐそこまできている波の、激しさや不気味さ、これからの大暴れを予測させる色であるとして、色とは別の事柄に従属させられて経験される。

こうして、質を物や事象への通路として受け止めることなく質自身として経験するには、質を引き起こす物や事象への対処の切迫性がないことが条件であることが理解される。言い換えれば、余裕なしには、質の、物や事象への帰属から解放された経験はない。この経験は行動の文脈にあるよりは、立ち止まりの文脈にある。そうして、嫌な音や酷い色などが（音を出すものや色の付いたものとしてでなく）それ自身として私たちを悩ますことはあるが、一般に、私たちが或る質を質そのものとして経験しがちであるのは、その質が肯定的に評価されるときであるように思われる。まさに、質を享受するという私たち自身の在り方が生ずるわけである。この享受への傾きを、私は「趣味」と呼んでよいと思う。余裕あるところに趣味が現われる。

しかるに、「趣味」という言葉には、いみじくも「味」という語が入り込んでいる。そして、「享受」という堅い言葉の代わりをさがすと、「味わう」という言葉が見つかる。こうして、味覚においては、味という質を味わうことが如何に重きをなし中心事態となっているかが、味覚の言葉が他の経験にも適用されるという事実から、逆に理解されるというものである。

食べるとはたしかに食べ物という、体にとっての栄養物を摂取することであり、この摂取は人間を含めた動物にとっての必須の事柄で、そこに空腹という形で食べ物への、そして、食べることへの欲求が現われる。そこで、空腹を癒すゆえの美味しさとは、食べ物摂取の満足の一表現ではある。行動によって食べ物を取り込む、これが基本である。

けれども、強調した物言いをするなら、食べ物そのものよりはその味覚的質、すなわち味だけを味わう欲求というものが別にあって、この欲求を満たすときに生ずる美味しさというものがあり、これは空腹を背景にした美味しさの経験とは区別されなければならない。後者は食べることに伴う根本的な欲求充足の経験であり、極端に言うと味という質の出現なしですら生じ得るのに、前者は様々な味覚的質がそれとして確認されることにおいてのみ語り得るものである。だから、ここでは美味しさは、いわば質の質、第二次的な質だということになる。

こうして、食べ物なしの味というものがあるはずもないが、それでも、味という質の追求は食べ物自体の追求からは独立したものになる。もう満腹で、でも食べ物をしゃぶって味わうだけで吐き出す、それほどまでにして楽しみたい味への欲求、美味しさの追求というものすらあることを考えよう。必要な行動の場面が終わったところで趣味人がじっくりと趣味を満足させるように、味覚を味覚として歓ばす試みを人はなすのである。クローン病で、流動食や特殊な食べ物以外の摂取を禁じられている人が、せめて好きな食べ物を舐めて、その味を味わいたいとき、この欲求は断じて空腹を背景とした欲求ではないし、その美味しさは、空腹が味付けをする美味しさとは種類を異にしている。

生理的欲求と文化的欲求

　空腹が間歇的に繰り返し繰り返し生ずることと、空腹を癒すときの食事が美味しいこととは、万人共通である。しかし、どのような味を欲求し、どのような味を美味しいと言うか、これは人によって様々である。同じ人においても、時期によって変わってくる。

　もちろん、甘さのように、ほとんど誰もが好む味もあり、その生得性を言うことすらできそうだし、体の生理に基づくその納得のゆく理由の説明も可能だと思う。「あまい」という（意味内容の）言葉と「うまい」という言葉との親近性も、日本語においてのみならず、幾つかの言語で指摘されてきた。また、良いとされる味も濃すぎれば忌避されることも一般的で、ここにも或る生得性を言うことができよう。

　だから、人々は、動物としての人間に元来が備わっている幾つかの基本味やその濃さ等に対する或る傾向を出発点としつつ、一方では、そこに留まる部分をもちながら、他方ではそれぞれの経験を通じて様々な味の嗜好《しこう》や逆に嫌悪を育ててゆくのであろう。では、どのような経験かと言うと、それは、もちろん、どのような食べ物を食べるのか、というのが根本にある。だが、その食べ物が、人間では千差万別であり得るからこそ、経験の要素がものを言うことになる。

　コアラのようにどの個体もユーカリを食べるというのなら、個体ごとに違った欲求が生い育つというわけにはゆかないであろう。そして更に、同じ食材であっても、食べ方が違い、実に、味付けが違うということがあるのを見逃してはならない。味の嗜好を育てる過程には、人間が、自然界に見いだす食べ物をそのまま食べるのでなく、調理によって味付けするということが根本的要因として働いているのである。しかるに、その調理というのが人間集団の伝統の論理のうちにあることは、前章で、触れておいた。

　また、特定の味への嫌悪を植え付けるのも、社会的要因（小さくは家庭的要因）であることが多いであろう。食べ物に関するタブーのような事柄があると、何かを食べる経験によってではなく、食べるチャンスがあっても頑《かたく》なに食べないというネガティブな経験によって、欲求の在り方が規定されてくるだろう。仮にその食べ物を口に入れてしまうことがあるときには、禁止の意識によってのみならず、味としても受け付けないであろうような味覚、これがいつの間にか形成されるであろう。

　すると、空腹が食べることへの生理的欲求であると言うなら、或る味そのものへの欲求を、いま一つピタッとはこないが、人間が社会生活を営み、伝統のうちで暮らすことの中で育つ欲求という意味で、文化的欲求とでも呼んでいいかとも思う。どちらも食べ物を求めることとして満たされるものであるが、前者が栄養物としての食べ物の摂取を目掛けた根本的欲求であるのに対し、後者では味の楽しみや食べ物の社会的機能ゆえに食べ物が求められるという、いわば逆転を言うことすらできる。

　そもそも、第3章の話題のときに指摘したように、食物の入手そのことが他の人々に頼ってなされるというのが、私たち人間の食生活である。そして、その食物というものも、食べ物となり得る動植物のそのままの形態である場合もないわけではないが、既に調理しやすい形に姿を変えられたものや、のみならず、味付けがなされているものであることが圧倒的に多いのである。

苦いものは、恐らく体の生理に従って、最初は子供は好まないものである。それでも、苦いものを美味しい食べ物だとして提供され続けると、なるほど、このような味も良いものだと舌が覚えてゆく、そのようなことが確実にある。もちろん、最初に誰が、どのようないきさつで、苦いものを、食べるべきではない食べ物のシグナルとして受け取る代わりに、美味しいと思うようになったのか、このような事柄は別に考察する必要はある。

だが、それはともかく、確認しよう、私たちの味覚とその背景をなす様々な味への欲求は、たしかに（空腹のごとく）生理のうちに基礎をもちながらも、他方で他の人々との関係の中に、制約と豊かさの由来との両方を見いだすものなのである。

第9章　食のメッセージ

第一九節　食は語ってしまう

人の食の多様性

前章で、人々の様々な味への欲求が文化的背景をもつことを述べる際に、人が食べる物の種類も、その食べ方――特に調理や味付けの仕方――も、千差万別であるということに触れた。それから、第3章では、ヒトの雑食性も話題として取り上げたが、いま補足的に次のことを指摘しよう。すなわち、ヒトは種としてみれば、動物界随一の雑食性動物であり、人類ほどに何でも食べる動物はいないのだが、他方、個体のレベルに限って言えば、食べる食物のレパートリーは（人類という単位での途方もない広さに比べる限りでは）存外に広くない。伊谷氏によれば、ウガンダではウシの乳と血だけを食して生きている人々がいるそうだし、ムブティー・ピグミーは春の二ヶ月を蜂蜜だけで過ごすそうである。（伊谷純一郎：雑食と偏食—動物と人の食性をめぐって　日本生活学会編『食の生活と文化』所収、ドメス出版、一九七九年、二六-二八頁）

食べ物が千差万別であるということは、一方で高度の雑食性（雑食可能性）を前提し、他方では、人個人ないし家族や民族ごとでは特色ある限定された食生活を営んでいるということである。

そこで、キャベツが虫食い状態になっているのを見て、青虫（モンシロチョウの幼虫）なりナメクジなりがいることが分かる、それと同じように（ただし種的対応ではなく、もっと細かな対応だが）、蜂の子を採取して食べる人を、この人は信州人かなと思う、そのようなこともあることになる。

そして、食べ物の種類、また、その調理仕方だけでなく、食べるときの場所やテーブル、食器、作法などが、食べる人がどういう人であるかを物語る、ということもある。

そこで、本章では、食が発信する様々なメッセージを概観したい。

読み手次第

蜂の子を食べている人は、自分が信州人であることを他の人に知らせたくて食べているのではないであろう。それでも、蜂の子という珍しい食べ物について幾らかのことを知っている人は、この人は信州の人かなと思う、ということはある。もちろん、蜂の子など見たこともない人は、眼前の食べ物やそれを食べている人を、信州という土地に結びつけて考えるなど思いも及ばないはずである。また、仮に何らかの理由で誰かが、自分が信州出身であることを（食べ物の場面で）示したいと思って、メッセージの積極的発信を込めて蜂の子を食べてみせたとしても、そのメッセージを理解できない人には伝わらない。つまり、読みとり手の側の読みとり条件が整わなければ、メッセージは失効する。そして、読みとり条件とは、読みとり手の知識であり、経験の蓄積であるわけである。

しかし、また、その知識や経験が有効であるには、知識や経験が適用される相手が、その適用を適切に受ける状況にあることも重要である。たとえば蜂の子という食品が普及して日本中の誰もが夢中で食べるようになるなら、蜂の子を食べていることに、その人が信州人であるということを読みとることは、もうできなくなる。もっとも、このような場合、知識がもう正しい知識ではなくなった、と言ってもよいかも知れない。だが、場合によっては一概にそうも言えない。たとえば、或る人が特定の病気用の病人食を食べているのを見、しかも、そのような特殊な献立のことをよく知っているなら、ああ、この人は何々という病気を患っているのだと考えるのは自然で、これは正しい知識をもっていないというのとは違う。それでも、食べている人が、病人食の工夫をするためなどの目的で試食しているのであった場合、読みとりミスが生じているのに変わりはない。

食の在り方と恒常的なつながりを形成するもの

食が何かを示すことができるには、食とその何かとの間に、恒常的なつながりがあることが必要である。だから、どのような事柄と恒常的つながりができるものか、それを調べれば、食がどのようなメッセージを担い得るか、言うことができる。では、どのように考察を進めれば、つながりの過不足無い列挙ができるのだろうか。

まず、①単純に、食べることの生理的意味に即した、食と結びついた事柄がある。脂っこいものが食べられなくなる、甘いものばかり欲しがって食べている、無性に酸っぱいものが食べたい、そのようなとき、それぞれに、体調、病気やストレス、妊娠などが背後にあるのではないかと、考えることがあるが、それは、食事の在り方というものは体と心理の両方の在り方を反映するものだからである。

しかし、ここでは、食生活の社会的側面に由来するメッセージ性の様々を考えたく、そのようなメッセージ性の成立の条件としての、食と何か生理的事柄以外のものとの恒常的つながりの形成を探そう。

すると、②違った食事の在りようが違った人々のグループに対応する、という場合が様々にあることに、直ぐに気づく。

次に、③同じ人ないしグループにおいて、普段と違った特別の意味をもった特別の食事ないし飲食物というものがあることに、注意を払うべきであろう。

②の場合のグループ分けには、どういうものがあるかと言うと、②(イ)民族、(ロ)地域、(ハ)宗教、(ニ)階層、(ホ)職業や団体などが目につく。

③では、(イ)暦に関連した事柄が圧倒的に多いように見受けられる。その他、(ロ)お祝い事などの不定期だけれども特別の出来事が生じた場合の、それに相応《ふさわ》しい食事というものもある。更に(ハ)縁起をかつぐような飲食物、(ニ)個々の人間関係において特有な、種々の内容をもった表現としての食の在り方

もあるであろう。
まず、②から考える。

第二〇節　メッセージの様々

和・洋・中華・エスニックなどの表現

日本での私たちの食生活は多彩である。朝はバター付きパン、チーズ、コーヒーや紅茶の洋風、昼は中華レストランで食事、夜は刺身等の和食を摂《と》る、時にエスニック料理と呼ばれるものを専門店に食べにゆく、とかいうことは、ありふれたことだ。そして、どれも、もう私たちの生活に馴染んでいて、様々の起源のものが集まって現在の私たちの食生活を構成していると言うべきであろう。ただ、そうは言っても、料理の大雑把な分類的呼び名が物語るように、料理の種類、在り方には、明らかに民族性や地域性がある。

民族というものの中身が何であるかは難しいが、一つの民族がかたまって或る地域に住むのは普通だし、他方、各地に散らばって住む場合もあり、従って、地域性と民族性とは、当然に重なったり、区別される別物でもあったりすることにもなる。そして、或る一定規模の土地に住む同じ民族の中での、更に細かな地域性というものもある。

考えてみるに、西洋料理ないし洋食という考えは大雑把なものである。それは、或る時期の日本における日常の食生活からすると珍しいものであった料理に対する、総称的呼び名に由来しているからであろう。幕末から明治維新にかけての頃に、長崎とか横浜では西洋料理店ができた。（「西洋料理／三河屋」は、恐らく一八六〇年代初めに横浜に開業した。次いで江戸神田に出店、その後、転々と移転した。この店が一八九二年秋に錦町で開店したときの「引札（ちらし、この場合、開店売り出しの地図付き広告）」と、料理品の説明と値段表つきの「手書きメニュー」が残っており、これについての興味深い紹介が、次の記事でなされている。前坊洋：三久と丸善『學鐙』Vol.99, No.1 所収、丸善、二〇〇二年、一二－一九頁。）一八七二年には『西洋料理通』（仮名垣書魯文編）と『西洋料理指南』（敬学堂主人著）の二冊が出版され、この言葉の定着が窺《うかが》える。明示末から大正期には国産ウースターソース付きカツレツとともに、洋食が大衆にも馴染みのものになったそうである。今日では、もっと細かくフランス料理とかイタリア料理とか、国別の名称を言うのが普通になってきている。中華でも、北京、四川、広東等と、区別しなければ収まらない人もいるであろう。

言語との比較

ちなみに、料理の様々なレベルでの分類と、言語のやはり幾つかのレベルでの分類とが、対応してなされることが多いことは、食生活の民族性を示している。（そして、方言があると同じように、同じ民族の中でも、地域性溢《あふ》れる料理というものもある。また、諸言語の系統と同様に、諸料理の系統を言い立てることができよう。なお、言語系統の問題と方言ないし地域性の問題とが通じ合う問題であることと同様の事情が、料理の民族や地域特性にもある。）

ただ、言語の方が、各言語に特有の音と、とりわけ文法が具現するような、より強固な構造をもっている。言語には体系性があり、各言語の輪郭もはっきりしているのである。そして、それゆえ、様々な民族料理の幾つかを覚えることの方が、母語以外の言語を習得するよりは容易にできることにもなる。味わうだけなら、これはとても受け付けない、という食べ物を除けば、応ずるのは実に簡単であるし、料理をつくることの方も、一つや二つなら、そんなに難しくはないであろう。（ちなみに、言葉の方にも、聞いて分かるということと、喋れるということと、二つの区別できる面がある。）

料理の基本的パターンには、まずは食材の選択と、その組み合わせがある。次に、食材のカッティング、調理前の段階としての、乾燥や発酵、燻ずる等の処理過程、そして、生（素材）のまま、焼く、煮る、炊く、蒸す、炒める、揚げる、冷やす等の処理など、多様とは言え、限りがある。（調理法の体系化については、次のものを参照。川端晶子「料理構造論」『調理文化学』所収、建帛社、一九九六年、一二三－一五六頁及び川端晶子「調理の不思議」『調理のサイエンス』第3章、柴田書店、二〇〇〇年、一八九－二七〇頁、また、川端晶子「応用自在な料理の基礎―フローチャートによる系統的実習書 日本料理編」、並びに、「同、西洋料理編」、共に家庭教育社、一九八四年）そこで、これらのどれか、また、その組み合わせを用いる仕方、そうして特に、それぞれの民族料理に特有の調味料の使い方を学べば、それで一品の料理仕方を覚えたことになる。つまり、このようにして人は或る珍しい民族料理の中のたった一つのものでも、それを「～料理」として自分のレパートリーに加えることができるのである。

ところが、言葉の場合には、一つの単語、一つのセンテンスを覚えるというのは、その言語を習得したことにはならない。どのセンテンスをも支配するその言語特有の文法の構造を一通りマスターして初めて、母語ならざる他の言語に通じたことになる。

（もちろん、食事法一つをとっても、比喩的にその文法とでもいったものの存在を指摘しようとすれば、できないことはないであろう。たとえば前菜やメインディッシュやスープをとる順序とかに関する決まりとか、料理と飲み物との適切な組み合わせなどのことである。けれども、それらは料理成立に不可欠の構造的なルールではない。このことを納得するには次の比較を考えればよい。料理で前菜と魚料理とを食べる順序を変えたからといって、大きく食べ物の味が変わるとかの重大な不都合は生じない。だが、単語の文の中での位置に関してはそういうわけにはゆかない。同じ単語が主語になったり述語になったりするし、或る語が何を修飾するのかが変わったりして、結局、文の意味内容が違ったものになる。）

それから、全く論点は異なるが、言葉の場合、たとえば或る言語の公用語としての採用（時に強制や禁止）とか文字の統一、学校教育への導入仕方などは極めて強い政治的意味を帯びるが、料理の方では、そのようなことは少ない。民族的伝統や宗教との結びつきを介した仕方で政治的事柄に関与することは、あろうが。

飲食の仕方

さて、以上の議論を踏まえると、何を食べているかということが、その人がどういう民族に属し、どういう地域の出身であるかどうかを物語るというのは、案外、幾分、弱いメッセージ性に過ぎないように、私には思われる。それに対し、何を食べるかに劣らず、どのように食べるかが、食べる人の階層や、宗教とかを明確に示す、そういう強いメッセージ性をもつことはある。

映画『プリティー・ウーマン』の中で、ヒロインが、高級レストランで出されたものの食べ方が分からない、という場面がある。マーク・トウェインの『王子と乞食』では、入れ替わった王子と乞食とがそれぞれ、食べなれない食事内容と、とりわけ作法とに、戸惑う様が描かれている。そして、映画でも小説でも、食べる主人公達の周りの人々は、食べる人の素性を推測するわけである。

食事の前に祈りを捧げる人々がいれば、「いただきます」「ごちそうさま」を食事の前後で言う人々がいる。家の男主人が料理を切り分ける食習慣の家庭もあれば、女主人が采配を振るうところもある。一番に分け前をもらうのが年長者である慣習の人々がいれば、まず子供に食べさせるのが当たり前だという考えの人々もいるであろう。同じ食事内容、もしくは違った内容の食事を、主人達の食卓とは別の場所で、また時間的には後から、食べることが要求される身分というものの存在を当然視した社会もあった。

また、汁椀を直接に口に付けるのを自然のことと思う人々もいれば、それを行儀の悪いことと考え、スプーンでしか口に運ばない人々がいる。口の動きや食器の動かしで音を立てても構わないのか、なるべく静かにすべきなのか。会話をするのが望まれるのか、黙って飲食したがよいのか。このような様々なことの選択の中に、人はあれこれのことを、おのずと読みとるものである。そうして、そのことを知っているからこそ、人はしばしば、或る食べ方を練習する。

マナーについて学ぶ、ということがあるのは、意図せざるとも何かメッセージを担ってしまう食の在り方において、むしろ積極的に或る内容を発信しようとしてのことであろう。或るマナーを身に付けているというのは、或る交際社会の一員、社交可の人物と見なされる資格があるということを、メッセージ内容としてもっていることを、人々は知っているのである。（或る交際社会と言うのは、マナーとはどのような食事の場合にも一律に通用するものではないからである。もちろん、西洋料理のマナーであれ日本料理のマナーであれ、上流階級にあっても庶民階層にあっても、共通の基本とは人に不快を与えないことだと、言ってしまうこともできるだろう。だが、その不快を与えない仕方の中身に入ると、結局は様々に分かれてしまう。げっぷをするのが極めて失礼なことだと受け取られる社会や階層もあれば、もてなされた食事の場合にはげっぷをしてみせることが礼儀である慣習の民族もあるであろう。また、同じ人々でも、そのときの食事がどのような場合の食事であるかによって変わってくる。）

行事食

社交と食事との問題については後で戻るとして、③に移ろう。

日本では、正月には雑煮を食べ、おせちを用意する。若菜の節の七草粥、桃の節句の草餅に白酒、端午の節句の粽《ちまき》、春の彼岸の牡丹餅、秋の彼岸のお萩、八月の月見の団子と里芋、九月の月見の栗や枝豆、冬至の南瓜など、暦の節目節目に、決まったものを飲食するという慣習があった。（もちろん、これらをそれぞれの時期に食べることには栄養上の理由もないわけではない。だからスーパーマーケットの野菜売り場の宣伝か何かで、正月の胃の疲れを七草粥で癒しましょうとか、食物本来の効能を述べたてることになる。けれども、人々がこれらを食べる主たる理由は、、、、しきたりそのことにある。そして、しきたりの力が弱まると、それらは姿を消す。栄養上の理由などは付けたりでしかなかったのだから、もはや効力をもたないのである。）

新しい慣習としては、キリスト教信仰とは無関係にクリスマスにはケーキを食べるとか、バレンタインデーにチョコレートという食べ物に或るメッセージを託すとかのことがある。これらは、夏の土用の丑の日に鰻がお店に大量に出回って人々に食

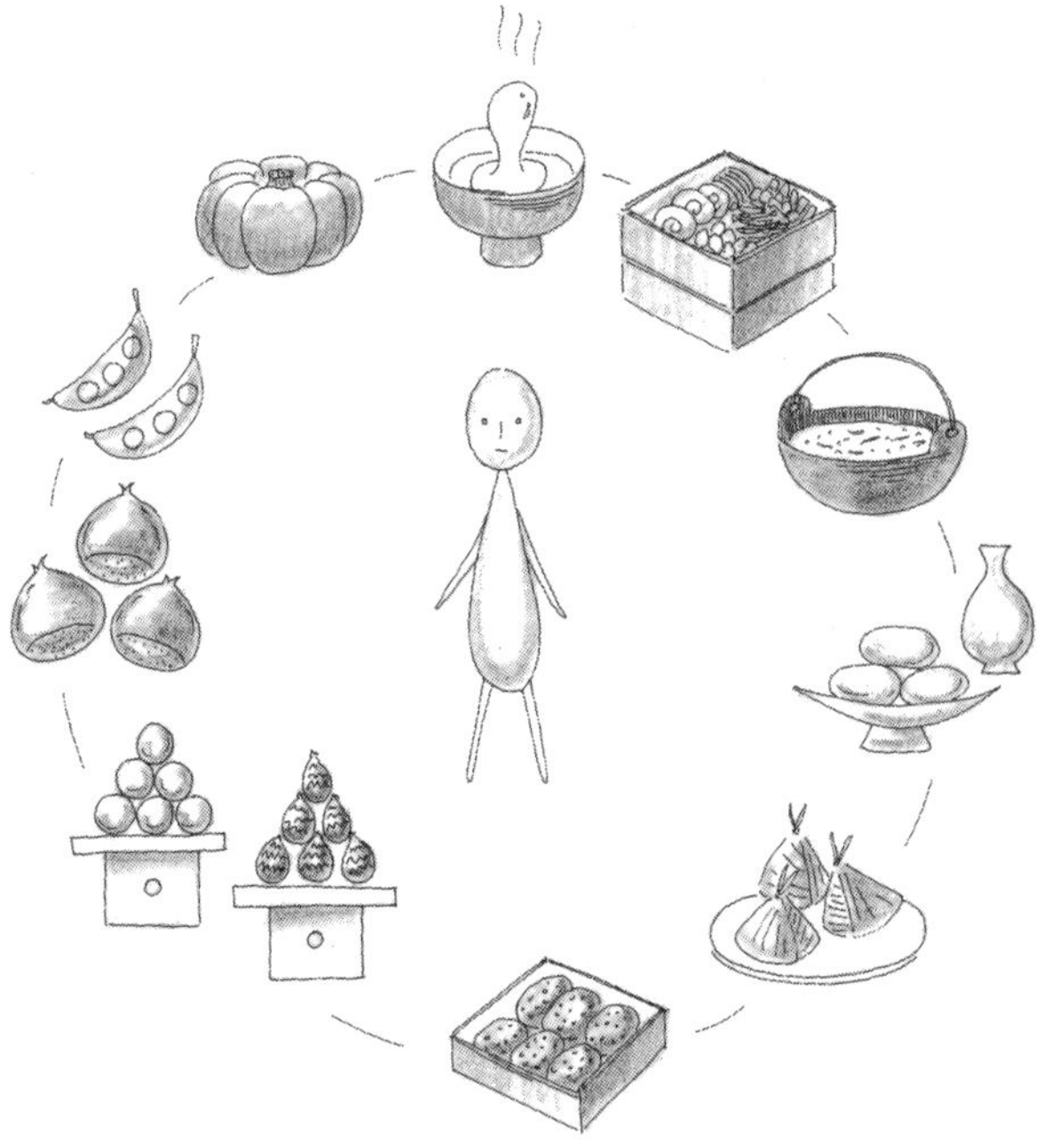

そろそろ準備しなくちゃね

べることを勧めるのと同様に、商業ベースで、人々に広めることが目論《もくろ》まれたものなのだが、人々によっては既に規範化した事柄となっている。そうして、規範とは価値的事象の強固な一形態であり、バレンタインデーのチョコレートの価値は、その栄養とか美味しさとかに要点をもつのではないのは、もちろんである。無論、美味しくない（その点で価値の劣る）チョコレートを贈ることは、別の意味での本命の方の価値をも幾分か低減させる効果をもってしまうかも知れないが。

それから、以上、列挙したものは年周期の行事食であるが、誕生、紐解き（帯解き）、婚姻、葬式、死後の法事など、人生行程にそった行事に伴う、特別な食の形態というものもある。また、お祝いのときは何であれ赤飯を炊くとか、紅白の饅頭を用意するとかのこともある。かつては、鯛の形をした蒲鉾《かまぼこ》や、花模様や蓮の模様の落雁など、慶弔を表すものが、それぞれ祝儀、不祝儀等には付き物であった。そこで、赤飯が出ると、今日は何のお祝いだ、と尋ねるなどのことも出てくるわけである。

様々な行事において、人々は共同体の成員それぞれの位置を確かめながらその絆を強めるのだが、そこではいつも、共にする食事が一つの中心となるものなのである。歓迎会や送別会、忘年会、花見、観月、どれを取っても食べることなしは考えられない。そして、外交という国際間でも、晩餐会は必要なのである。

興味深いことに、たとえば鰻が好きでしょっちゅう食べている人が、夏の或る日に食べると、「今日は土用の丑の日だからな」と更《あらた》めて思うということがある。同様に、赤飯が好きで、お祝い事に関係なく、しばしば食べている人も、人の不幸を聞いた日に（特にその関係者の前などで）赤飯を食べるのは、控えるに違いない。最近では、受験や試合のときには、縁起をかついでトンカツを食べたりするのが流行《はや》るそうである。普通の日の食べ物が、特別な日には特別な意味をもたされる、そして、人々がそれを理解する、このような事例は数限りなくある。

無論、そのような意味をもつかどうかは、人々がどういう社会に暮らしているのかという、大枠の中で決まることであるのは、言うまでもない。そして、どういう社会かを規定しているのは、先に述べた、民族であり地域であり、宗教であったり階層であったりするわけである。時には、或るスポーツクラブの会員たちが形成するような、小さな小さな集団が規定要因である場合もあるであろう。

食事と社交

そもそも、食がメッセージ性をもつのは、食事をすることが、人とともにすることであるからだ。誰にも見られずに食事をするなら、食事の内容、仕方に何かを読み取られるということはないわけである。（とはいえ、むしろ現実には、人は誰かと食事をするのが普通であるゆえに、会社の昼休みなどに同僚とは別にいつも一人で食事をする人は、むしろ非社交的だとか、場合によっては、暗い、気難しいとかのメッセージを、意図せずとも発信してしまうことにもなる。）

人と一緒に食事をするというのは、社交の重要な要素である。そして、社交目的の食事に関し、人々はしばしば、どのような食事をするのか、食べ物や飲み物の種類、場所、昼食か夕食か、食器、一緒に食事をするメンバーの選択（逆に選ばれて招かれること）、席次などに、大いに気を遣う。そして、服装のことなども気に懸ける。それは、これら食べることと、それがなされる状況の在りようが、ことごとく何かを語ってしまうからである。

「食事」というのは、単純に「食べる—事」であるのではない。具体的には必ず、何処かで、いつの時点でか、普段着でなり正装するなりして等、様々な事柄を付帯してでなければ現実のことにならない。が、その付帯的でしかないはずのことが、大いに意味をもってきて、食事の意味、すなわち、栄養をとる、空腹を癒す等の内容とは別の意味、更には美味しさを味わうなどとも違った意味を、決めにくるのである。

食べるとは、動物としての人間にとってみれば、体をつくる物質と体の機能を維持するために必要なエネルギーの摂取であるわけで、その最も重要な要素とは、食べる対象である食べ物であるのには間違いない。だが、人間では、食べる行為は、食べ物という対象にのみ重要性の理由を見いだすのではない行為に、位置を変えている。それは、食べる人と、食べられる対象である食べ物と、つまりは行為者と行為対象との二つの間の関係からのみ成る種類の行為ではない。対物行為でもあるのはもちろんだが、対人行為の側面が大きくなってきたのが、人間の食行為である。

これはどうしてだろうか。

食の社会性・対人行為としての食事

食べ物というのは、食べられれば無くなるもの、消費されるものとして、いつでも探され補充されなければならないもの、入手がいつも気に懸けられなければならないものである。そこで、食べる行為は、食べ物にありつく過程をも含めて理解されがちであるのが当たり前だ、ということになる。ところが、食べ物というのは、しばしば、誰かから誰かに提供されるものの位置を取る。

この事態は、起源としては、単に入手後の食物の分配にあったのであろう。今日では、食べ物が人の口に入るまでには実に多くの人々の働きを介するのが普通であるゆえに、入手の意味も分配の意味も複雑であるが、それでも基本的には変わらない。

一般に物の提供とは、提供する側の人間と提供を受ける側とがあるという非対称性の構造をもっている。それゆえ、提供行為はもともとが或る人間関係を示す側面をもつ。庇護であったり隷属であったり、友人関係であったりする背景のもとで、提供行為がなされる。そして、そのような人間関係は、服装、居合わせたときの位置の取り方など、実に多くの事柄においても表現される。

さて、食べることが前提していることが多い元の構造に戻って「提供」という言葉を使うと或る意義が強く出過ぎて、違和感がないわけでもないであろうが、要は、次のことを確認したいのである。すなわち、人間が食べることとは、誰かと誰かが共に何かを食べるという形態を抜きにしても、誰かが食べ物を入手する、あるいは誰かが食材を用意し別の誰かが調理をする、また誰かがサービスする、そして、それらに必要なあれこれの意味でのコストを誰かが負担する、そのような様々なことを前提して初めて、人がようやっと食べるところにまで至れる、このような構造を背景にしているわけであるゆえに、そこに人の社会的地位や人間関係が色濃く反映された意味をまとわないはずがないということである。そして、地位や人間関係を反映するということは、更めてそれらを確認したり新たに構築したりする、社会的行為や対人行為の側面をもつということに他ならない。

ここでは、外国からの賓客に対して政府がどのような飲食を伴うレセプションを設けるかが外交関係に意味をもつとか、古く遡《さかのぼ》って、王の毎日の食事が政治的意味合いを帯びたフランス・ブルボン王朝のことだとか、私たちの日々の暮らしからは遠い事柄が示す、食の社会性のようなものを取り上げてゆくのはやめる。せいぜい、4コマ漫画にあるような場面を想い浮かべよう。同じ会社の上司と部下とのそれぞれの奥さんがお店で鉢合わせをして、上司の奥さんが、サンマを買うはずだったのを止めにして、鯛の刺身を求める、というふうな事柄である。

そして、以上を踏まえて、誰かと共に食べる行為に戻ると、これも多くのことを語ることになる。そして、その語ることそのことに大きな重点が置かれるようにもなるということである。

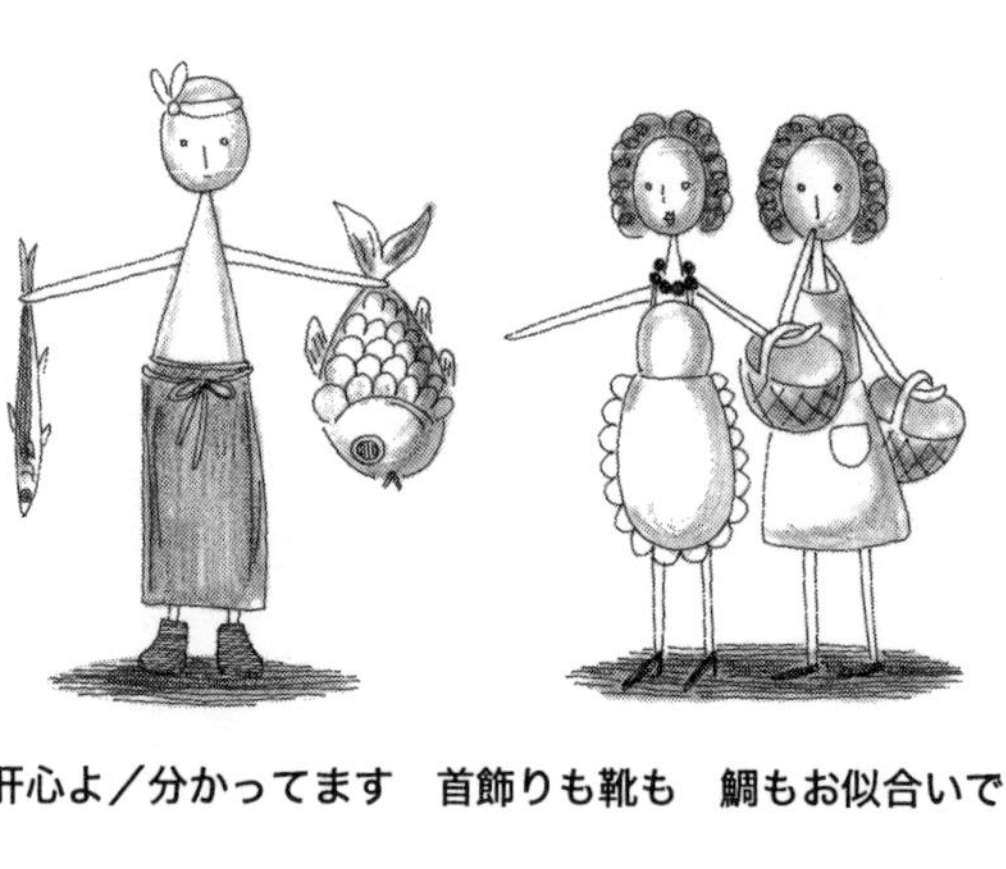

ここが肝心よ／分かってます　首飾りも靴も　鯛もお似合いですわ

一般に、対人行為というのは、メッセージ発信と受信の期待を含む。人を押し倒す、抱きかかえるというのすら、一面では、棒を倒したり石を持ち上げたりするのと同じような、体という物的対象に変化をもたらす行為ではある。けれども、他面、より重要な事柄としては、自分の方がより強いことを示す、思い知らせる、あるいは愛情を表現するなどの、意味を分泌する。

そして、相手の体に何かを仕掛けるというのは、対人行為のむしろ特殊な場合でしかない。表情や言葉で働きかけ、物品を贈るなどの遣り方がある。相手に対する自分の体の、距離や向きなどの位置の取り方だけでも極めて重要である。そうして、人と一緒に或る場合に或る仕方で食事をするというのも、単に各自が食べ物を摂取するだけではない、相手に（また第三者にすら）実に多くのことを語る対人行為の一つであるのである。（それゆえにまた、誰かとは決して食事をしないというのも、ネガティブな形でのメッセージを担うことにもなる。）そして、このような観点から食のメッセージを考えると、先に概観的に列挙した以上の実に多くの事柄が浮かび上がってくるであろう。

だが、もはや、食において発せられ、受信されるであろうメッセージの様々な可能性を考えてみるのは、日々食事をする一人一人が、自分の様々な食事形態そのことにおいてであることになるのだと思う。

第10章　衣食住と言うときの食の位置

第二節　住まうこと・食べること

食は生活を語る

食がメッセージ性をもつのは、食べるとは、食べる人と食べ物との二項で完結する事柄ではなく、そこに他の人の関与があるものだからだ、ということを前章で述べた。一方の側面では、食べるのは誰かと一緒に食べるのが普通であり、その人間関係を映し、かつ更《あらた》めて構築したり崩したりするものである。(そして、その人間関係を他の人々にも知らしめる。)他面、食べ物が既に、多くの人の様々な仕方での関与を経てのみ口にされるところまで到達するものであるゆえ、何を食べるかということが、おのずとその関与を語らずにはおれないわけである。そして更に、食べ方は人が育った文化環境によって規定されていて、これを表現する。

とまれ、あれやこれやの食のメッセージも、集約すれば、食は食べる人の人となりと生活を語る、ということになる。ただし、ここで生活とは、人個人において見れば済むものでなく、誰かとともに生きる生活であり、また広く社会の中での生活であることを見落とさない必要がある。

生活と一口に言うが、生活とは何だろうか。安定した暮らし、或る形式をもった人の生きること。この形式のうちに、個人の社会とのつながりがある。

ところで、生活の基本要素として衣食住を挙げることは多い。あるいは、住を外して、衣食とも言う。「衣食足りて礼節を知る」「衣食足れば即ち栄辱を知る」「衣食に奔走す」「衣食の道」とかの言い回しの場合がそうである。そこで、本章では、衣食住、ないし衣食という言い回しにおける「食」を問題にしよう。

ねぐら

衣食住の三点セットから住が落ちることもあるのは、どうしてだろうか。住居の基本は、ねぐら、眠る場所であり、眠るとはプライベートな事柄である、と、こういうふうに考察を開いていってみたい。生きているとは、体を何処かの場所に占めさせることを含まざるを得ない。ただ、植物と違って動く動物の一種である人間は、定まった場所にいるのでなく、気ままに動き回ってもいいわけである。マグロやカツオは、気ままに移動するのではないが、回遊する。

けれども、私たち人間は、現実には、諸活動のための特定の基地をもつ。現今、仕事のための基地と、風呂に入ったり眠ったりするための休息の基地と、二つが分かれるような生活をする人々が多いが、後者が大元の基地、前者は二次的基地だと言ってよいであろうか。基地とは、そこで諸活動の態勢を整える場所、そこに戻れば、新たな諸活動を始め得る、出発できる、というような場所のことであろうから。眠る場所(家など)で、諸活動の根本資本としての体の準備が整い、仕事場(会社の建物など)では、重要な諸活動のための、有形無形の諸々の資材の供給を受けることができ、そこから更に仕事に出動する(セールスなど)場合もある。

そこで、生活の第一の基本要素としての住を言う場合、その場所である住居とは、仕事場でなく、寝泊まりする場所だということになる。そこが仕事場でもあるかどうかは、状況による。

ところで、眠るとは、人がそれぞれになすしかない事柄である。(死ぬときは誰もが独りだ、といったことがしばしば語られるが、死は永遠の眠り、目覚めない眠りとも言う。すると、眠ることの孤独を言ってもいいわけである。)それに応じて、眠る場所も、何もかもが社会的な事柄となってしまう人間の事柄としては、比較的に個人的な性格をもったものとなる。元々が眠ることのできる安全な場所とは、秘密の場所、隠れ家であるべきだったことにも注意したい。

そこで翻《ひるがえ》り、住居が様々なメッセージをもつものになってくるとき、それは、そこが眠るだけの場所ではなくなることによってである。あるいは、人は社会的存在であるゆえに、誰が寝泊まりする場所であるかということから出発して、特定の住居が社会性を帯びることもあるのである。けれども、名も無き人が夜に寝るだけの場所としての住居は、プライベートなもの、公共の場から隠れていて構わないものに留まる。そして、歴史上いつでも、庶民が住まう住居というものは、人が身を置く必要最小限の事柄として前提されながら、取り立てて話題にされることもないようなものであったのではないだろうか。

戦後の日本では、政府の経済ならびに社会政策の重要な柱に、しばしば住宅問題が据えられてきた。住まいに関心を向ける人の数は非常に多く、そして、住居こそ生活の基本中の基本であるゆえ、それは当然のことではある。

それでも、ことわざ等が衣食を言って住に知らん顔である理由は、次のように考えることができる。宮殿のごとく社会性をもったものへの関心はいざ知らず、庶民の住居への関心は、流浪の民の発生、今日の難民問題のような事柄が生ずるときを除けば、グレードアップに対する関心に過ぎない。雨露を凌《しの》ぐ場所というものは、絶対に必要であるゆえ、却ってその満たしは最低限であれ前提されているはずだと一顧だにされず、すると衣食の要求を満たすことこそが生活の基本として要請されることもある、と、こういうわけである。

また、住居は耐久性があり、一旦、一つが確保されると、追い出されない限り、当分は心配しなくて済むものである。しかるに、衣服と食べ物では、そうはゆかない。消耗し消費され、特に食べ物は絶えず新しく補われなければならない。衣食が足りた状態にもってゆくことは日々の努力を要する。だから、衣食の道が探されるのである。

寝食

ところで、基地の概念に関連し、体の整えのために必要なこととして、眠ることを強調したが、体を維持するには、積極的には食べることこそ不可欠である。「寝食を忘れる」といった表現は、寝食が二つの両輪となった不可欠事であることが自明であるところに意味を持つ。だから、食べる場所はどうなっているのか、これも無視するわけにはゆかない。そうして、現実には朝は食べずに家を飛び出し、昼食と夕食は外食で済ますような生活形態を取っている人も、意識の上では、食べることが主として行われる（ないし行われるのが望ましい）場所は、寝る（眠る）場所と同じ場所、住居であると考えることは、多いと思われる。

ただ、人間ならざる様々な動物の生活形態に戻って考えるに、ねぐらが食べる場所でもある、とすべき必然的理由はない。多くの鳥で、ねぐらと狩り場は別である。では、人間で、寝食の場所が不可分となった（その上で、現代、二つの場所が分かれてゆく傾向も見られる）と思われるのは、どうしてなのか。

この問いの前提は、眠る場所が一定であるということだが（動き回って好きな場所で食べ、好きな場所で眠るのなら、寝食の場所の一致や不一致を問題にすることも生じない）、このこと自身の理由の第一は、安全の確保だと思われる。

眠る間は、体の態勢は無防備である。一番の見張り番の聴覚も機能を低下する。そして、仮に危険に気づいても、手足は直ぐには容易に動かず、適切な運動ができるとは限らない。すると、体の無防備を補うものが必要で、それが、ねぐらである。

（安全を確保するためには夜警が立てば充分だ、という考えもあるであろう。けれども、夜警は、人が集団で暮らし、政治的な仕組みをつくることに向かうことの象徴としてこそ考えることができる。しかるに、組織だった政治は、定住の後で始まる事柄であろうし、夜警は、特に財の蓄積と都市の成立に付随することだと位置づけるべきことだと思われる。)

しかるに、安全なねぐらを、その都度、何処にでも簡単に見つけられるか、そういうわけにはゆかない。勢い、いつでも眠れる安全な場所の安定的な確保が求められる。そこで、定まった寝場所が見つかるなら、それに越したことはない。ホームレスとなっても、決まった公園の決まった場所などに寝場所を定めたい欲求をもつのは自然である。

(もちろん、安全な場所は、食べるためにも望まれる。食べることと戦うこととは、別の行動である。せっかく見つけた、ないし仕留めた食べ物を横取りされては堪らない、早く安全な場所に運ぼう、という行動は、動物に多く見られることであろう。ただ、その安全な場所は、ねぐらである必要はなく、手近の物陰であったりすればよい。食べ物を手に入れた場所から遠く離れた場所は、いくら安全でも、無意味になる。)

このような理由に、生物の世界で繁殖と言われる事柄の事情が加わってくる。卵を生みっ放す種類の魚とかでは、適切な場所に産み付けることだけが問題で、その場所と自分の縄張りとは無関係である場合も多いだろう。けれども、一般に「巣」とはねぐらであろうが、「営巣」と言うとき、これは、生殖、出産や抱卵、それから仔や雛の巣立ちまでの世話などを含む意味合いの言葉である。しかるに、仔や雛の世話では、安全の確保とともに、食べさせることが最重要事としてある。こうして、営巣する種類の動物において、寝食の場所の一致が、未だ自立できない世代の事柄として成立する。人間でもそうである。しかし、人間には、寝食の場所が不可分となった事情が更にありそうである。

食べ物を持ち帰る

無くてはならないけれど、息をしさえすれば手に入る空気と違って、食べ物は探さねばならない。ねぐらに食べ物(食べられる動植物自体としての食べ物、つまり、すぐに述べる、保存された食べ物ではない意味での、自然のうちに見いだされるものとしての食べ物)もまた豊富にある幸運は稀である。動物にとって、餌場や狩り場と、ねぐらは別のところにあるのが普通である。そして、手に入った食べ物もすぐに消費され、補充されなければならない。

そこで親鳥は、雛のためには、休む間もないと思われるほどに忙しく、しょっちゅう餌を運ぶ。人間も、採取や狩猟に出かけ、成果を持ち帰る、そういう生活をしていたのであろう。人類の祖先が、基地からどのくらい離れたところまで出かけたものか、キャンプ地をどのように設けたのか、推測するような考古学の研究もある。

それはそれとして、私は、人間における食べ物の持ち帰りと、加工、保存の関係を指摘しよう。そうして、幼児にとってだけでなく、成人を含めた誰にとっても、寝食の場所の原則的一致というものが、食べ物の保存によって可能になることに注意したい。農耕と定住というテーマに急がなくても、つまり、寝食の場所の一致を、農耕が必然化する定住によって起きたものだと説明しなくとも、よいわけである。

皇帝ペンギンの雌は、雄が卵を温めている二ヶ月の間に、一五〇キロメートルもの氷原を歩いて海にたどり着き、卵が孵る丁度その頃に、雛に食べさせる餌をもって帰ってくるそうである。その後も、冬の終わりが近づくに連れ次第に近寄ってくる海岸線まで、段々より短い期間で帰って来れるようになりはするが、ともかく雄と雌と交替で餌を取りに行っては帰りして、食欲旺盛な雛に与える。このように狩り場と営巣地との距離が長く、往復に長期間を要するのは、動物で珍しいことだと思われる。それでも、餌は親鳥の胃袋の中に納まっているのであり、半分消化されたものを吐き出す仕方で雛に与えるので、持ち帰りの途中で食べ物が腐るなどの心配をする必要はない。

ところが、人間はそのような器用なことはできない。それでも、子育てのベースから遠くまで、食べ物を求めに行くことをする

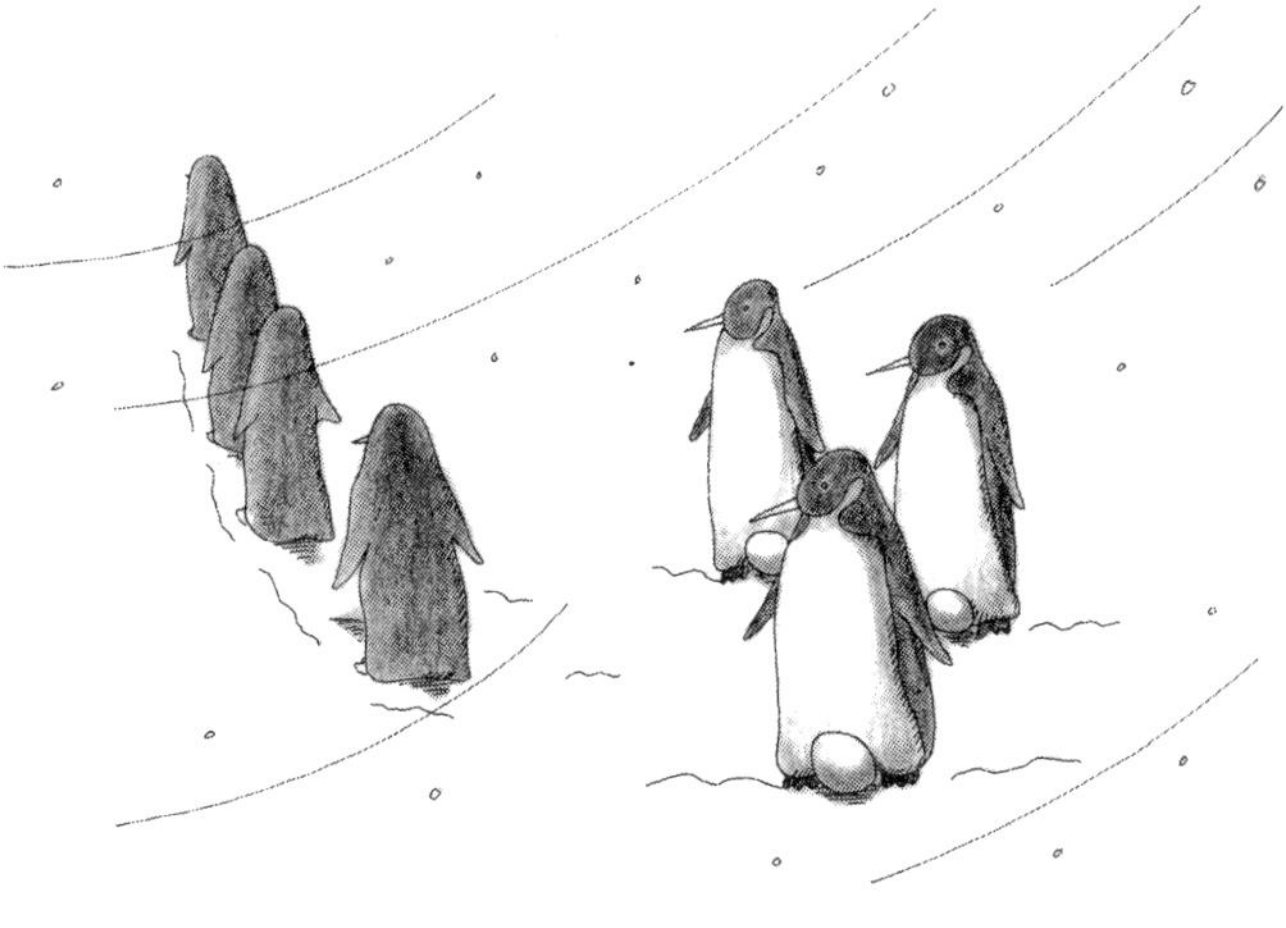

待っててね／気をつけて！

ようになった。この辺りの事情の詳細は専門家にお任せするとして、私は次のことを指摘しよう。すなわち、人間にとって持ち上がった二つの問題は、食べ物を運びやすい形態にすること、そして、持ち帰るまで保存できる工夫をすることであった。そして、これら二つのことがともに、食べ物の調理の始まりともなったに違いないことには、以前に言及しておいた。今は、保存が、持ち帰り期間を越えて長期に及ぶようになると、寝泊まりする基地で食べることもすることが、養育を必要とする子供世代ならずとも、誰にあっても、常態になる道が開けたことを付け加えたいわけである。

食べ物の保存と権利としての所有

さて、食べることも、それだけを取ってみれば、眠ること同様、人が各自なすことではある。所詮、食べて、眠る、目覚め、また、排泄する、これらのことは生理のリズムに組み込まれた、各個体ごとの体の営みである。だが、人間では、まず食物の入手が協働的になされ、そして、その保存、防守、それから調理などの過程においても、様々な人の関与がある。食べ物こそが様々な人間関係ができてくるときの中核にある。

歴史が進み、社会の成り立ちは複雑になり、今日では、食べ物は無数の財の生産、流通、消費という、それ自身が社会構成システムの一つでしかない事柄の、そのまたごく僅かな部位を占めているに過ぎないのかも知れない。けれども、何度か指摘してきたように、社会秩序の維持で突出した役割を果たす政治というものの根底にあるのも、人々の飢えを満たすことと安全を保障することであろうし、後者が関わる安全の脅かしというものの大きな部分も、食を巡るゆえに発生するものである。こうして、食は人間社会をつくり、社会の在り方を反映している。

では、このことを踏まえ、また、食べることと眠ることとがともに同じ場所でなされることを受けて、「寝食」というように生活の基本を考えるとき、事態はどうなっているのであろうか。

そこには一つの形があり、プライベートでありながら或る社会性をもった一つの単位の誕生を言うことができる。保存された食物を、その保存された場所で、しかも眠ることがなされるのと同じ場所で、分け合って食べることが許されているのは誰か。養育するものと養育されるものとの二つが主要メンバーであることが多いのは間違いないだろう。しかし、それだけでなく、今日で言う「世帯」を同じくするものを考えればよいと思う。

ここで、私が殊更《ことさら》に食べ物の保存に関連させた話をしているのを奇異に思われる方もあるだろう。しかしながら、これには理由がある。保存はおのずと所有の概念を引き連れてくるからであり、所有とは人間社会に特有な「意味の次元」で成立する事柄だからである。

動物は或る特定の食べ物への権利をもつということはない。そのつど、食べ物を物理的な力によって入手しなければならない。自分がやっと倒した獲物も、さらわれてしまえばそれっきり、文句も言えない。それを守れない自分の弱さを嘆くしかない。けれども、人と人の世界では、所有の概念が働けば、つまり、所有という事柄の理解があるところでは、その理解が、ないし意味が力をもち、所有者に所有物を留めおいてくれる。そして強者とは、強い体力の持ち主でなく、意味の世界で効力をもつ（権利や権力などの）社会的力をもつものなのである。

所有物をいかに処分するか、決定権は原則的に所有者にのみある。それを侵害することは不正とされる。この、不正と、反対概念である正当という考えが働くこと、それは物理的な生の力ではないけれども、意味による力が働くことである。意味は人間の態度や行動を支配するが、所有という意味は、人々を所有者と非所有者とに分かって、二組の非対称の態度、行動を促す。いや、促すというより、一方には或る行動を許し、他方には禁じる。

そして、重要なことは、意味の力は時間経過を通じて働くことである。翻り、保存という、未来の時間をめがけた行為を考えると、これは、保存されているものに対する自分の権利が、保存の期間中、保障されていることを求める。つまり、所有という、未来の時間を支配するものによる保障なしでは、保存の試みは空しいものになる。食べ物を保存する技術も、所有の概念によって支援されなければ発展しなかったであろう。

実際、たとえば食べ物を保存することを考えるとき、私たちは、腐敗に抵抗する処置を講ずることの一方で、虫や鳥や獣から守ることを考えるものだが、すると、その理屈からすれば、保存の試みは、実際には食べ物を鳥獣等からだけでなく他の人からも守ることがなければ無に帰するはずである。なのに、この最後のことの実現は食べ物の保存という概念の中には入っていない。代わりに、自明視された所有の概念が引き受けてくれているのである。そして、不正であることを物ともしない人や、敵対者である人が問題の場合、保存でなく防衛という概念が働き始める。

確認しよう。食べ物の入手に食べることが引き続くとき、所有の時間を設ける必要はないが、保存が始まると、人々の間で所有の概念が働き、すると、これは保存された食べ物に関して、人々を二つに区分けする。食べ物を分かち合う人々と、それから排除される人々と。そして、他の所有物よりも食べ物という所有物の場合、それを分かち合うのは非常に濃密な間柄をつくる。

寝食の共同体

このような事情に注意し、更に、最も個人的な事柄である寝泊まりする場所と食べる場所とが同じとなる事態を重ねて考えると、特定の複数人が「寝食を共にする」ことが、人間の社会における一つの強力な単位をつくるものであることが理解される。その内側では、いわばプライベート性を帯びた行為が行われ、しかし、外に向かっては社会的な意味をもった単位の誕生である。

ちなみに、今日、ファストフードの隆盛に対抗して、スローフード運動もみられるが、そのような運動が、家で食事をしよう、という呼びかけと精神を一にすることの意味も考えてみるとよい。スローフード運動は、地域の食材の使用や、多様な食文化の伝統の再評価を呼びかけるわけで、その意味ではまさに食の社会性を基盤にしているのだが、同時に、その基盤が家庭にあることを当然のことだと考えているように思われる。（シンガポールなどで、食事は近所の市場で、というのが当たり前の食形態となる場合も、日常の食事の場所は、人間関係が極めて親密な空間でなければならないであろう。）

食べることが養う人間関係は濃密な種類のもので、その原点は、社会への開口部をもちながら、内では親密性をもった単位としての、共同で食べ、かつ眠る場所が存在することに求められなければならない。食べることと眠ることとのリズムは、一日を単位として繰り返されるものである。その反復が日常の生活の根幹をなす。そして、そこに食べ物の調理の反復も入る。これらの反復をともに行う身近な少数の人がつくる濃密な人間関係が育まれる場所が、家庭だということであり、ここで食の伝統も育《はぐく》まれるということなのであろう。そして、だからまた、家庭での食教育の重要性や、このところ増えている孤食という食の形態への憂慮が表明されたりもするのであろう。

とまれ、私は「住」ということの基本を、眠る場所と考えることから始めたが、私たちが住む家というものは、やはり、眠るだけの場所ではなく、寝食がともに営まれる場所としてこそ重要なのであろう。そして、食ということで確認すれば、食べ物の保存や調理の場所としても住む場所を考えねばならないということだ。このことは、スーパーやコンビニを冷蔵庫代わりにし、また、調理という家事労働もレストラン等への外注に代える、という生活形態の浸透がみられるとしても、なかなか根こそぎ無くなるということはないのではなかろうか。住まいを(食を含む)様々な生活要素の安定した中心とする回帰の欲求も動きも、極めて強いと思われる。

第二節　衣食住と社会生活

衣服　そして衣食

衣食住の三つのうちの衣に、考察を移そう。すると、衣服というものが三つの中で一番、社会性をもったものであることが気づかれる。

私たちが衣服なしでは、風邪を引いたり、肌を焦がしすぎたりするような、軟弱な体しか持ち合わせていないのは事実である。そこで衣服は、温度や湿度の変化、そして、風や雨などから体を保護してくれるものである。また、衣服やその延長にあるものは、砂漠、氷原どころか、海の中、宇宙空間にまで、人間の活動範囲を広げてくれもする。

けれども、衣服は何よりも人を社会の中に位置づける。人は、髪型や顔に塗ったり刻み込んだりする紋様や色でも、自分の社会における位置を主張する、ないし、させられることがある。しかるに、衣服と装飾品とは、その表現力を遙か先に進める。男か女か、若いか年老いているか、体を見れば分かるとしても、身に付けるものが、それを、よりくっきりと語る。かつては、未婚か既婚か、成年に達したと周りから認められているのかどうか、そして身分などが、衣服等によって明示されることが要求される、そのような社会が多かったであろう。

今日、私たちが暮らす社会では、要求が緩やかになり、自由度が高まったと思われる。それでも、その私たちの社会においても、相変わらず衣服は大きな表現的役割を果たしている。制服のようなものではない場合、衣服の表現的役割は一層複雑になり、それで、単純でなくなったゆえにかえって直截に見えにくくなっただけなのかも知れない。

地球上の様々な社会で、また歴史上、衣服にどのような制約が課せられ、どのような表現的役割が期待されているか、あるいは反面、どのような豊かさが獲得されたか、見渡すのも興味深いことであろう。とまれ、ここでは食がテーマであるゆえ、考察の更なる展開は控え、衣服の社会性を確認した上で、「衣食」が人の生活の基本を表すという考えを吟味したい。

先に、生活とは、或る形式をもった人の生きることであり、この形式のうちに、個人の社会とのつながりがあると述べた。その時その時の行き当たりばったりの暮らしでなく、秩序だった生活の流れは、社会の中で認知されて進むものである。それで、その認知のために衣服というものの着用は不可欠である。

ところで、「武士は食わねど高楊枝」と言う。武士は武士らしくしているのでなければ、その生活はきちんと進まないことが語られている。しかるに、武士であることを表すのに、武士らしい服装こそ、第一に無くてはならないものである。そこで、楊枝も、それをゆったりと使ってみせる、そこに意義があると言われるのであるが、これも何事かを示す

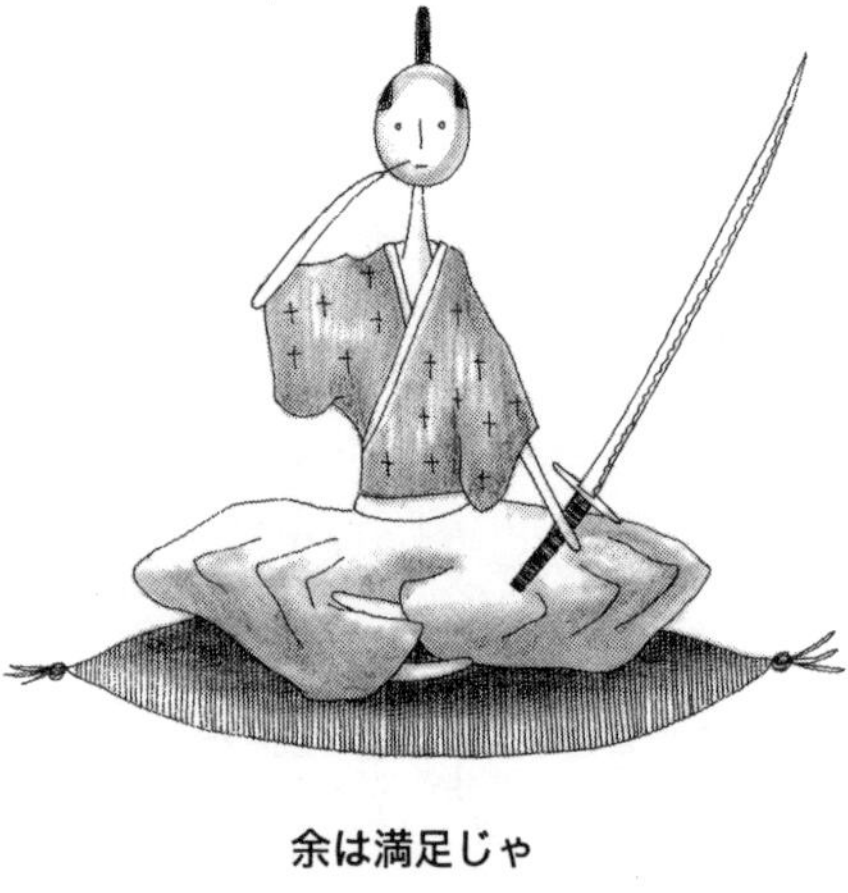

余は満足じゃ

衣服の効用につながるものに他ならない。

だが、楊枝は、食べることに関わるものである。これがなぜ特に取り上げられるのか。言い回しは、やはり食べることが極めて重要であるゆえにこそ成立している。従って、前章では、何を、どのように食べるかということがメッセージ性をもつと述べたが、今、肝心の食べ物、そして食べることそのことを措《お》いて、食べていると見せる外観こそが大きな意義をもつ場合、そこまで目がいっているわけなのである。しかし結局、他面「腹が減っては戦はできぬ」、これは見落とせるはずがない、という背景あってのことわざである。

間違いなく、衣食住における衣の重要性は、寒暖の変化等に適応する人間の一つの仕方としての着衣の重要性を言うのみではない。社会の中で暮らす人間が社会的に認知され、或る場所を与えられて生活を営むためには、適切な衣服を整えることが不可欠性であること、これをも含んで言われることだと理解すべきであろう。そして、その上で、やはり食が、衣とともにどうしても言及されなければならないこと、ここに食の根本的重要性が顔を出す。「寝食」と言い、「衣食」と言って、衣食住の三つの生活基本要素、三点セットから、衣が抜けたり住が抜けたりすることがあるわけだが、食はどうしても抜かすわけにはゆかない。かくも食は不可欠の重要な事柄であるということである。

衣食住

これまで論じてきたことを総合すると、どれも不可欠な生活の三基本要素の衣食住に関し、この順番で、社会へのいわば露出度が低くなり、メッセージ性が弱くなる、そう言えるかと思う。

たしかに、財力のような大きな社会的力をもつものが明確に表れがちであるのは、むしろ住居においてであるかも知れない。けれども、人の行動圏が極めて広くなった今日、私たちが、知り合いの人でも何処にどのような住居に住んでいるのか知らないままでいることは多い。また、仮に建物を外から見ることがあるにしても、中の構造まで見る機会に恵まれる人は非常に少ないものである。まして、人がどのような寝具にくるまって眠るものか、これは想像だにしようとはしない。それは個々人の事柄だからである。（商人や兵隊などを除くと人の移動がなかった時代に戻れば、権力者ならざる庶民の住居がメッセージ性をもつと考える必要はなかったことは先に述べた。建物にメッセージ発信を担わせるとき、それは眠る場所としての住居から離れるときである。）

これが、食べることになると、両面的になる。食は、前章で扱ったように、社交の重要要素となることもある。他面、自分の家での食事は、寝食を共にする者以外の誰の目にも触れぬ、気ままなプライベートな事柄である。

そして、衣服になると、ここにこそ自分の個性を精一杯に降り注ごうと気を遣う人も多く、これは自分の問題だ、自己表現が中核にあると言いたくなる面もあるとはいえ、実はそれはまさにファッションの事柄となり、人の目を意識してのこととなるのは必然であろう。そして、もちろん、服なしで人は一歩も家から外に出るわけにはゆかない。衣服は、仮に冷暖房完備で衣服要らずの住居に住むことが可能だとしても、外の世界とつながるためには必需の品である。そして、人は家の中に閉じこもっては生きてゆけない。

それから、衣食住を、既に先に軽く触れた別の面から、住、衣、食の順番で、耐久性をもつものから、消耗するもの、消費されてすぐに無くなるもの、という性格系列において見ることもできる。そして、このこととの関連で、消費されるものは補われなければならないという論点の他に、新しさ、古さの判断が衣食住のそれぞれにどう絡み、それぞれでどう違うか、という、興味深い主題も現われる。

そのうち、特に食に関しては、第一に、食べ物の新鮮さに価値をおき、古さを、いわゆる賞味期限が示すような質の維持限度の問題や、古さが進んで腐敗する、食物の有毒化として捉えるべき問題がある。第二に、古くなるということが、むしろ熟成であったりして、食品の価値の高まりをもたらすような場合が、論ずるに値する事柄となる。そして、たとえば時間の経過における乾燥や発酵等を通しての新しい種類の食品と言ってよいものへの生成、ないし別の食べ物の誕生を言うことができる場合もあるであろう。それから、食の新しい流行や、反面での嗜好《しこう》の保守性等が、第三のテーマとなろう。しかしながら、これらはいずれも、本章の主題を越えた話題であろう。

第11章　食をめぐる諸問題

第二三節　食糧の量と質

食卓上の食べ物が来るまで

「食べるの（＝主体）は動物、食べるの（＝相手）は生物」という見出しから本書を始めた。この基本から、大型動物である人間の食べることを考えると、被捕食者を相手にした捕食者というイメージが出てくる。つまり、私たちは、あたかも若菜を摘み、魚を捕まえ、それらを口に運ぶ、このようなこととして食べる営みをなしているような感をもってしまう。

けれども、他方、人が食べ物にありつくことには多くの人々の関与があることを、私は繰り返し指摘してきた。食べる動物として、周りの動植物を狩り、採集する、そういうことから離れた食生活をしている人々の方が圧倒的に多いということである。そして、私たちが稀《まれ》に苺狩りに行くような場合でも、たしかに食べるものを、その生きた形で相手にし、直かに手でもぎ取り、直ちに体内に取り込むのではあるが、それでも、その苺は、実はピクニックに来る客のために農園の方が栽培してくれたものであるに過ぎない。

　食べ物をさがし、手に入れるというのは、本来、知覚を鋭敏に働かせ、敏速な体の動きをもってなすべき、労苦を伴うものだったに違いない。今日では、その苦労は、お金を稼ぐということに置き換えられている。（場合によって、食べ物――食材――そのものの入手より、調理の方が大変だということもある。）そして、お金は、食べ物のみならず、衣服や住居、様々なサービス全般への通路となっている。

　さて、食品を購買するためのお金をどうするかということは措《お》いて考えるとして、今日、日常の食事には、その準備に手間ひまをかけること

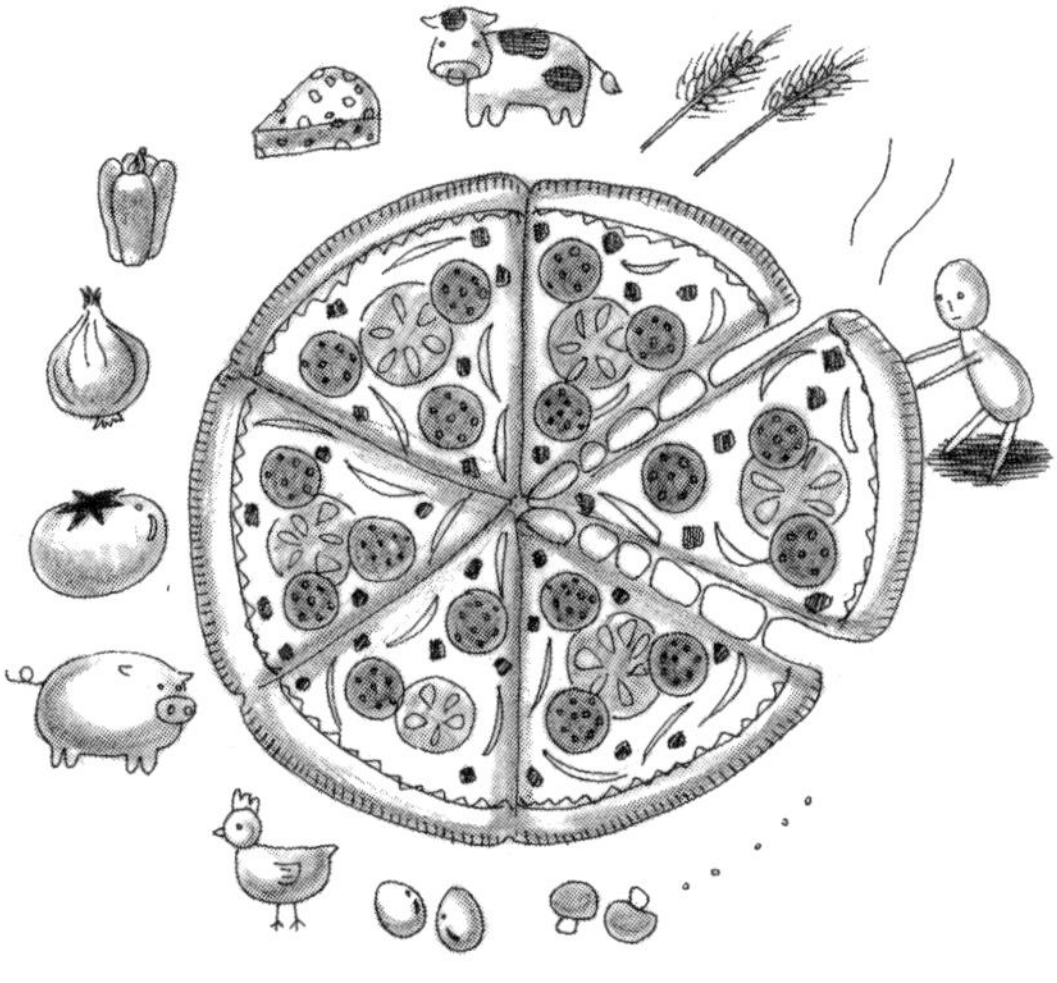

百貨店風多国籍風食べ物っていうわけね

が少ない、そういう食生活をすることが可能となっている。たとえば、日曜日の朝、冷凍のピザがあれば、それを焼くだけで済む。トッピングに、ピーマン、トマト、玉葱、それにサラミソーセージやチーズを増量する程度の手間を惜しまない人もいるであろう。それでも、それらの材料がすべて、台所の隅や冷蔵庫に揃っているから、そのちょっとした手の加えもできるわけである。

　ところで、私がその冷凍ピザを選んだのは、たまたまテレビのコマーシャルで見たからかも知れない。近くのお店で目立つ場所に置いてあったからかも知れない。そして、ピザを買う気になった背後の事柄には、家に冷凍庫があるという条件も含まれていたはずだ。

　ピザは、多数の色鮮やかな写真や文字が印刷された包装袋に入っている。アルミの袋だったり、ポリエチレンの袋だったりする。袋には、台紙があり、保存期間の延長に役立つに違いない何かが入った小さな袋が同梱されている。ところで、これらは皆、食べるものではない。しかし、これらは、ピザが食べ物として私の食卓に上るまでに必要とされていたものである。いや、もちろん、これらの中には、たとえば過剰包装という指摘一つを取っても分かるように、実は或る意味では、食べ物の供給といった中心事態にとっての必須条件ではないものも、多く含まれている。けれども、なぜ過剰包装があるのか、それにはそれなりの理由があるのも事実であり、事態は複雑きわまりないものになっている。

　ともあれ、このように、肝心の食べる部分を別としても、私たちが何かを食べるに至るまでには、実に多くの事柄が関係している。人々、技術、沢山の種類の素材。

素材も、様々なレベルで語れるものである。アルミニウム、ポリエチレン、インク、紙など。あるいは、ボーキサイト、石油、樹木など。また、生産や加工の過程で費やされた様々な形のエネルギーも、無くてはならなかったものとして前提されている。そして、たとえば電気というエネルギーが利用可能であるためには、発電所等の更に夥《おびただ》しい事柄が実現されていなければならないのである。

また、素材のあれこれが、何処かから何処かへ運搬されたことであろう。木材が運ばれ、木材が姿を変えた紙が運ばれる。そこには当然、多くの人々が関係している。そのとき、トラックも軽油も、道路も必要とされている。そのトラックも生産されたもの、軽油も精製されたもの、道路も建設されたものである。紙をつくる工場の機械は機械で、あちこちで生産された部品から成っているし、それらの部品の工場で働く人々、各部品の更なる材料があったわけであり、更に、その材料のそのまた先の原材料と、それを用意するために働いた人々、そして運輸に携わる人々がいる。素材の生産、運輸のみならず、企画を立てる人、商談をまとめる人、銀行からの融資を引き出す人、新製品を世に知らしめる人。

(以上のすべての人々が、食物のいわゆる生産者と言われるのではない人々であることに注意しよう。)

そして、肝心の食べる部分そのものに目をやっても、私たちがあっと言う間に食べてしまう、たかがピザ一枚に使われている食材も、実に多くの由来をもっている。試しに、或る製品の包装紙の裏に実際に記載されている原材料名を書き写してみる。「小麦粉、ナチュラルチーズ、野菜(ピーマン、玉ねぎ)、トマトペースト、果糖ブドウ糖溶液、ボロニアソーセージ、ショルダーベーコン、植物油脂、イースト、ショートニング、乳酸菌飲料、食塩、でん粉、香辛料、パン粉、チキンエキス、トレハロース、セルロース、乳化剤、調味料(アミノ酸等)、キシロース、リン酸塩(Na)、イーストフード、着色料(モナスカス、コチニール)、V.C、発色剤(亜硝酸Na)、(その他、卵、牛肉、豚肉、大豆由来原材料を含む)」その他、人参ピュレーやパインアップル果汁、マーガリン、それから、カロチン色素だとかグァーガムと称する安定剤などが入ったピザ製品もある。

原材料に用いられているのは、野菜や畜産品、乳製品だけではない。塩などが使われているのはもちろん、どのようなものか良く分からない工業製品、動植物起源のものではないと思われる原料からつくられるに違いない工業製品も入っている。驚くべき多様さである。コチニールのように、正体を知ればエッと思うような材料も入っている。そして、ピザが食品工業という産業の工業製品であることが実感される。食べ物というものは、農林水産業の産物である、という素朴なイメージは失墜する。

また、もし、これらの原材料の生産地を書き出すとなると、世界各地が登場することになるに違いない。生産に携わる人々の数も夥《おびただ》しい。

以上は、言うまでもない事柄である。だが、ピザという食べ物が私の食卓に並ぶまでには、膨大な事柄がすべて人の手でうまく噛み合わされて初めて成立する、商品としての食品生産と流通の過程があるわけである。考えてみれば、凄いことだと私には思われる。何かを食べるとは、その食べ物を口に運び、咀嚼《そしゃく》し、呑み込むことであり、単純なことである。それなのに、その単純なことの実現は、現今の社会の人間では、いやに複雑なプロセスの後で現われているのである。

財としての食糧とその偏在

この複雑さゆえに、人間が何かを食べるということは、多くの問題を抱えている。それが、いかに多岐にわたるか、発生理由をみながら、概観してみよう。

どの動物種にあっても、食べ物を巡る競争が個体間に、時に群れと群れとの間で、また、他の動物種の個体との間で、見られるものであろう。けれども、その競争は或る限界をもっている。具体的な或る個体を考えれば、動物は自分の周りで食べ得るものを、自然の恵みとして発見して食べるだけである。そして、その恵みが許す範囲の種々の動物が生息し、繁殖する。その範囲の確定そのことに競争は関わるが、全体として生態系が維持されるような仕組みが元々あるのが普通である。

ここで、人間との比較で確認すべきは、三つの事柄である。①個体として食べる量の限界。②種の繁殖の限界。③無駄のない栄養効率。

まず、或る動物個体によって食べ物として恵みから取り去られる量には明確な限界がある。ところが、人間は食糧を保存し、それを財として扱う。財としての食糧を入手しようとする欲望には限りがない。

手に入れた食べ物を直ぐに摂取せずに、いわば保存する動物はいるが、その保存は保存物に対する権利をもつことを意味しない。また、食べ物が生成することを当て込んで、それを前もって自分のものとして認めさせる、そのようなことも動物ではない。

リスがドングリを冬に備えて地中に埋めたとして、また、モグラがミミズを大量に巣穴に蓄えたとして、それは別の時間に容易に食べ物を見つけ、入手し得るためだけのもので、それらを食べる当然の権利をリスやモグラがもつのではない。仮に他の動物がそれを取ろうとすれば、力ずくで阻止するしかないのである。（翻《ひるがえ》り、人間では保存には所有の権利が関連してくることを、前章で話題にした。）

また、縄張りをもつ動物も、その縄張りで芽生えてくる新芽や若葉、実る果実、産み付けられる卵を、食べ物として手に入れるには、そのつど、他のものとの競争において勝ち取るのでなければならず、前もっての所有を主張できるわけではない。縄張りを持つとは、資源を所有することではない。すると動物では、個体がもつ知覚や運動の能力と、食べる容量に見合った分だけの食べ物が自然から取り去られるだけで、その量を超える分の恵みは個体にとっては無意味になる。種としての繁栄には関係するが。

ところが、人間は、食べ物を保存し、誰か（ないし集団）がその所有を主張し、その主張を他の人々や集団から承認される。その上で、所有財としての食べ物を移動させ、他の人や集団との間で、他の価値物、財やサービスと交換する。（逆に、他の財との交換で、食べ物を得ることができる。）すると、食べることとその欲望には限りがあるとしても、その限界を越え、食糧となり得るものを、消費物としてと限らず、財として蓄積し、他の価値物を手に入れる手段とするためにも、多く自然から取り去ることをする。

そして、財の蓄積は財の具体的使用なくしてそれ自体でも、（経済的力であるよりは）政治的力として機能してきた。（たとえば穀物を民衆に分配することによって政治的力を蓄えることが見られたと並んで、たとえ倉で穀物が腐っていったとしても、そこに穀物を集積したことを見せびらかすことがすなわち政治的力を発生させるような場合もあった。）そして、今日、売るための農漁業が食べるための農漁業に取って代わるという事態が大きく進み、自然の恵みから自分の生存のために必要な分だけを取り去るというのではなく、開発し、能う限り搾り取る、という構造ができてきた。

もちろん、すべての人間の飢えが満たされるなら、それを上回る量の食糧は交換価値の方も含めて価値を無くすわけであろう。けれども、あとで述べる人口の増大や人々の嗜好の贅沢化などの要因は、このような事態の出現を許さない。そして、総人口に対する総食糧量という問題よりも深刻な問題は、食糧が財として集められる種類のものになることや様々な財と交換されるものとなることでもって、人々がどのような質のどれほどの食糧にありつくかに関して、人々の間で酷いアンバランスが生ずるようになったということである。それは、人間個体がもつ食物の知覚的探索能力や取得のための運動能力、更に食べる容量の差異に見合った偏りではない。

そして、食べることとそのことに先立って、（移動でき、交換可能な財としての）食べ物を所有するという事態があることによって生ずる問題は、食べ物の所有に先だって更に、食べ物の産出が可能な大地や池、種子等を（資源としての資格で）所有するという事態が人間社会では見られるということでもって、増幅される。

食べ物は自然の恵みとして、そのつどの現在に、受け取られるだけのものとしては現われなくなった。資源を使って財として生産されるものになった。そして、そこには過去における、資源に関する諸権利の配分という歴史が反映されているのである。（過去が過去たる資格で効力を持つ、というのが人間の社会の特性である。そして、過去の効力は意味次元の成立に支えられている。）

そこで、食物は見つけるものでなく、生産するものになった。見つけたものがそれを食べる、という単純な事態はなくなった。それは直ちに許されることではなくなったからである。そして、食物の生産者がそれを食べるとも限らず、食べてよいとも限らない。食物生産のための資源の所有者が生産された食物の処分仕方の決定権をもつものであることは多い。そうして、食物は財として流通し、食物が埋め込まれている自然との一切の関わりなしにただ食べるだけの人々のところまでも届く。ただし、食物にありつくには、財の交換、流通過程に参加できるのでなければならない。

資源の所有や、資源からの食べ物の取り出し、すなわち生産には、その生産のための手段の開発や所有、生産された食糧の運輸、販売等の流通手段の有無、それから何より、その諸過程に投入される人的資源の配置がどうなっているか等の事柄も、絡み合ってこざるを得ない。そして、資源の概念に結びつく地球上の自然の人為的分割は政治と経済の問題である。様々な内容をもつ自然資源をどの方面の人間活動のどの方面に振り向けるか（軍事基地にするか、食物生産の場とするか工業活動に役立てるか、食物の中でも、芋の生産かサトウキビの生産か、小麦か飼料か等）も、政治の他は、主として技術と経済の論理の問題である。また、人が人的資源たる資格でどのようにそこに入ってゆくのか、これまた同様である。

こうして、複雑な歴史を踏まえて展開される、政治、技術、経済の論理が食糧の生産と供給に関しても働く。ここに、食糧を巡る富と貧困とのコントラスト一般と、今日では南北問題の主たる起源がある。

人口増大と食糧問題

注意すべき二つ目は、種の繁栄の限界である。種の存続は、或る時間尺度のもとでは認められる生態系の持続の中でしか可能でなく、そこでは動物の種ごとの個体数に限界を設ける調節が働いている。（非常に長い時間尺度で考えれば、生命の歴史は、進化という概念でもってこそよく理解できるものになる。ところが、進化では、種の絶滅も新しい種の誕生もあり、従って、既存の生物種の均衡というイメージが強い限りでの生態系の概念をはみ出す事柄がある。）

翻り、種としての人間の個体数、すなわち同時期に存在する人口は、増大し続けている。そして、それに伴い、人類が総量として自然の恵みに要求する食べ物量には際限がない。

人口増大は、主として、二つの要因によると見ることができる。一つは、まさに人間が必要とする食糧量の供給が増大し、人口増を許すから、というものである。これは、人口の増大ゆえに際限なく食糧が要求されるということとは逆向きでありながら、その事態と一体になっている。そして、この一体化を言うことができるのは、人間は、自然界に食糧を見いだすだけでなく、要求に見合って積極的に食糧をより多く生産することができるゆえである。

人口増大のもう一つの大きな理由は、人間は被捕食者の地位に置かれることから抜け出る存在になってきたということである。非常に稀に、フカやライオンに食べられる人がいないわけではない。可能性として、人間は他の、強い動物から襲われ、食べられる動物である。しかし、フカに食べられる人がいるとニュースになるくらいに、その可能性が現実化することは滅多にない。かくも人間は動物界で君臨するようになった。

（ついでながら、幸いに被捕食者となることなく生を全《まっと》うした場合にも、その死体や枯れたものが微生物によって分解されることを通して、あらゆる生命体はエネルギーと物質との自然な循環に入ってゆくのに、人間はここでも、その環から抜け出そうとする。葬儀に見られるように、人間の死体は特別な仕方で管理される。また、人口増大の理由に帰れば、栄養良好ゆえの、また病気や過酷な環境の克服などによる、長寿化も、人口増大につながっている。だが、是非とも指摘したいのは、戦争との対比における平和という要因の重要性である。――とはいえ、平和の追求は、仮に人口増大を招くとしても、第一に来るべきことであろう。）

栄養効率・食物資源の有効活用

人間との対比のために確認すべき三つ目は、動物では捕食者と被捕食者との間には直接的関係しかなく、捕食者による栄養摂取としては無駄がない、ということである。食べ物となる生物は、自然の恵みとして、自然の一部として見いだされる。

ところが、人間は、食物連鎖の在り方に介入した上で、より上位の生物を己が食べ物とすることをなす。トウモロコシを直接に食べもするが、トウモロコシを牛に食べさせて、その牛を食べることもするのである。人間の介入がなければ、大量の牛が大量のトウモロコシを食べることはなかったであろう、ということが重要である。結局、人間は牛を食べつつ、間接的にトウモロコシをも食べていることになる。

無論、草を喰むキリンを食べるライオンもまた、草を間接的に食べているではないか、と言いたくなるかも知れない。けれども、ライオンにとって草とキリンとの関係は、与えられた自然に埋もれた事柄である。ライオン自身が自らにとっての自然の恵みから取り去るのは、キリンだけである。しかしながら、人間は、牛に食べさせるために、トウモロコシを一旦、自然から取り去る。それを、牛の成長という自然のプロセスの中に再び投げ込むとしてもである。しかも、人間はトウモロコシを直接に食べることもできるのに、それを敢《あ》えて控えて、トウモロコシを食べて太った牛を食べることを選ぶのである。トウモロコシと牛との関係は、自然の事柄でなく、人間が介入して生じた人為的事柄となっている。

そして、穀物を飼料として用いる場合にも、鶏を育てるためにか、豚を育てるためにか、はたまた牛を飼育するためにかで、穀物の必要量は違ってくる。いま述べた順序で、同じ重量の肉を手に入れるのに消費される穀物の重量が大きくなることは、よく知られたことである。これを別の言い方で言えば、この順序で栄養効率、食物資源の有効活用率は悪くなるということである。

（なお、私は第2章で、次のことを言っておいた。すなわち、人間が体温を維持するためには摂取した食物の八〇％という多くのカロリーを要することを述べつつ、冷血動物であるナマズの体重を一キロ増やすには餌は二キロ以下で済むのに、牛では七キロの穀物を必要とする、と。付け加えれば、鶏の場合、魚と近いそうだし、豚だと一キロの体重につき四キロだと言われている。）

にもかかわらず、国民所得の水準が上がるにつれ、魚よりは肉、肉の中でも、鶏よりは豚、豚よりは牛を食べることを好むようになるという推移が、私たち日本の国でみられなかったか。この推移は嗜好の問題であり、贅沢という事柄でもあろうし、水産業や畜産業等の構造の問題でもあろう。統計的にこの肉種の順序で、一国の肉消費量が増大する傾向は、あるようである。（無論、イスラムの人々は決して豚は食べず、ヒンズー＝バラモンの人々は牛を食べないのだろうから、軽々しい一般化は慎むべきではある。）たとえば現在、中国がこの推移を非常に速いテンポで経験していることなど、食糧需給問題という観点から、たびたび聞かされてきていることである。

（レスター・ブラウンが主導する、ワールドウォッチ研究所が出す年次刊行物『地球環境データブック』には、世界における食肉生産量や漁業生産量の統計データや分析が掲載されている。それによれば、世界全体では、一九九五年には牛肉の生産量を追い抜くほどに家禽肉の生産量が伸びてはいる。しかし、中国では豚肉の生産量が著しく伸びており、また、消費も増加している。また、そこでの分析で、リ・ガードナーは、「将来的には多くの人々の食事における魚の割合はずっと少なくなるだろう」と予測している。レスター・ブラウン編著、福岡克也監訳『ワールドウォッチ研究所　地球環境データブック 2000–2001』家の光協会、二〇〇〇年、四一頁）

ところで、食物資源の効率の良い活用という課題のもとで、嗜好とか贅沢とかの方向で考えると、飽食という現象や、食の無駄の問題なども当然に話題に上ろう。しかしながら、ここではそれら全般を取り上げることはせずに、一点、現在、社会的に問題になっている、いわゆる狂牛病と関係する事柄に触れて、次の問題、食べ物に関しては安全という問題が付きまとわざるを得ないということへと、話題をつなげよう。

効率と危険

次に引用するのは、アニマルサイエンスを推進する科学者たちの対談の一部である。一部でしかないから誤解を招いては困るので、その点、全体の文脈を別にした抜き書きだということを念頭に置いて読んでいただきたい。

「いまなぜ狂牛病があんなに問題になったのだろうかということを考えてみると、やはり効率性だけを上げていくような仕組みにはまってしまうことの恐ろしさを考えなくてはならない。……そもそも動物、たとえばウシとはどういう動物なのか、ウマとはどういう動物なのか、というところに戻って考えなくてはいけない。そういう意味での「全体性」が必要です。」

「そうですね。昔は骨などは廃棄されていたわけです。しかし、いまはウシの生産物そのものを有効に利用しようということになっています。ですから、昔は廃棄されていた生産物から肉骨粉だけではなく、いろいろな化粧品や医薬品がつくられています。ウシなど家畜を余すところなく利用するという発想は非常に貴重な発想だと思います。」

「ありとあらゆるものを利用することは尊いことだし、今後ともやるべきことだと思います。……すべてのものを有効に利用するという考え方は日本にもありました。そういう伝統を私たちは、たとえば捕鯨でもっています。いま狂牛病で相当なパニックが起きていますが、ウシにウシを食わせていた……、あるいはウシにブタもヒツジも食わせていた、つまり、ウシに動物性タンパクを与えていたことをはたして日本のどのくらいの人たちが知っていたか。「肉骨粉」というのはワープロを打っても出てこない、それほどポピュラーではない。狂牛病がこれほどまでにパニックになったのは、情報が与えられていなかったことにあると思います。一般の人たちにとっては不意打ちを食らったようなものです。しかも、肉骨粉が原因だったということになると、これはいままで知らなかっただけに、相当ショックは大きいのではないでしょうか。日本の農学者をはじめいろいろな分野の人たちが、持続的生産あるいは循環型社会を目指そうとしていますが、肉骨粉は循環型の利用といえますね。」

「そうですね。非常にきれいに循環させて、しかも栄養価が高くて、生産にたいへん貢献した。しかし、残念ながら、「プリオン」というわけのわからないものがそこに入っていた。」（対談（林良博・佐藤英明「ヒトとともに生きる動物たち―アニマルサイエンスを語る」、『UP』三五五号、五―六頁、東京大学出版会、二〇〇二年）

引用が長くなったが、私としては一言だけ言えば済む。食物が生産されるべきものとなると、食物資源の有効活用が、正の価値をもつこととして追求されるのは必然である。だが、この追求は、いや生産ということ自体が既に、自然の恵みをそれとして受け取るだけのことから離れることである。そこに、私たちの予想を超えた事柄が生ずる余地があり、その無知は危険と隣り合わせである可能性もある。これを忘れてはいけないのである。

第二四節　環境と安全

安全問題

食物の安全について気に懸けるというのは、かつては、二つの場合に限られていたのではないか。一つは、食べ物に黴《かび》が生えたり、食べ物が腐敗していったりする、その進行度合いをチェックする場合。もう一つは、食用になりそうにも思えるけれど本当に人間が食べることができるものか、毒を含まないかを見極めようと、慎重に対処する場合。

前者は日常茶飯のことであり、後者は、キノコ狩りとか潮干狩りか何かに出かけるような場合で、今日、都市で生活する人々では、たまさかにしかない事柄であろう。あるいは、フグ料理の免許をもつような、そういう立場の人にとってのみ、対処が求められることであろう。私が小さいときには、川魚を捕って、さて、寄生虫がいないものだろうか、どうしよう、食べようか止めようかと思案したことがあるが、最近はこのような場面に立つことは本当に少なくなった。

ところが、今日、食物の安全に人々が神経質になるのは、往々にして、食べられるどころか、まさに美味しい食べ物ですよと提供されるものに関して、それを口にしつつ、他方で、安全なのだろうね、と気にする、疑念を懐《いだ》く、という形のものなのである。腐ったもの

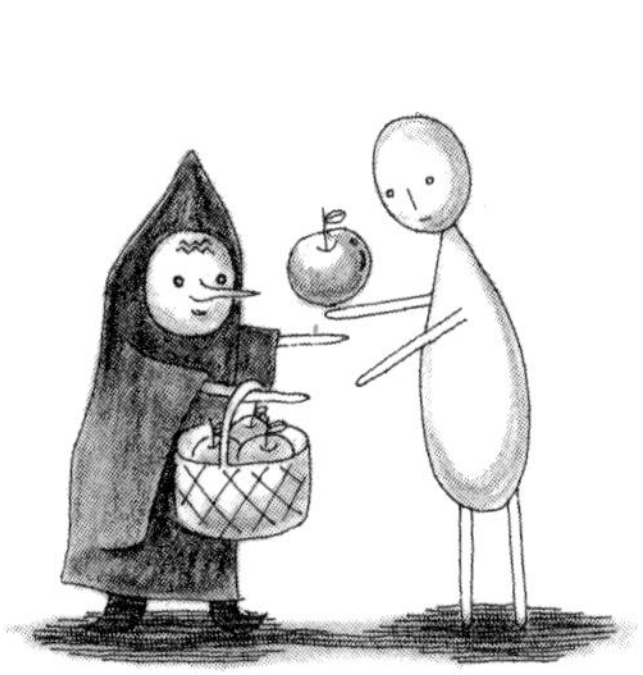

もしかして……

や毒のあるものを食べるとすぐにお腹をこわしたりして、その食べ物が安全なものではなかったということは誰にでも分かる。(腐敗物の場合、匂いや味でのチェックも容易である。)しかし、今日の食べ物の安全問題というのは、しばしば食べているけれども、差し当たりは不都合が生じてはいない、少なくとも見えていないものに関して、けれども、安全なものではないかも知れないとして、発生する傾向があるのである。

安全性に懸念を懐く理由がある、あるいは、この理由さえも漠然としていて、食物の供給状況全体に関する不信から、食べ物の安全について問題を感じてしまう、このような状況がある。それゆえ、限られた特定の食べ物に関して安全かどうかを疑うのでなく、非常に多くの食物について、その安全さに不安を覚えるということが見られるのである。食物の安全に関する、薄いけれども広い不安、これが今日の問題状況の特徴である。

この問題の発端は、人が食べ物を自然の恵みとして受け取るだけにせず、食糧の生産に乗り出したことにある。一方では、その生産過程を通じて食べ物に混入する様々な成分、これの人体への作用に関して無知の状態に置かれることの必然性から問題が生ずる。(栽培や養殖では、肥料や飼料、薬品等を用いる。そして、生産は単に栽培等の形態をとるだけでなく、品種改良という契機を含む。しかも、今日では遺伝子組み換え技術などのバイオテクノロジーをも取り込む方向にあり、ここには未知の、余りに危険な事柄が待ち受けている。)他方では人に対する不信、信頼の欠如が不安の根底にある。そしてまた、食に関わる以外の人間の様々な活動も、食物となる動植物の環境に大きな影響を及ぼすことにより、巡って食べ物の安全性についての不安を発生させる理由となっている。

狂牛病の場合でも、肉骨粉を飼料とするのが危険であることは、或る時期までは分からないことであった。古くは、(これは食糧の生産過程そのものに起因する安全性の喪失ではないが)水俣病の原因が食べ物としての魚であること、その魚に水銀が蓄積されていたからであるということも、最初は知られていないことだった。そうして、多くの場合に、因果関係の有る無しが争われたりすることから分かるように、どの食べ物がどのような理由で安全でないのか、その認識に至るのは困難なことである。

そして、有害物だと考えられているものも、或る量までは摂取しても構わないなどと言われる。しかし、このような物言いは、毒物としてのシアン化合物に関して致死量が言われる場合とは様子が違う。毒物の場合、一回に服用する量が問題であるのに、現代の安全でないかも知れない食べ物に関して、それが含む有害物の量の程度が問題とされるときには、長期にわたる摂取と、それを通じての蓄積や、緩慢な人体への有害な影響への危惧が主題とされているのだからである。長期にわたる事柄に関しては、様々な可能要因を考慮すべきゆえに、因果関係の明白な把握が難しいのである。

そして、今日、人々の苛立ちは、食糧供給に携わる人々、そして、制度への不信と結びつくことが多いと思われる。狂牛病のケースでも、肉骨粉の使用禁止に関し、法的規制をとらずに行政指導に留め、しかも、その指導が徹底していないなどのことがあった。翻り、特に輸入食品に関して、基準値を上回る残留農薬の問題も、何度となく指摘されてきた。つい最近では、或る企業が、食品衛生法で使用が認可されていない五種類もの物質を、それと知りながら香料の原料として長年にわたって用いていたことが明るみに出た。しかも、その香料は、全貌が把握できないほど多数の食品に添加されていたのである(現在、四五〇品目が確認されているようである)。

　これらの例では、何が、そのどの程度の量が、食品の安全性を危うくするのか、という事実問題、そして、その認識の問題もさることながら、それよりは、危険だとされるものに関わる可能性をもつ人々への信頼や、それを巡る制度の適切さに対する安心感が、揺らぎ、損なわれるということこそが、問題なのである。

　人間の大多数は、食物の供給を他の人々に頼るという生活をしてきた。この人間という動物に特有の構造は、決してなくなりはせず、ますます激化するに違いない。自給自足に近い生活をする農業者なども、一部の食品は外部に求めてきただろうし、そして、食物は今や経済の枠組みに組み込まれた商品である。また、第一次の農水産物としての食物供給のみならず、食品工業が産出する実に多種多様な食品の提供が見られる。人の誰もが、消費者として生産物としての食品を求める立場に立つ。立たないことはない。

　そこで、生産活動が絶えず受ける圧力、すなわち、消費者に受け入れられ、他の生産者や他の生産物との競争に勝たなければならないという圧力が、食品の在り方を決定してゆく。この決定の過程で、二つの反対傾向が現われることに注意し、二番目の傾向を伸ばすように努めたい。

　一つは、生産性を高めたり、利潤を多くしたり、売り上げを伸ばすために、より多くの化学肥料、多くの農薬の使用、それから、未知のファクターが多い新品種の採用、保存料の多用、安価な味覚刺激物質の添加、見てくれを良くしたり注意を引きつけるための着色料や香料等の過剰な使用、増量剤の混入など、食品の安全性を脅かしかねないものを、敢えて使用してでも競争に勝とうという傾向が、必然的に生じる。

しかし、他方では、長い目で見たとき、安全が保証されている食べ物こそが最終的に人々に受け入れられるはずだ、という考えのもとで競争に望む傾向も出てくるであろう。ただ、とはいえ、安全を保証しようとするコストは高くつく。そして、それは何より、食品に入り込む可能性のある物質が、人体にどういう影響を及ぼすものかを見極める、科学的探求を不可欠とする。しかも、その、たゆみない探求をもってしても、無知の領域は余りに広大である。

人間が単純に自然の恵みの中でのみ生活することをやめた、その代償として、どのような災いが人間に降りかからないとも限らないこと、これを念頭に置いて、事に臨むしかないのである。それでも、私たちは、困難な道を選ぶべく、意識を変えてゆく、このことによってのみ、食の未来から暗さを取り除くことができるのではないだろうか。

食を取り巻く環境問題と食に起因する環境問題

ところで、実は、食品の安全性の問題は、単に食品の生産の過程で生じかねない問題であるに留まるのではない。人間の様々な活動、大規模な活動が、巡り巡って食べ物の安全性を脅かすものとなっていることが多いのである。それは、いわゆる環境問題の、食における現われだと整理できる事柄である。

環境問題は、身近な住環境や職場の環境を各人が問題にするといった小さな事柄はそれとして、かつては、化学工場からの排出物等による空気や水の汚染などの公害の問題として議論されてきた歴史がある。が、最近では、生態系の破壊とか、地球の温暖化などの事柄がクローズアップされている。地域を越えて人類全体の生存の危機とストレートに結びつけて考えられるような、そういう大きな視角での環境問題の捉え方が、人々の意識にのぼってきているわけである。

前者では、喘息の原因となるような劣悪な環境とか、ストレスを生じさせるような騒音発生環境とか、具体的事柄としては切実な個々の問題があった。そして、(市民運動や行政の介入はともかく、直接的には)化学工場の経営者や設計者のような立場の人が取り組むことで解決すべき問題としてあった。ところが、現在の環境問題は、人々の誰もが取り組むべき大きな課題として考えられている。誰もが環境を悪化させる張本人の一人になり得るし、だから逆に、個々人のささやかな自覚的行為が、事態を悪化させないために是非とも要請されているのである。

翻るに、先に述べた食糧難という問題の意識も、似たような状況にある。食えないから産まれた子供を間引きしなければならないといった事柄が身近に生じた時代があったし、今日でもかなりの地域の人々にとっては、食糧不足は身を切るような切実さをもつ問題である。けれども、この問題は、本書の読者の方々の多くにとっては、人間にとっての自然の恵みという事柄を、地球規模において考え、その有限性を自覚するということにおいて露呈してきた問題として、頭での理解において受け止める、そのようなものであるに違いない。そして、そもそもが、今日の環境問題への意識の皮切りには、人類人口の飛躍的増大が招来するであろう食糧充足の危機の問題があったのであったのである。

環境問題は、私たちの身の回りの実感できる範囲、日々の活動舞台として現われるサイズの環境の問題である、ということを越えて、今日では地球規模で考えるべきこととして扱われる。従って、或る価値意識に裏づけられ、しかしながら故意に偏りをもたらされたのではない情報の生産、受信といったことが、この問題の発見と解決に向けた努力には必要である。

さて、ＰＣＢが蓄積された魚は食べ物として安全か、と言った問題と並んで、それ以上に大きな問題として、漁業資源そのものが激減する可能性という問題が、生態系が維持可能かという問題の系として位置づけられもする。

人間という種が生き延びてゆくに当たって依存する生態系は、或る、私たちにとっては充分に長いと思われる時間の尺度においては、エネルギーや物質の循環によって安定したものであるはずである。ところが、人間の余りに大きい活動、一生物種としては突出した活動が、その循環を危うくさせかねない。これに気づいたところに、今日的な環境問題の場所がある。しかるに、そのような目で見ると、食物が安全なものかどうかという問題の一部が、人間の食に関わる以外の他の諸活動の結果としての環境の劣悪化によるものとして生ずる反面で、食物の生産に関わる人間の大規模な活動もまた、人類の生存環境そのものの全体的悪化の一因となる、そのような側面をも見落とすわけにはゆかない。食を取り巻く環境問題と並んで、食に起因する環境問題も発生するのである。

森林を食物生産のための畑にすることが生じさせる問題、灌漑設備をつくること、養殖場を設けること等がもたらす思いがけない環境の激変の問題などが、目につくこととして、新聞等でも話題にされてきた。その他、農業における肥料や農薬の過剰投入などがもたらす問題の他に、専門家が憂慮していることとしては、大量の家畜の排泄物が、やはり適切な循環過程からはみ出てしまうという問題もある。

また、先にも述べたように、商品としての食物の流通は、包装紙の生産や運輸など、食べ物の周辺に関わる事柄を必要とするが、それらも皆、環境に負荷をかける。そして、微生物による分解等を通じて循環の中に入ってゆく食物の残存部とは違った種類の廃棄物(包装容器など)をも産み出す。調理や後片づけに関わっては、洗剤や廃棄油の処理なども、環境との関係で問題となる。

知識、政治、経済

以上のように、現代の食の在り方を巡っては、大きな問題が数多くある。しかも、多くの問題が、生活の中で身を切る仕方で、否応なしに立ち現われるというのではないことに、注意しなければならない。そこで、問題を問題として感ずること、これが既に解決への第一歩、前提となる。しかるに、問題を問題として受け止めるには、知識を得ることが必要である。ただ、専門家ならざる私たちにしてみれば、知識とは情報として流されてくるものをキャッチすることによって得られるのがほとんどである、という現実を自覚し、その上で、積極的に情報源となり得る人々に向かって、訴えるということが望まれる。

動物の営みとしてみれば実に単純な事柄である食べるということの実現は、現今の社会の人間では、いやに複雑なプロセスの後で現われている、と述べた。或る食べ物が私たちの食卓に並ぶまでには、膨大な事柄がすべてうまく噛み合って初めて成立しているのである。そして、その噛み合いを実現しているのは、今日では、ほぼ経済の論理であると、私たちは知っている。また、経済の論理が働き得る諸条件を実現し、しばしば邪魔するのは、政治的状況であることをも、私たちは知っている。いずれも、私たちがコントロールしなければならず、それなのに、コントロールが難しいものである。

社会的な諸力の合成として、経済も政治も動く。様々な諸力の一つ一つについては何とか理解でき、それぞれに当事者が良い方向へと向けようとするのだろうけれども、それらはばらばらに方向づけられ、その合成の在りようは見通しがつきにくい。ついたとしても、その結末の或るものを回避しようとしても、制御不能ということは多いと思われる。歴史を積極的につくろうとする人間の努力の彼方で、そうなってしまう、起きてしまうものとしての歴史がある。とはいえ、私たちは、それでも努力する、そのような存在であるし、努力するに当たって、希望をもつ存在である。

食という、特別なことでも何でもないこと、これの在り方の中に、人間の様々な営みが、それが惹《ひ》き起こす諸問題をも含め、また、諸問題を解決しようとする努力の成果もまた、すべて集約されて反映されている。食についての反省は、私たちに、人間の来し方、行く末を思わせる、日常的でありつつ、大きな広がりをもったことであるように思われる。

第12章　浪費される食

第二五節　無駄を測る基準

飢えと浪費

食に関する問題の最大のものが、飢えであることは言うまでもない。(前章で述べたように、腐敗とは異なる理由での食べ物の安全についての不安は、今日的な問題でしかない。)飢えとの戦いが人間の歴史を織りなす少なくとも一本の太い筋であった。にもかかわらず、他方、どのような飢えの蔓延であれ、傍らには必ず食の浪費がみられたのも、人の世の歴史の真実である。そして浪費する人とは、ほとんどの場合、食べ物の生産者ではなかった。権力者であり、または経済の勝者であった。

今日、権力者ならざる庶民の食卓で、ささやかな店舗の商品取り下げ場で、農家のキャベツ畑で、人の口に入らないままで捨てられる食品の夥《おびただ》しい量がある。一粒の米も野菜の小さな切れ端も無駄にしない、できないという感覚をもつことが困難になる、そのような豊かな社会がある。しかも相変わらず、遠い国々では、飢えに苛《さいな》まれる人々が、たくさんいるというのに。

ここで、食の浪費、ないし、無駄というテーマを考えてみたい。

ローマ皇帝ネロの頃の饗宴文学の傑作の中で、解放奴隷トリマルキオは贅《ぜい》を尽くした饗宴を開く。彼の饗宴で招待者は食べ過ぎと飲み過ぎとで吐き気をもよおすほどであった。ここに人は典型的な食の浪費をみるであろうか。

ガンジーは断食を政治的抵抗の手段にした。断食は生命を脅かし、それゆえに強いメッセージを発する。翻《ひるがえ》り、食の浪費も、その浪費の見せ方によっては、同様にメッセージ性を帯びる。トリマルキオの宴は、彼が、社会的身分は低いが極度の経済的成功を収めたことを誇示す

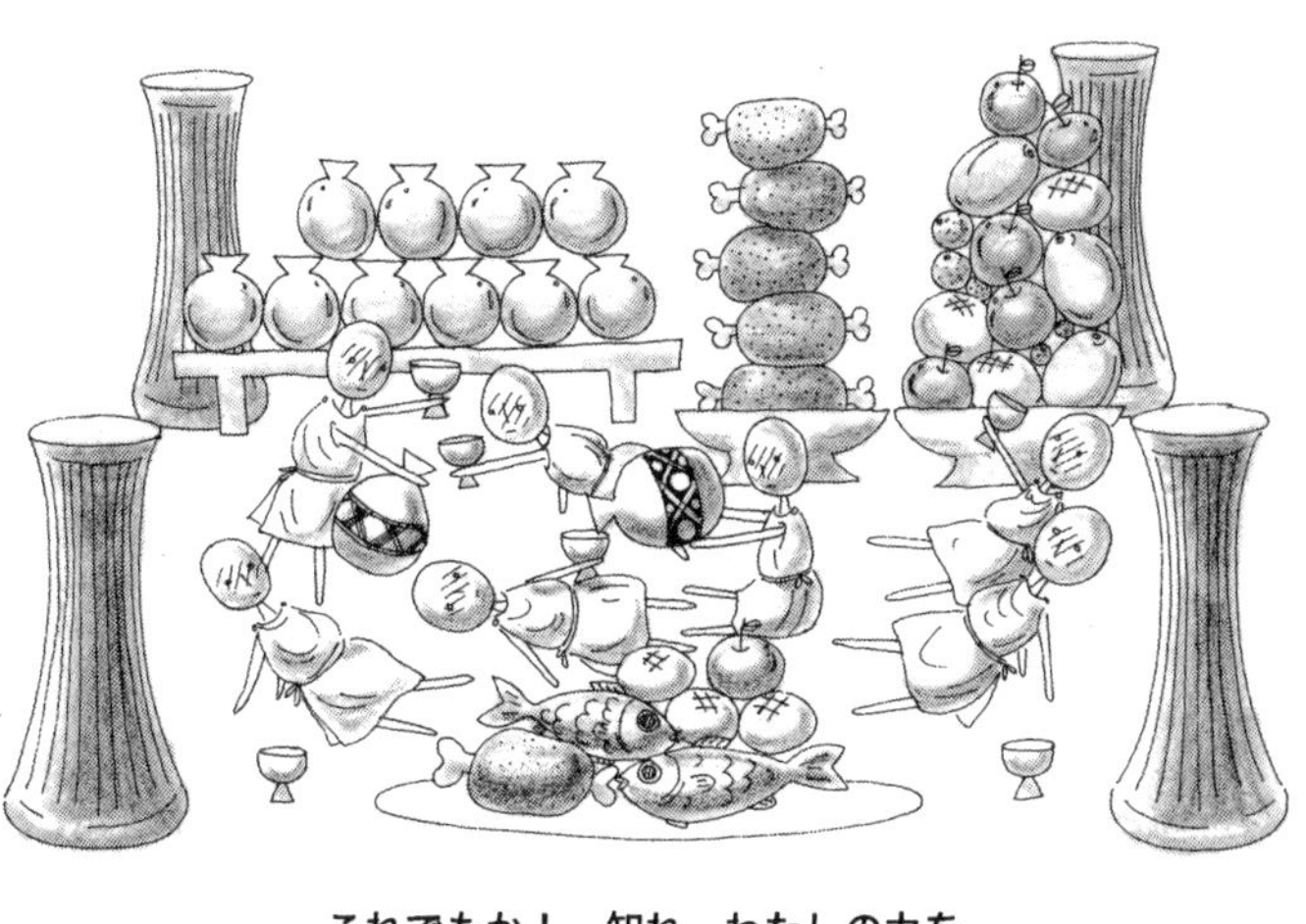

これでもか！　知れ　わたしの力を

るためのものであった。そして、誇示に成功したのであれば、彼の宴で供された食べ物は立派に役目を果たしたことになる。彼は食べ物を無駄にしたのではなかった。栄養摂取という動物の食の本来を離れようとすることもある人間の食では、食の無駄を測る基準も様々となってこよう。

食の「無駄」の発生の論理

さて、無駄とは功利的概念であり、期待された事柄の実現のために役立つことをしないもののことを言う。だから、その期待されている事柄が基準となる。だから、この様々を明確にしなければならない。

「食の無駄」を言い立てるための様々にあり得る基準の中で、食べることは人間の動物としての生存の維持のための栄養摂取を目的としてあるのだ、という基準は自明なものとして第一にこよう。この目的を基準に考えて、この目的から外れた食の形態は無駄だ、どの程度に無駄だと言うのが、真っ先にくるのは当然である。そして、この基準を消してしまおうとするのはもちろん、軽くすることも許されない。

しかし、その上で、既に第8章で美味しさの追求という事柄を取り上げたときに、栄養摂取とは別の基準が登場していることを私たちはみた。(A)美味しさを味わうために、栄養摂取という観点からは無駄や浪費だと判断できる食の在り方を人は事もなげにするのである。このことに関しては、第8章を踏まえて、簡単な議論で済ませよう。

そして次に、ここでは、(B)人間の社会の成り立ちが、栄養摂取のための食という基準からは無駄や浪費と判断される食の在り方を生み出してゆく、その論理の考察に重点を置きたい。

（ちなみに、一般に動物は、どんな基準に照らしても、無駄な食事をしないものである。ただし、とはいえ、恐らくペットという、人間社会に取り込まれた種類の動物に限るのかも知れないが、動物でも美食に溺れ、第一の根幹の基準からすれば余分と思える食生活に引き込まれる、ということはある。しかるに、美食は、それだけをとれば、動物と食べ物との間の単なる二項関係である。動物個体が他の動物個体との間でどのような関係を結ぶか、そのことには関係がない。翻り、これから問題にしたいのは、人と人との関係から生まれる幾つかの食の形であり、そこにおける、栄養摂取という基準からして、あるいは他の基準からしても、無駄や浪費と評されるかも知れない事柄の発生なのである。）

この論理が生み出す食の形は、大きく二つに分けられる。一つは、(B-1)文化としての食の形。これは、(A)の、美味しさの追求という、それ自体は社会性を帯びるとは限らない食の形をも取り込んで、人々の生活に多様性と奥行きを与え、それを豊かにする。或る基準での無駄は、別の基準では必要なのである。

けれども二つ目に、(B-2)むしろ生活を平板にし、内容を貧しくさせるだけの無駄というものもある。それは消費文明が発展した今日の或る社会に特有な第二段階の問題的現象であり、主として食品供給側の経済の論理と、食品消費者の側の効率の論理とによって生み出された食の形に見られる。

第二六節　質の追求

栄養の尺度に従属しない美味の出現

美味を栄養より優先させて尊重することは誰にでもある卑近な経験である。ここには、食べるとは栄養を摂取することだという本来からすれば、栄養にならない食事や必要を越えて栄養を取る食事という、無駄な食の形がある。

空腹ゆえの美味しさではない美味は、いわば質の質、甘さや辛さ等の味覚的質がつくる二次的質である。この内容に立ち入れば、それはむしろ質の評価そのものである。既に述べたことを繰り返せば、一般に知覚的質が知覚対象の把握への通路として経験されることを離れ、従って知覚対象の性質として知覚対象に帰属させられることから開放されて、質自体として享受されるということが人間にはある。そして、知覚の一種である味覚における質の経験には、特にその傾向があるのである。というのも、一般に知覚的質の経験は、その質をもった物を弁別的に発見し、物についての情報を与えながらその物を相手に必要な行動へと引き継がれるのが本来の役割であったのが、味覚においては既に食物という知覚対象との交渉関係が始まっていて、そこで、食べることの続行か否かという問題に指示を与えることに知覚の役割は縮小しているからである。

ただ、やはり疑問が生ずる。食における質の経験は元々は栄養摂取という食の本来の目的に従属したものである。だから、一般に或る動物の味覚に質の多様性が開かれているとき、自然界で、その動物にとってより良い味の食物が、より優れた栄養物であるだろうと考えることは無難である。味という質を尺度にした食物の価値序列は、健康な生命の維持にとっての必要度を尺度にした価値序列に一致するに違いない。味覚的質の本来の存在理由からして前者は後者に、その指標として従属するはずだからである。

ところが、現実には人間では二つの価値序列にずれが生じ得ている。途方もなく多様な味覚的質の世界が現出し、それが与える満足度は、一次元の線上に食物の生命的価値の目盛りに従って並ぶのではない。栄養の尺度に従属しない美味の出現、味覚本来の機能から外れた質の評価経験は、どうして可能となったのか。

そもそも、質がそれ自体として注意を惹《ひ》き、物の属性としての身分（痛みのような感覚的質の場合は肉体の或る在りようを示すものとしての身分）から解放されることは、人間が行動への従属から解放されて、豊かな内容をもつ無為の時間をもつようになったことを示す。（ついでながら、そのような質を自ら作り出そうとすることが、芸術の発生につながる。ただし、味という質を中核とする経験の、芸術への移行契機は弱く、料理が芸術たらんとしたときにも芸術の諸ジャンルの中では周辺的に留まる。これには、二つの理由がある。一つには、味覚は他の質の経験よりは、空腹や渇きなどの生理的欲求に繋がれやすいこと、二つには、質の享受が物の消費と一体になっていて、物の構造に依拠した様式化が困難であることとである。）

このような豊かな無為の時間の経験の成立を可能にしたのは何なのかを言うのは難しい。が、私見では、人間は人と向き合う存在で、人の力を情動のレヴェルで受け取るものであり、その結果、新しい時間のリズムが生理的リズムの上にかぶさってくる、ここに出発点がある。刺激に条件づけられた行動は中断ないしは遅延させられ、無為の時間が情動や情緒で満たされ豊かになる。他方で行動の開始が特異時点として大きな意義をもち始め、そこに欲求の意志への転換の始まりがあり、更に問いの構造とともに意志が確立してくる。

味覚的質の豊饒化と弁別経験

それにしても、質それ自体の主観的享受という経験が重要になるには、質の豊饒《ほうじょう》化という現象が成立する必要があるかと思われる。これは味覚では、人間の雑食性を基礎に、食物の保存と加工の技術、そうして調理の技術の多様な開発によってもたらされた。

重要なのは、豊穣な質を弁別することそれ自体（ないし、そのような機会に恵まれること）が高い価値をもつと見なされる傾向が、人間社会では、あることである。

甘いものや苦いものの大まかな弁別なら生得的であるであろう。また、甘さを要求する体の生理に従って甘いものを美味しく感ずるのも生得的である、というようなこともたしかにある。けれども、他方、複雑化した人の味の世界で、どのような味を美味しいとか不味《まず》いとか評価するかは、或る文化、伝統の中における経験の積み重ねの結果である部分が非常に多い。そこで、人々は多様な文化や伝統それぞれの個性を尊重し、違った種類の美味しさの存在を認める。様々な種類の音楽の素晴らしさを認め、あれこれの民族衣装それぞれの独特の美しさを承認するのと同様にである。これを、相対性の承認と言ってもいい。

にもかかわらず、違った種類の美味しさ、美しさ等を認めつつも、それでも、味の洗練さや色使いの洗練さ等を持ちだして、美味しさや美しさ等の高低や優劣の序列化を再び企てようとする傾向が、人々にはある。たとえば、土地それぞれのお酒の旨さは認めるが、やはり何処其処のお酒には敵わない、何々という銘柄の評価が高いのには理由があるのだ、と。美味しいかどうかは好み——といっても或る文化の中で育まれたものである好み——が決めるという論理の傍らで、また、体の生理に根ざした味に対する選好・忌避の論理を尻目に、高度な経験の内容としかならないものを選別するという論理が働く。その際、高度とは、価値的に高いという含みをもたされている。そして、相対性を承認する代わりに、普遍的な序列化を主張するのである。

これは、どう解釈すればよいのか。私は人々のこの傾向を、一種の教養主義と結びつけて理解すればよいと思う。つまり、「高度」ということの内実は、より複雑な弁別過程を要求するということに他ならず、しかるに、人がこの要求に応じ得《う》るということが高く評価され、ひいては、要求する側、すなわち経験の対象の側も高く評価されるべき何かをもつ、このように人々は考えがちであるということである。このような考えの背後にあるのは、次のような二つの理由である。

一つ、人間にあって、複雑さの経験は潜在的次元の豊富化としての能力の開発を促し、逆にそのような能力が複雑さの経験を許し、しかるに、何であれ能力というものを高く評価するのが人の社会である。

二つ、より複雑な弁別過程を要求する評価対象を成立させることと、その評価経験が可能であることとの双方は、最初は或る社会的階層、高いと評価される習わしの階層の人々にのみ許されるのが普通であるゆえに、そこに評価の連動が生じ、そのような評価対象は高い価値をもつと考えられる傾向が生じずにはおかないのである。

そうして、翻り、なにゆえに高い階層の人々にのみ許されることが始まるかというのを食に関して言うと、そのような味の追求は、栄養物としての食物という基準からすれば甚だしい無駄を承知でしか可能ではないからである。たとえば、高品質とされるお酒を醸造するには、原料米を削りに削ってタンパク質や脂質、灰分を除くということをしなければならない。

こうして人間において、食べるということは、その味覚内容に関して複雑さを求める一方の歴史となった。それは、新しい事柄に価値を見いだす人々の傾向をも満足させてきた。今日の食品工業は、日々、新規な味の開発を競い、コマーシャルを流し、普通の人々の需要を掘り起こそうと躍起になっている。そして、このことに成功するためになら、食材のいわゆる無駄など、眼中にない、ということにもなるのである。

（ちなみに、「滋味」という言葉がある。「滋養」のあるものは一般に美味しい。目立つ、派手な美味しさでなく、着実にというか、振り返れば美味しいというか、外れなく誰にでも美味しい。病気からの回復時に、日常の主食としている米やパンの美味しさが更《あらた》めて分かるということがある。これは、いわゆる複雑な味ではないし、また「珍味」でもない。珍味に関して言えば、珍しい食物は、珍しいゆえに、それを味わうのは新しい経験となり、喜ばれがちである。そして、人間の味覚は、生理の水準から心理の水準へと移行するものであるから、社会的価値が質の評価に深く入り込む。或る種の質を味わい得る機会や手段をもつ、また味わい得る能力を育てたということは或るステイタスを示し得るから、そのような味覚的質は美味しいと経験されるようになる。こうして、栄養摂取から離れた食の形の二つの源泉は絡み合う。――ただし、感じ方は食文化に大きく左右され、また甚だしい個人差もある。滋味との違いである。)

第二七節　食物の希少性

意味の分泌

以上の議論で既に、栄養物としての食べ物そのものの摂取という目的の傍らで、味覚的質自体を追求するという食の形の発生も、様々な社会的要因のもとにあったことが理解できる。そのような食の形は、一方では食材の探求、調理法の発展などからなる食の文化としてあるのであり、他方、あらゆる社会が階層構成をもつということを反映した、むしろ政治的な現象、そして今日では経済的文脈のもとにある現象である。

振り返るに、味覚的質の追求という狭い事柄を越えて、食の形一般のうちに人々が様々な事柄を読みとり得るということ、そうして、人々は時に、進んであれこれの食の形を選ぶことによって積極的にメッセージを発しようとすること、このことは第9章で取り上げておいた。メッセージの発信とは受け取り手としての他の人々あってのことであり、また、発信者自身が自ら受け取り手としてもあり、その内容を確認するゆえにこその積極的発信なのである。そのとき、食は濃厚な意味をまとうのであるが、その意味の発生を支えるものを、広く文化だと言ってもよい。そうして、意味にこそ大きな価値がおかれる食の形にあっては、栄養の観点からの無駄や浪費が生ずることも許される。その無駄を上回る効用が、あるのである。

行事食や社交の要素としての食については、既に第9章で述べたが、実際、めでたいときの赤飯、誕生日の御馳走、お祭りの特別の料理、歓談や接待に伴うお茶や宴席、これらを栄養の尺度で評価しても始まらない。トリマルキオならずとも、宴は平凡な私たちの普通の生活にも、つきものである。

さて、以上を踏まえて、ここでは、食がまとう意味のうちで、未だ考察が届いていない、政治の論理にまつわるものに目を向けるのが、よいかと思われる。その後で、意味をまとう機能も果たさないような食の無駄の形の発生に責任あるものとして、現代に特有な形の経済の論理を検討しよう。

食の政治的意味

食べ物は生物から成るゆえ、その入手量は変動しやすい。加えて、食べ物は絶えず消費され、残るものは腐敗しやすい。食べ物はいつでも、希少なものに転落する懼れがある。そこで第2章でみたように、食べ物の安定的入手の仕組みを人々はつくり上げてきた。その中に、自分で食べ物をさがすのでなく、他の人々が届けてくれるのを当てにする仕組みというものがある。この仕組みは、始めは栄養物として価値をもつ食べ物のためにできてきたものであるが、やがて、仕組みのうちに取り込まれた食べ物に違った価値を付与するようになった。明確には政治的価値であり、経済的価値であり、また、漠然とした社会的価値である。

　人類の歴史において、食糧の調達能力が大きくなり、食糧保存の技術も獲得され、大きなサイズの集団を維持するコストに堪え得るようになったから、新しい成員の増加を分岐によっては処理せずに大きな集団が生まれるままになったのか。逆に調達力を高めるために大集団が形成されたのか。そこのところは不明で、両方の契機があったのであろうが、ともかく人間は社会を形成してきた。（敵対的集団間で優位に立とうとすることが、サイズの増大の最有力因であったかも知れない。）そして、慣習と慣習に基づくリーダーシップで処理できるよりも大きな問題が生ずるとき、また、より大きなサイズの集団をなすにつれ、統合を保つためのダイナミックな危機対応と安全保障のための新しいリーダーシップ形態として、政治というものが生まれたに違いない。そして、その安全ということのうちには、飢餓の回避、食糧の確保というものも含まれていたはずである。

　劉邦に従うと食物にありつけると思われたからこそ、劉邦は高貴な血筋の者ではないにもかかわらず、漢の高祖になれたという。かといって、もちろん、何も劉邦は狩りの名手でも農業の名人でもあったわけではない。人々の気持ちを束ね、方向づけることができただけである。素朴な意味では、言うところの「民を養う」劉邦は、配下の者たち同様、多くの食物生産者によって養われていたのである。

　象徴的に言って、糧食の十分な蓄えのない王は、あってはならない。最初は、これは、集団の成員を飢えさせない、という必要の問題である。ところで、そのうち、宮殿に住まない王が王と見なされるのは難しくなる。そして対応して、宮殿に食べ物が溢《あふ》れるのは当然のこと、珍しい食べ物であるなら、それも王のところに届けられるはずであるし、豪華でない王の食卓などは想像できないことになる。ここでは、飢えを満たすという価値をもつ食べ物などは問題でない。社会的力を表現する価値をもつ食べ物や食卓が問題なのである。

ヴェルサイユの宮廷で、ルイ十四世や十五世の食事は人々に見せなければならぬ重要な政治的行為であった。また、食事をする王の前で着席できる決まった椅子を与えられるのは高位の貴族の中でも更に選ばれた極めて名誉な特権であり、この特権の獲得はすぐに、宮廷政治における貴族間の力関係に影響を及ぼした。

砂糖が非常に贅沢《ぜいたく》な食物であった頃、砂糖でつくった細工物（サトルティ）は賛嘆の念を呼び起こし、高いステイタスを示すものとして働いた。一四二二年、英国のヘンリー六世の戴冠式でも砂糖の細工物が飾られた。「料理の各コースには飾り物がつき、それに添えられた献辞には、新国王の権利・特性・権力などのほか、しばしばかれの施政方針までが書き込まれていた。この種のディスプレイがきわめて特権的なものでありえたのは、もとより、そこで使われる材料の珍しさのゆえであった。国王ででもない限り、これほどの大量の砂糖を入手できる者はほとんどいなかったのである。しかし、同時に、主人の富と権力、ステイタスなどを誇示する、魅力的な食べ物を客に供しえるということ自体、国王にとっては格別のよろこびであったに違いない。国王の権力の象徴であるこの奇妙な食べ物を口にすることで、来客たちは国王の強大さを確認することになったわけだ。」（シドニー・W・ミンツ Sidney

W. Mintz『甘さと権力 砂糖が語る近代史』川北稔・和田光弘訳、平凡社、一九八八年、一八〇頁。）

時代が下って庶民にも砂糖に手が届くようになると、西洋では砂糖で作った小さな人形が居間の家具の上に飾られるのが流行した。この流行では、砂糖はもちろん政治的意味も価値も持たない。けれども、砂糖人形のうちに、或る社会的ステイタスへの憧れがあったり、それを飾ること、話題にすることのうちに社交があったりする。

そして今日、砂糖はあまりにありふれたもので、ただただ消費されるばかりで、調味料その他の実用性はもつが、社会的価値は失った。

潜在性における価値の二態

王の倉で食糧が腐ってゆくなら、それは価値を失う。それどころか、城下で病が流行する原因をつくるかも知れない。そもそも食べ物は、元々は食べられたときに初めて価値が現実化するのである。だから翻り、腐らずとも、蔵の中にあるだけの食べ物は、価値を潜在的にもっているに過ぎないはずである。しかしながら、先の時間を見越す人間にとって、潜在的価値こそは既に現実的な価値として扱うべきものなのである。そこには、意味の働きがある。

実際、腹を養い得るもの（見方を変えれば養い得るに過ぎないもの）としての価値に支えられて、倉に詰まった食糧は王の隆盛を示すという価値を既に現実に働かせている。意味の発生が問題なのである。そこで、たとえ倉が空であろうと、そのことが知られないなら、食物倉の存在だけで王の威信を告げるものという価値を帯びる。そして、市場とは独立した仕方で食糧を支配する王は、倉が空であることを隠し通せる可能性は高いのである。

しかしながら、商人はそうはゆかない。商人もまた、食糧の潜在的価値を現在における価値として扱うことをする人間の特性を前提に活動するのだが、取引のときに、意味の力にばかり頼るわけにはゆかない。意味の源泉たる、倉にある食糧自身の存在の現実を相手に確認してもらう必要がある。第一に、政治の文脈にある王と民衆との間には非対称があったのだが、経済の論理では、建前としては参加者相互が同等の資格をもつゆえである。第二に、潜在的価値の担い手（すなわち財）である食糧は、ただ意味を分泌するだけでなく、流通してゆかねばならないからである。そして、流通する財としての食糧は、いつか流通過程から引き上げられて、食べられて現実の価値を発揮するべきものなのである。

（実際のところ、経済における投機的局面においては、最後の段階はどうでもよい、という論理もある。この論理では、食糧は、別の姿の財、ほとんどの場合、貨幣という形態での財に、置き換えられることだけを目的として、流通に引き入れられている。そして、貨幣というのは、流通のうちにある――ないし、そのことを見込む――限りで価値をもつものである。）

さて、経済の論理が支配する世界では、食のどのような形が発生するのであろうか。特に、その論理における基準を離れるなら食の浪費や無駄と判断されるに違いない形態が問題である。

第二段階の無駄

今日的状況における経済の論理が産み出す無駄は、第二段階の無駄である。第二段階というのは、生存目的を基準に食の存在理由を判断する場合はもとより、食の文化的価値や政治的価値、社会的価値を基準に考えてもなお無駄ではないかと疑念がもたれる段階であるからである。これは、経済が他の社会的要素に埋もれ（ないし融合し）ている状態から抜け出して己固有の論理で動く果てに産み出された。

もちろん、言うなれば、これも人間の歴史の或る時点で生み出された、文化の一つの在り方ではある。ただ、必ずしも食の文化的価値を高めるとも思えない食形態を産み出す。それどころか、食資源に限らず、その他、自然の物資やエネルギーの浪費をもたらし自然環境を損ない、文化一般の物的基盤をなすものを脅かしかねないのである。

効　率

今日、経済というものが、効率を主要な価値基準にしているというのは自明ではなかろうか。狂牛病の原因とされている肉骨粉を飼料にしたというのも、このことの現われではないのか。余すところなく牛を資源として利用し尽くす、これが試みられたのではなかったか。すると、経済の論理があるところに、どうして無駄が発生し得るというのだろうか。

実際には、経済の論理が他の要因を押しのけて強く働くときに、どのような種類の「食（ないし食に関連する事柄）の無駄」と言われるものが出現するか、これは理由をも含めて、誰でも知っている。

豊作で値が暴落したゆえに廃棄されたキャベツ。店頭に並ぶまでに切り捨てられる大根の葉。外食産業、特にパーティー会場から出る山のような残飯。未だ食べられるが日付が古くなって売れにくくなった商品の廃棄。商品単位が大きすぎて使い切れなくなる食べ物。

そうして、食材だけでなく、包装材だとか食品加工エネルギーだとか関連資源の無駄が現われる。小分けされた食品ごとのおびただしいパッケージ材。新しさを売り物にするための頻繁すぎる食品商品の店頭への搬入。宣伝関連に投入される諸々の大量の資源。

ここには、食の商品化という大きな流れがある。商品化は、食物の生産者と消費者とが分かれるという、古くは政治の論理のもとで進行した事柄をずっと先に進める。

人は誰でも食べねばならない。また、食べることを、様々な仕方で欲する。ここに、ビジネスチャンスを見いだ

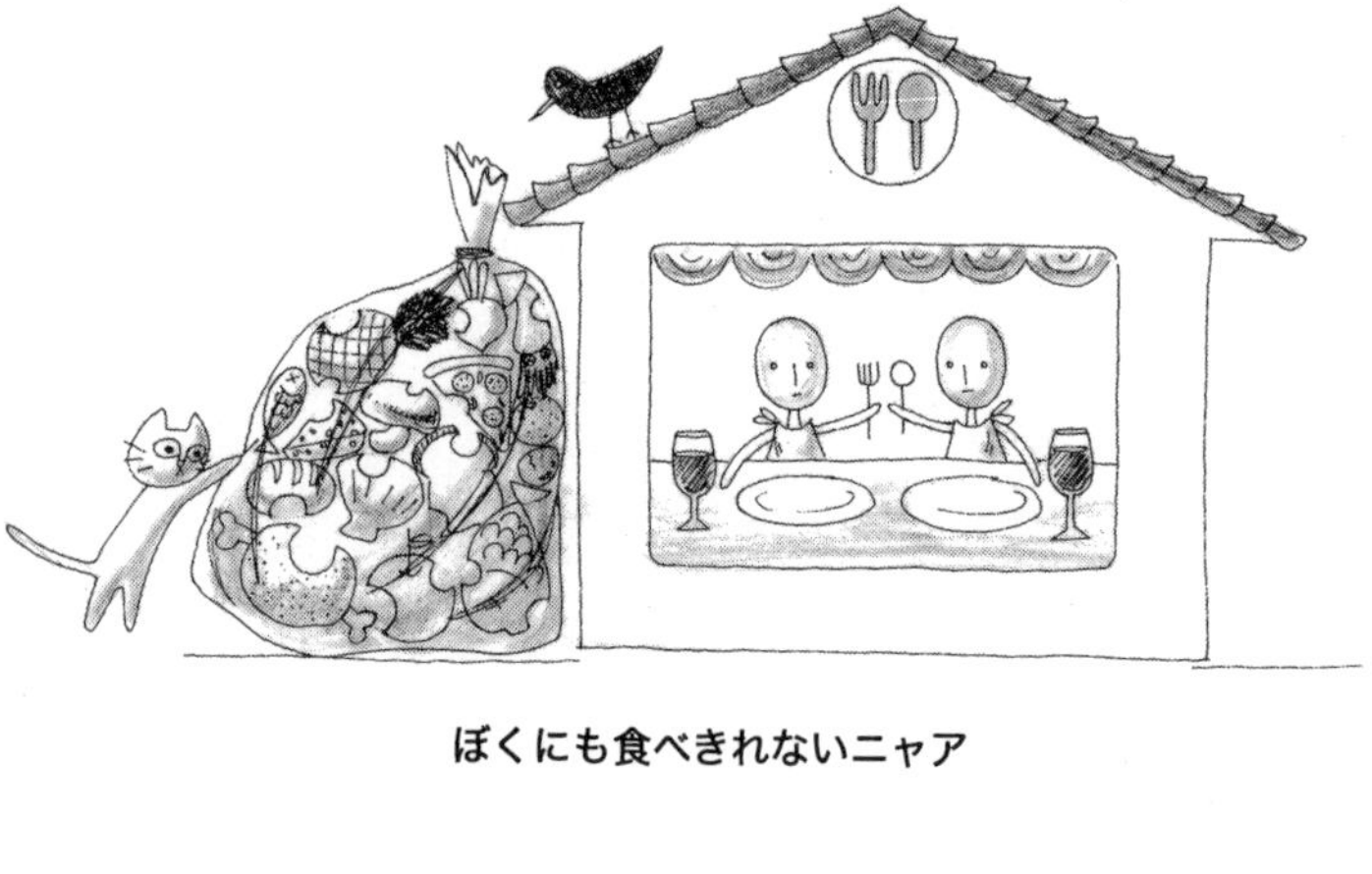

ぼくにも食べきれないニャア

す利潤追求の論理のもとでの、食物生産から食べること自身に至る流れを分断し、その至るところであらゆる形態を模索し、迂回させ、再編成し、最終的に様々な食の形を提案する動き、これが食にまつわる今日の商品化である。そして、商品化というものが、その限りでの最大効率を目指すことが、別の基準での無駄を生じさせることを、ものともしないのである。

食文化と規範

おそらく、それら様々な提案は、一方では人々の欲求に答えるものである。そして、多様な人々それぞれに応える多様な食の形態が生まれている。(欲求自身が仕組まれて喚起されるものであることも多かろうが、その問題は措《お》く。)

外食産業が株式を上場する時代である。持ち帰り弁当という業態も、あっという間に全国に広がった。お総菜だけをスーパーで買うこともできる。レトルト商品を始めとする即席商品も氾濫している。また他方で、自分で薫製をつくったりジャムを拵《こしら》えたり、古い時代の技術を習得し、手間暇かけた食のあり方をも人は望むし、それができないわけではない。食の伝統的形態との繋がりを保持しようと試みる、そのような選択も、商品の多様化は許すようになっている。

けれども、大勢として、一般に人々のほとんど誰もが経済の論理に従って或るものを食べるようにさせられる、そういう傾向はある。多様性が実は画一化と手を携えているのである。他の選択を望むと、恐ろしいほどのコストがかかり、従ってその選択は誰にでも許されることではなくなる。実に多様な形が提供される背後で、各人が自分自身で育て、練り上げてゆく、というものが少なくなる。しかるに、真の強い生活文化というものは、そのような育みと練り上げの過程のうちで生まれ、保持されるのではないか。

たとえば、持帰り弁当屋やコンビニエンス・ストアの食品商品を、その容器のまま、食卓のあるなしに関係なく適当な場所で、不定の時間に気の向くときや時間が空いたときに、人それぞれに食べる、これはたしかに人々を様々な束縛から解放した食形態ではある。けれども、そこに、気儘な自由さよりは、食のむしろ貧しい方向への変質をみるべき、ということはないのか。

コンビニは一般に「消費の即時化」（この表現は、矢作敏行氏による。矢作敏行『コンビニエンス・ストア・システムの革新性』日本経済新聞社、一九九四年、五八頁）を実現した。たしかに便利である。特に時間を節約させる。けれども、その便利さが、他の諸基準での無駄をも派生させ得る余裕の上に獲得されたものだからといって、それは食生活に関する限りでは、本当に豊かさの指標であろうか。浮いた時間はどのようにして使われるのか。食事の時間や食事の準備に使われる時間は、大きな価値をもたないというのだろうか。

便利さの追求は、ともすると規範の消失をも厭わない。だが、規範の消失は確かな価値基準の消失でもある。大袈裟《おおげさ》に言えば文化の消失と言える側面をもつ。強い文化というものは規範を内在させているものであるからだ。

第13章　食事の時間

第二八節　生きる・食べる・働く

食べる時間・食べ物をさがす時間

最後の章の話題として、私たちが毎日食事をするという経験そのもの、食事の時間そのことを取り上げよう。

一日という時間の単位は、人間の生活にとって基礎的なものである。昼夜の交替という、地球の自転が太陽との関係において生み出す現象は、光と温度の変化、そして様々な気象の変化への影響を通して、広く生物の生理を支配している。人間もまた、夜に眠り、昼に目覚めて行動するというのを、基本の様式にしている。(光と温度の変化は、季節の推移においても見られ、先に食物の季節変動を述べたように、やはり大きく生物の在り方を支配し、一年という単位をつくるが、このことは今は措《お》く。)人間も属する恒温動物である哺乳類は、温度が低下した夜にも活発に動き回れるところに、利点を見いだしたのであろう。けれども、人間は、暗がりでの知覚が不得手な、昼行性動物であるらしい。

私たちは眠ることで元気を回復する。また、食べることでもっても回復する。両者が揃って初めて、継続的な元気を維持でき、健康でいられる。眠りと目覚めとの交替、昼夜の交替に従う交替がつくる基本的なリズムの中に、目覚めたときになす活動の一つである食べることのリズムが組み込まれている。

目覚めてはいるが食べていない時間に何をなすか。それは多くの動物にとっては（時に、つがう相手をさがすことなどのことは別にして）食べ物をさがすことであるのかも知れない。（さがし出した後の、発見した食べ物を入手する時間について言うなら、それはそのまま食べる時間であるというのが、多くの動物の基本である。ところが人間では、入手の時間を別に考えるべきとなるのが普通である。入手の次に保存を伴う所有があって、その時間経過のあとで食べることがなされる、このことの意味は、繰り返し指摘するように、非常に大きい。）

しかし、人間では、食べ物のある場所は分かっている。穀物や野菜を栽培し、家畜を飼育する人では、食べ物は探しにゆくものでなく、生産するものであり、また人々に供給するものである。今日の多くの人にとっては、食べ物は食料品を売るお店や、料理を出してくれるレストランにあると信じておれる。人間は食べ物の安定した入手に関する様々な方法を編み出してきたのである。

（どこにも食べ物がなくて、大きな米問屋の倉庫にはあるに違いないと人々が考えたり、どこかに隠してある食べ物を嗅ぎまわるというようなことを人々が血眼でする、そういう飢饉のときや戦時中などの場合でさえ、この論理のうちで動いている。問題は、安定した入手は人々の間で不均等にしか実現してこなかった、という歴史の現実にある。今日も、世界のあちこちで飢饉があり、毎日の食に事欠く難民が発生し、第11章で触れたように、食糧を巡る南北問題もある。）

食べる時間と働く時間

けれども、食べ物のある場所は探さなくても分かっており、少なくとも私たちが暮らす日本では、そこかしこに食べ物が溢《あふ》れているとはいえ、もちろん、その溢れる食べ物のどれでも、望むままに直ぐに我がものにできるわけではない。食料品店やレストランでなら、食物入手のためにはお金の支払いが必要である。

お金が必要なのは、たしかに食物入手のためだけではない。お金は、暮らすために不可欠な、衣や住を始めとした、ありとある具体的財、消費物、耐久財、サービスへの通路となっている。（だから、野菜を栽培し牛を飼育していても、お金が要る世の中である。）そこで、人々

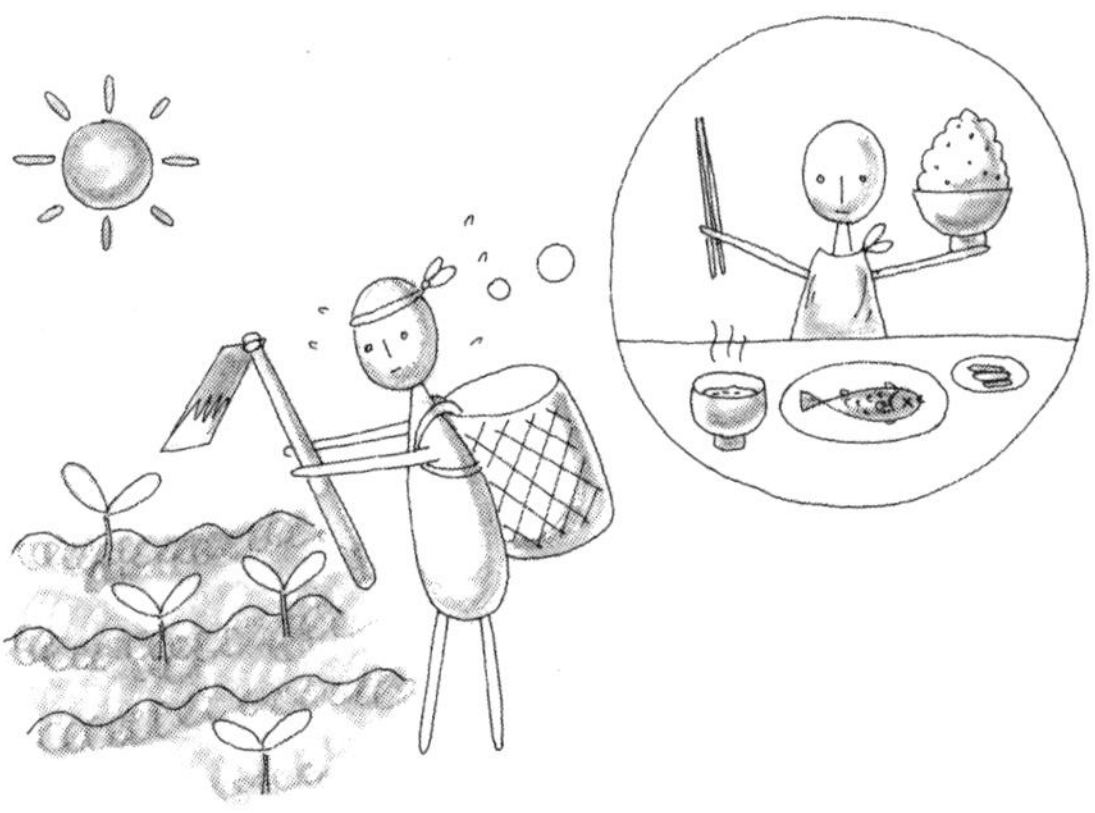

生くるは食べるにあり

はお金を稼ぐ算段をする。働く。

しかしながら再度、第10章で指摘したように、住、衣、食の順番で、耐久性をもつものから、消耗するもの、消費されてすぐに無くなるもの、という性格系列において見ることができる、このことに添って考えれば、お金を手に入れること、そして、そのために働くことが焦眉のこととなるのは、食べ物の絶えざる入手の必要性ゆえとなろう。結局、食べるために働く、これが古今東西、庶民の変わらぬ基本であるわけである。

そして、働く時間が、一日の目覚めた時間のうちの多くを占めるほどに長いのが、多くの人の生活だし、長き労働時間を費やして、それに比べると短い時間でなされる食べることが可能となる、このように人の生活はなっている。

（ちなみに、人々が農耕生活に入ると効率よくたっぷりの食糧が得られ、食糧入手のための時間が減るかと思われるが、歴史的現実としては、かえって人々の労働強化が見られたことは、一見は不思議なことである。採取や狩猟のみに依存する未開民族は一日に二時間だけ働き、あとはお喋りしたりして過ごすのだ、という報告もある。労働強化の理由は、第一には人間社会の政治や経済の論理から、第二には人間の欲望の生成という観点から、考えねばならない。後者との関連では、今日、人々の所得――従って、所得を目指す労働――が食べ物の確保のために振り向けられる割合は、少なくなる傾向にあることの意味も考える必要がある。そして、エンゲル係数の低下をもって生活が豊かになることの指標だと考える、その理由を吟味するのも大切であろう。）

生きるために必要な食事の時間、それを目掛けて引き受けられる、食べることを可能にするための他の時間、この二つが、人の目覚めた時間を構成する主要なものであるという見取り図、これは明らかに或る確かさをもっている。あと、後者に挿入される合間の休息、そして、大人たちの保護を当てにできる子供たちの遊びの時間（実際には今日でも二億五千万人もの子供が、過酷な労働を強いられている）、ただし、広い意味での学びの時間としての性格をもつ限りで許される時間、これらを挙げれば、まとまった眠りのうちでただ過ぎてゆく時間と併せて、人間の暮らしの時間が埋め尽くされることになろう。

とはいえ、実際には、人はパン、すなわち食べ物のみに由《よ》って生くるにあらずで、働くことだけを考えても、それがそれ自体の歓びゆえになされる面をもつことは普通である。その歓び、もたらす価値の大きさゆえに、食べることとは、その時間が働く時間とかち合う限りで価値を減ずることもある。

「食べる時間も惜しい」というのは、食べることより何かが大きな価値があると考えられるゆえの言葉である。そこで人は、食べるために働くのでなく、働くために食べることをもする。腹が減っては戦はできぬから食べる、食べる時間も惜しいけれど、必要だから、他のもっと貴重だと思われる事柄に費やしたい時間を食べることにも仕方なく少しだけ回す、このような逆転も起きる。食べることの価値は（それが健やかに生きることを可能にすることを通じて）他の価値事象のための必要事であるゆえに認められるというのである。

食べる時間と生きること

ところで、逆転を言うなら、生きることと食べることとの間にも、価値系列における逆転の可能性がある。まず、食べることは生きることそのことの本質であるように見えながら、食べることは間歇的な事柄であることを見据えると、やはり、食べなければ生きられないから食べる、という順序関係を言ってもよい。これが従属栄養を営む動物の最初の論理であると思われる。言い換えれば、生きるとは生き続けようとすることに他ならないという事態が発生させる価値文脈の中でこそ、食べることの最初の価値規定が生じる。

　けれども、少なくとも人間では、生きていることの前提の上で様々な価値が語られ、更に時には、生きているそのことの価値をすら問題にするような価値文脈すら生まれる。「……であるよりは死んだ方が増しだ」とか、「生きていることの或る質が維持ないし実現されていないなら、死を選びたい」とかのことが真剣に語られるのである。すると、「食べる楽しみがないなら、生きている甲斐がない」という価値観だって生まれ得るわけである。明らかに、生きるために食べるという最初の価値規定からの逆転を言う余地がある。栄養摂取としての食べることから、それ自体が楽しみとしての食への転換があり、そのような食べることの悦ばしさのために生きるのである。

第二九節　食事の時間

食事に連なる行動自体の歓び

では、そのような食の楽しみとは何か。第8章で二つの種類の美味しさについていくばかくか論じたが、美味しさの経験が問題なのだろうか。

食べる時間が、おのれ独自の価値を主張して現われるのは、食べることが美味しさというそれ自体で理解できる価値を含み得るからだ、という理由も、もちろん重要なものとしてある。食べる歓びゆえに食べる、そして、その歓びの中心に美味しさの経験がある、これを否定した人生というものは味気ない。栄養摂取だけが問題であるような食事なら、そんな時間はできる限り切りつめればよい、となるかも知れない。

まさに「味気ない」という言葉自体が示すように、また、「楽しみを味わう」というような言葉が語るように、味覚は価値享受の様式の典型をなすという地位さえ得ている。（ちなみに味覚を論ずるとき、「甘い声」「渋い色」「辛い採点」などの表現の背景をも論点として取り上げるはずであったのに、味覚の話が長引くのを懼《おそ》れて議論するひまがなかった。しかるに、このような表現の理由も、味覚が価値享受、従ってその基礎としての質の享受の様式の典型をもなす、という観点から論ずることができる。）

とはいえ、食の歓びは、味覚の歓びに極まるのではない。食べることが呼び寄せる他の諸価値のことをも考えねばならない。どのようなものがあるだろうか。

理詰めでゆくなら、私たちの食事が、食材の入手と調理を経てのみ実現する込み入った事柄であることのうちに、求めるものは探されなければならない。

子供たちが、いや大人も、自分たちで収穫したサツマイモ、潮干狩りで獲ってきた貝を、美味しい美味しいと言って食べるのは、どうしてであろうか。収穫の歓びが食べることに流れ込んできているからである。（同様に、自分が苦労して調理した料理を食すのが嬉しいということもある。）八百屋で買った方が簡単だし、費用もかえって安く済むかも知れないのに、家庭菜園で、あるいは日曜農園のような施設を借りてまで野菜栽培等に精を出す非農家、つまり都会の会社勤めのサラリーマンなどがなぜ多数いるのか。その理由は誰だって理解している。

一般に何か行動することそれ自体を楽しく感ずるという人間の特性がある。その基礎にあるのは、自分に備わる能力を行使することが自然に湧き起こさせる歓びというものであろう。このことは、子供の発達過程で、物をつかむ、投げる、ごろごろ転がってみるなどのいろいろな動作を、それが初めてできるようになったときに子供が繰り返し繰り返しやってみて、キャッキャッ言って喜んでいることなどのうちに確かめることができる。（ただし、どのような行動能力を獲得してゆくか、それは、立ち上がる、歩くとかいった基本的動作はいざ知らず、人間では他の人々から学ぶ、励まされる、高く評価されるなどの要因が大きく働いて決まってゆく側面があることをも考えねばならない。だから、複雑な中身をもついわゆる自己実現というものでさえ他の人々あってこそ始まりの契機をもち得るのである。）

その上、行動が何かをもたらし、その成果をめぐって新たな行動があるなら、それは先立つ行動自体の歓びの再確認を含み、そのことが新たな行動自身の楽しみを増幅させる。だから、収穫や調理の楽しさの方に、食べる歓びの期待に染められ、そこから流れ出してきている分があるにしても、それだけではない。食べることが逆に収穫や調理の楽しさを引き継いで悦ばしいものになることが、大いにあるのである。

（もちろん、行動一般がそうであるように、何かすることが苦痛だ、嫌だ、面倒だ、ということもある。食べるのは大好きだけど、料理をするのは真っ平だという人もいるし、調理はよいけれど後片づけが嫌だという人もいる。楽しく何かをするには、学ぶ必要があるし――学ぶ喜びもある――、やり方を手の内におさめることも条件となる。疲れ過ぎていないなどのことも、具体的な場面では考慮すべきとなる。そこで、このように色々なことを考えなければならないが、それでも、食べることと並んで、その前後で必要なあれこれの行動それ自体を楽しむ、そういう在り方ができるのが人間である。そして、食べ物となるものの栽培、飼育、食材の製造などというのは、農漁業や食品工業に携わるのではない人々にとっては日常は、ないことなので、これらを職業としてなすことが引き連れる喜びと苦労等のことは措くとしても、食材の買い出し、調理、後片づけなどは誰もが、あるいは身近な誰かが必ず、日々なすことである。なさざるを得ないことでもある。それを、家庭の主婦が、女性が、料理店で働く人だけが関わるのだ、というふうに考えるのは浅はかなこと、通用しないことだ。）

食に表現機会を見いだすこと

ところで、同じ食べる前段階の事柄のこととはいえ、日常の食料品の買い出しや調理という行動とは違う種類の行動があって、やはりそこに大きな価値を見いだす人々がいる。グルメと称する人などの場合である。あちこちの料理を食べ歩く。それから、簡単なのは通信販売から始まり、もっと高度にというか、様々なつてを頼りに動き回り、高品質の食材、珍しい食べ物を求めるのに、多大なエネルギーとお金を注ぎ、入手できると大きな満足を得る。

（このようなことは、食物となる動植物の採取、栽培、飼育などの機会はもちろん、様々の食品工業製品に取り囲まれて自分では食材の加工の機会すらも余りもたない、そのような今日の世界での、食に辿《たど》り着くまでのプロセスに何とか自分を大きく関わらせたいという欲求の一つの現われであるかも知れない。代替行為というわけである。この観点から考察する余地もあろうが、今は措く。）

たかがラーメン、と人が言うかも知れないラーメンにもこだわりを見せ、美味しいと言われるお店に飛行機で食べに行くなどのこともある。また、お酒に関して、コーヒーに関して、海の幸についてなど、非常に詳しい知識をもち、繊細な舌をもつ人がいる。

これらに見られるのは、どれも飲食の歓びに他ならないように見える。だが、飲食の歓びを中核としているが、そのように満足できる飲食に至るまでにあれこれの段階を踏んでいて、その過程に大きな価値が置かれていることが重要なことであることを見なければなるまい。いわば「通である」というのには、一挙になれることではないし、また、そのつど過程を大事にするものであるように思われる。

そして、このような事柄は、規模ないし情熱の強さや頻繁さの違いはそれとして、誰にでもあると言えばあることである。特に漠然とした欲求としてなら尚更である。テレビで食を扱った番組が数多く、人気があることがそれを物語っている。ただ、限定した目標に向かうまでに欲求を強め方向づけるまでにゆかない、これが現状なのであろうか。あるいは、他の事柄との優先順位において優位に置かれるまでには至らないと、言ってよいだろうか。

自分がもてる様々な能力、資質、評価できる点を探し、意識し、それを何かに反映させ、表現し、証《あかし》とし、満足する、このような欲望というものが人間にはある。そして、その表現等の場の一つが、毎日の食事であれ、たまさかの食事であれ、その内容、形態等であることは、おかしなことではない。すると、たとえば味覚の確かさであれ、料理や飲食材に関する知識の豊富さであれ、経済力の大きさ、社会的ステイタスの高さであれ、そのような価値に従属し、その徴となることでもって価値を獲得する、或る形態における食というものもあることになるわけである。そのとき、食事の時間は人の生活の一つの中心となる。そこに様々の事柄が集約された中心となる。

人と交わる時間

しかしながら、私が最も強調したいのは、私たちの食事の時間が私たちの生活の重要な時間となり得るのは、それが人と人とをつなぐ可能性を濃くもつ時間であるからだ、ということである。第10章で、寝食の共同体という話題を取り上げ、食べ物を分かち合う人々と、それから排除される人々との区分を指摘した。内側ではプライベート性を帯び、外に向かっては社会的な意味をもった単位の発生である。第9章では、食が発するメッセージという枠組みの中でだが、食事の社交的側面とか、対人行為としての食とかの話をした。

私たちの誰もが、人と人との交わりに入っていった最初は、食事を通してのはずである。そして、時間の観念を初めて意識するのも、食事の時間であったであろう。

(人との交わりと時間の区切りと、これら二つの事柄には密接な関係がある。というのも、人間関係の介入なしには、自然の時間の流れが意識されるとは限らないからである。暑くなる昼、暗くなる夕方、夜、そういったものも、それぞれの時間で人が何をなすのか、それも人々の間で決まる事柄に関与して何をいつ為すのか、という経験を積むことを通じて、ただ移り過ぎてゆくのでなく区分された時間として把握されてくる、このような道筋を考えることは、動物である人間が人となることとはどのようなことかを考える上で重要である。暦をつくり時計を工夫するのは人間だけである。）

目覚めた時間のすべてが遊ぶことで構成される幼児が、自己への没入から呼び戻され、人に向き合わされ、人から働きかけられ人々が生み出す諸感情の場に浸されるのは、多く食事の時間においてである。そして、その食べることと言えば、それは元々が歓びをもたらす情的側面をもつ事柄である。かくて、幼児は、欲する食べ物を与えられるという事柄を基盤にしながら、人々と情緒的関係を結んでゆく。

食事の時間を骨組みに、目覚めた時間はメリハリを与えられる。食事の時間とは、食事を共にする人々が互いに調整して、その時間に、それぞれに為していたことから引き上げてきて、一緒に過ごし、エネルギーを取り戻す時間となるべく設けられた時間である。そして、一日に何度かの食事をいつも共にする人がいること、これが、人が必要

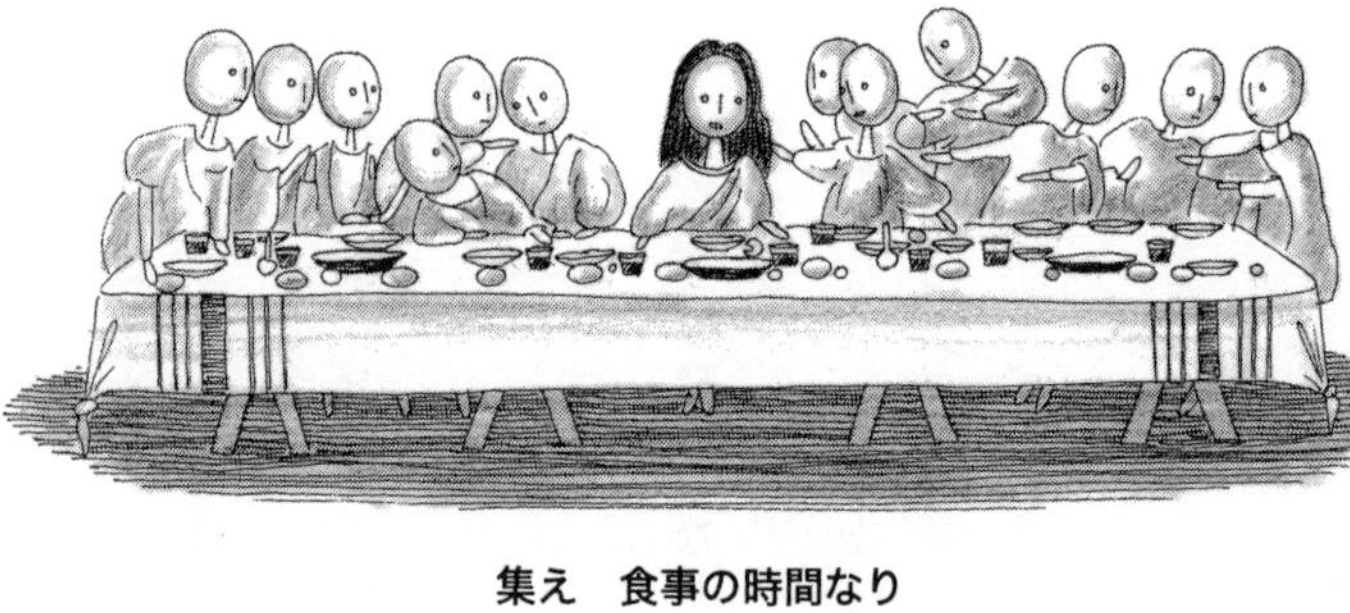

集え　食事の時間なり

とする人間的感情、特に親密さの感情を育てる基盤となるのでなくて、どのような事態が代わりになり得るというのか。物質面においても人が多くの人々に支えられているのはもちろんだが、人が心をもつ存在として生きてゆくのに、他の人との心のつながりは不可欠である。食事は、このつながりの基本的な場面を提供する。

拒食・過食

このような理由で、食事の時間は肉体的生を維持する根幹をなすだけでなく、精神的な安らぎの時間でもある。精神に活力を与える時間でもある。

ところが、食事の時間が、そのような機能を果たさなくなるどころか、人を追いつめ、不安定にする時間ともなることがある。

たとえば学校給食で、単に少食という個性をもつに過ぎない児童が、絶対に残してはいけないという脅迫観念のもとで食事をしなければならないとする。そのとき食事は児童にとって苦痛なものに転化するであろう。そして、繰り返される苦痛は人格の安定を脅かし、不安をたちこめさせる。人と人との親密さが確かめられ形成される場であるはずの食事が、命令したり支配しようとする、力をもった他の人間や制度的事柄の影で覆われる。

また、最近いろいろな場所でしばしば取り上げられる、拒食や過食という現象も、食事が本来もつ共同性をつくる機能の裏返しの事柄として理解すべきことなのかと思われる。拒食も過食も、その深い個々の理由が何であるかは別にして、見かけはともかく本質的には、独り内側へ引きこもるという食形態において生ずる事柄ではないだろうか。

ところで、ここで触れた問題現象のいずれも、食べることが調理などの過程から切り離されてそれとして成立するべく仕組まれている、そのような状況をもっていることを指摘したい。いや、過食の場合はそうではないのではないか、とも見える場合があろうかとも思われるが、根っこは同じである。出来合いの食べ物をさがしまわるのでなく、食材の調達、調理、食器の選択や配膳など、食事の時間を整えるまでのプロセスを自分で一つずつ積み重ねてゆく、あるいは、そのようなことを為している人に呼吸を合わせて食事に臨む、このようなことがあるのなら、病的な過食、精神の不安定に由来する過食は生じないのではないかと、私は推測する。

子供の孤食・老人の弧食と悠々自適の独りの食卓

人間の生というものは、人と人との関係のうちに価値の在処を求めてゆく、そのようなものであると思われる。そして、私たちの食事の時間が生理的価値に尽きない価値をもち、私たちの生活の重要な時間であるのも、そのような観点から考えるべきであるのは事実である。

とは言うものの、私たちの誰もが、誰かと一緒に食事ができる、そのような生活の態勢になっているのではない。そして、それには様々な理由がある。最近、弧食という食形態が問題視されることがあるにしても、一様な扱いができるものではない。

先に幼児に関して述べたことからするなら、子供がいつも独りで食事をしなければならない状況に置かれるという場合の孤食は、やはり憂うべきことであることが分かる。そして、一概には言えないが、孤独を訴え、いや訴えることすらせずに、喋る相手もいずに暮らし、いつもいつも独りで食を摂《と》る、そのような老人や寡婦などの場合にも、もし食事が人との交流の場へと変わるなら、その場合には生活がより活発化するに違いない。こう、充分な理由をもって一般論として推測することはできよう。

けれども、人ごとに個性がある。一旦、人が大人になり人格が安定的に形成されたあと、一人暮らしを楽しみ、その局面として独りの食卓をも楽しむ、そのようなことがあり得るのも、これはこれで当然である。要は、食事の時間がその時々の自分にとってどのような時間であるのか、その位置づけが明確であり、肯定できること、これだけが外せないことだと思う。

結び：習慣としての食事

食事は人が毎日するものである。何かの理由で一口の食べ物も口にしない日があると、落ち着かない。重要なものが欠けた、不完全で、満たされない思いの日になってしまう。食事は元気の源であり、かつ、一日の時間の骨組みとのなり得るものである。すなわち、無定型の時間の流れに目印を置き、その時間の各人なりの使い方に枠組みを提供する、そのようなものだ。かくて、食事が滞りなく進むことは、他の生活時間もまた順調に進むことを容易くする。

食事を体の健康管理という観点から捉えることは多いが、生活全体の活力、精神の活動をも含めた生活の活力の要をなすものとしても、食事を考えるべきであろう。日々の時間の流れの要所要所を占め、他の諸活動に一旦の区切りを付けさせ、そうして、それ自身を大いなる楽しみとして提供した後、諸活動の再開へ向けて人を送り出す、このようなものが食事の時間である。

そこで、食事の習慣性というものは一考に値する。不規則な食生活は不健康を招きはしないかと心配されているが、それは体の問題だけではない。寝食を忘れて没頭しなければならないような仕事などがあったとしても、その仕事が与えてくれる生活秩序の枠組みは、いつか使い物にならなくなる日が必ずくる。翻《ひるがえ》り、本来は生理に従った食事のリズム、しかしながら、空腹になれば食べる、というふうにして済ますものではない、その意味で人が自分で選び確立してゆくリズム、これが基調として働いて作り出す生活秩序は、強固で、人に安定を与え、安らかさという精神的健康を保証する。しかも、そのリズムには、人が他の人々の中で暮らすということの重要性が反映されているのである。

目覚めて僅《わず》かの時間のうちに素早く食べるしかない朝食、一二時から一時と決められた時間内に済ますことが求められる昼食、そして逆に、いつありつけるか分からないけれども、それでも必ず抜かさないようにしようと少なくとも決意する晩ご飯、このようなたぐいのものであっても、ともかく毎日繰り返される食事の時間なしに、人はどのようにして時間をコントロールするというのであろう。正確な時計も何の役にも立たない。

（もちろん、食べることだけを取り出して言うのは近視眼的である。食卓上の料理の前と後とを考えずに食事するだけというのは、いかに繊細な舌をもつグルメであろうと、結局は貧弱な食の形態に堕しているのだ、と言わなければなるまい。たしかに、食材をどういう形で入手するのか、調理はどうなのか、食べた後でなすべき処理はどうするのか、これには人により場合により千差万別があり、どのような在り方が望ましいのか、言い切ることはできない。願わくば、野菜を栽培したり、ハムを造ってみたり、そのような経験をも稀にであれ織りまぜながら、せめて調理と食後の後片づけだけはできる限り我が手中に、ということが、足腰の不自由ではない人にとっては、標準的お勧めとして言えるのかも知れない。)

理想に対して現実がどうであれ、私たちは様々な形で現に食事をしている。それがどのような形のものなのかが、特に、それは繰り返されるわけだから、食事の習慣がどのようなものとして形成されているのかが、私たちの生活の質を基礎の部分で決定している。これは間違いない。そして、食の保守性は一般に強固であるとしても、私たちは必要なら食事の習慣を意図して変えることもできる。

そこで、食事の時間のこの上ない重要性に自覚的眼差しを向け、ものを食べるという何でもない営み、簡単と言えば簡単で、しかし、人類がその幸福な実現、いつでも実現され得るという幸福を夢見て苦労してきた事柄が、私たちの様々な営みの中で占める位置というものを更《あらた》めて考えてみるのも、時にあってよいことであろう。私があれこれ楽しく書き連ねてきたことが、その一つの縁となれば幸いである。

第14章　食の考察から経験の構造全体の考察へ

第三〇節　本章と哲学

この本を書店で陳列するとき、料理関係の棚におくべきものかと考えた書店があったと聞いたことがある。が、副題が示すように哲学書である。ただ、食を哲学的に考察するだけのもので、主題は飽くまで食に留まるという印象を与える副題であったかと思う。けれども、主題が食であるのは間違いないのだが、哲学全体の入門という、そういう位置づけにしてもよかったかなと思える内容になっている。このように言うとき、では哲学ということで何を考えているのかということが問題になる。そして、なぜ食を論じることが哲学入門として適切であるかということも説明すべきことになる。

哲学について

哲学というものを私は次のように捉えている。人はどのように生きるものかを全幅にわたって、かつ、その襞々《ひだひだ》まで緻密に理解し、その理解を言葉で言い表すこと。この規定は、そのような理解が生きることを肯定するのに役立つと考えているゆえのものである。要は哲学の存在意義をどう捉えるかが関わっている。生きることの肯定を殊更に言う必要があるのか、それは人によって違うのかも知れない。しかし人生の幾つかの局面で、「生きることは、よいことだ」と言い切る強さを人は必要とするのではないかと思う。「人の生命《いのち》は地球よりも重い」などと、生き延びることは無条件で良いことだ、誰もそれに反対してはならない、というふうに聞こえる言い方はあるが、それは或る文脈でのことである。その文脈を離れ自分一人のこととしては、或る状況で生きることの堪え難さを覚える人もいるだろう。だが、堪え難い辛さの中で、その生をもよし、とする力のことを私は言っている。

因みに、哲学ないしは哲学に準ずる人の営みは「よく生きる」とはどういうことかを追究することとして世界各地で始まったし、いつの時代でも何処ででも各人において始まろうとしているもの、少なくとも潜在的萌芽はあるものではないかと思われる。ただ、日本での哲学というものがいわゆる西洋哲学の受容とともに始まったのだから(そのことは「哲学」という日本語が提案され定着していった経緯から明らかである)、西洋哲学の歴史との絡みで哲学をどういうものとして考えるかという問題はある。私のみるところ、西洋哲学の起源とされる思索でも「よく生きる」とはどのようなことかが問題にされ、論じられた。ただ、その思索内容は「真である」のか、間違っているのではないのか、これが問題になるのは当然で、その問題意識が嵩じて認識論が前面に出るというか、少なくとも先決問題として論じないわけにはゆかないとする傾向が西洋の哲学に付きまとうことになった。そして一七世紀の近代科学の誕生以降は、その近代科学をどのように理解すべきか、位置づけるべきかという問題とともに、とみに認識論が関心を集め、その傾向は現代でも払拭できないでいる。（キリスト教哲学では一貫して「よく生きる」ということを問題にしてきているようだが、信仰が絡むし、私はその内容、動向には疎いしで、この言及に留める。）

　ところで私はと言えば、「よく生きる」ことの手前での「生きることは、よい」ということの確保が課題だと考える。なぜなら、よく生きることができないなら生きるのを止《や》めるという選択肢を問題にする場合は別だろうが、「生きることは、よい」という大前提の上で、この「よい」ということとは別の意味を抱え込んだ「よく」生きるということが問題となると思うからである。そして後者の方には多様性を認めねばならない。多様性は、生きるとは一人ひとりが生きるのだという当たり前のことからくる。「このように生きることがよく生きることだ」と誰も指図することはできない。（ただし、「悪」の忌避という問題はあり、では悪とは何かという問題が出てくる。しかるに、悪は恐らく他の人との関係で出てくることである。誰かに――回り回ってのことだとしても結局は誰かに――悪をなすこととして押さえるべきことではないのか[1]。そこで「よく生きる」ということの多様性という事柄と悪の問題とはともに、人がどのような文化の中で生きているか、その文化との関係をどう取るか、その仕方にも目を向けて考えねばならない事柄である。またそのとき、「よく生きる」ということは「善く生きる」というふうに狭い仕方で考えられるのかも知れない[2]。なお、私にとっては「悪」の問題よりは「悲哀」というものこそが誰の生においても考えるべき大きな事柄だと思えることも、悪を主題として考察してこなかった理由としてある。）

しかるに翻って前者「生きることは、よい」ということは、どのような文化であろうと無関係に、ただひたすら言い切りたい、そういうものとして確保したいこととしてある。「言い切りたい」という表現の中に、よく生きることの大前提としてあるようでありながら、しかし無条件に認められている前提であるわけではなく、前提として言い切る強さが欲しいという願望が仄見《ほのみ》える。「よく生きる」ことができているという想いが「生きることは、よい」と言わせる場合はあるだろう。けれども、その想いをもてないことも決して少なくはない。だから「生きることは、よい」と私たちは必ずしも安んじて言い切れない、手放しで言い切れないのである。だから、この言い切ることの確保が課題、希望としての課題であり、その希望をサポートする営みとしての哲学がある、私はこのように考えている[3]。

そして以上のような考えのもとでは、人間の生というものでは、伝統的な哲学が拘ってきた真理と言われるものの追究、そしてそれについてまわる認識論よりは、生においてどのような秩序がみられるかを理解することの方が重要となる。というのも、真理の概念は変わることのないという無時間性を引き連れることをどうしてもしてしまうが、秩序の概念は時間的な生成や変容、消滅を許容するものので、真理の概念より広く有効なものとして人の生に安定をもたらし、かつ、その生を——また、自分の周りのことどもの有り方をも——自ら選んで新しくつくってゆこうとする試みを許すものだからである。（そして真理の概念は秩序の概念に取り込むことができる。その事情について述べることはここでは割愛する[4]。）

さて、人はどのように生きるものかを全幅にわたってその襞々まで緻密に理解するとは、人の生のさまざまな有りようないし諸側面の位置関係を明らかにするということだ。そして位置関係が問題だから私は哲学を、地図を描く――正確には諸地図の地図を言葉で描く――という比喩で言い表してきた[5]。なぜ複数の地図を言わないといけないかというと、私たちの生活は時間的なもので時々の場面ごとでころっと変わる、そういう離散的性格をもっていて、その場面の種類のあれこれが生の諸側面を成し、そこで各側面ごとの地図が描けるし、他方ですべての側面を一枚の地図に描き記すことはできないからである。では、それら複数の地図の地図を描くとはどのようなことか。

私たちは各自それらの場面を通じてなお一個の人間、〈私〉として生きる生活を送っていて、まさにその〈私〉がそれら各種の場面に関わる地図を描くことができるわけで、それら諸々の地図すべてを見渡す位置に〈私〉があることは可能である。そして実のところ、〈私〉はすべての地図に自分自身をも描き込む、描き込まざるを得ないのであり、地図内部に描き込まれた自分とは、実は自己像の一つなのである。

私たちは日常生活でも、あれこれの場面に関わるものとして想い浮かべる自己像を多数もっているし、また、その像を作り直してもいる。そして、どの自己像が前面に出るかは状況によるが、自己像が自分のそのときの有りよう、態度の取り方や行動の決断などを導くことは多い。しかるに哲学の試みは、そのさまざまな自己像とその像が生まれる場面との関係を、地図を描きその地図に自分を描き込むことで明確にする試みである。そしてもちろん、そのためには、それらさまざまな場面がどのようなものか、それを理解することは必須である。この理解を踏まえ、さまざまな自己像の成立の理屈をそれぞれに理解すると、私たちは特定の自己像から距離をとり、その像を適切に評価することができる。特に或る自己像が自分を苦しめているとき、その像の縛りから自分を解放することができる。（一つの自己像自身が或る評価Aを内包していることが多く、だから適切な評価BというのはAを新たな枠内で位置づけ直すことであり、そのことで当該の自己像を変容させる、という言い方をしてもいい。）他方で何か必要なとき、自分を肯定的に評価できるものとしていずれかの自己像を頼りにすることもできる。こうして、このようなことを可能にする哲学は生きることを肯定するのに役立つのである。[6]

しかるに、念のために付け加えるが、以上のように自己像に重きをおく仕方で述べると、哲学の営みは人ごとの個人的な営みに終わるのではないかという印象を与えるかも知れない。これに対して、その営みは当然に各人の事柄だと言いつつ、他方で、人間がさまざまな場面で生きてゆくという条件のもとでのさまざまな自己像の成立の理屈として述べたもの、この理屈は誰もが人間である限り変わらない、このことを忘れてはならないと私は主張する。そしてそこに単に個人的な営みを超えた哲学というものの位置がある。（ならば、その変わらない理屈とは「真なるもの」として求められるものではないか、と指摘する人もいようが、それは言いようの問題であって、真理概念が哲学を呪縛する弊害に照らすならその言い回しは避ける方がよい、と私は考える。それらの理屈には秩序がある――なければ理屈として通用しない――が、少なくとも

「究極の真理」などの文言が含んでいる理念とは全く関係がない。また、科学が議論するたぐいの真偽の基準で判断できる枠内に収まるものでもない[7]。

食を論ずることが哲学へ導く

次に、人はどのように生きるものかをこのような仕方で緻密に描こうとする哲学にあって、食について論じることはなぜその入り口として適切であるのか。そもそも人は食べなかったら生きてゆけない、だから人が生きることがどのようなことかを考察するには、食べるとはどのようなことかを最初にきちんと押さえることが望ましいから適切である。しかるに食べるというのは一般に動物がすることで、何より体が生き延びてゆけることに関係するが（食べることの必要とは粗略に言えば生きている体の維持——体の構成物質の外界からの取り込みと、それを介したエネルギー源の獲得——のためであり、その観点からは栄養としての必要である、本書第1章と第2章を参照）、他方で人間にだけみられる食の有り方があれこれある。そこで、それらの有り方がどういうものでどういうわけでそのような有り方が生まれたのかをみることは、人間という動物を理解するのに良い遣り方である。ところが、この方向でこの考察を進めると、A．「食べ物を含めたさまざまな物的事象がある体の外の物的環境を・体はどのようにして生きてゆくのか」ということの他に、このことを前提にしつつ、B．「人はさまざまな意味事象と関わり・意味世界をも生きてゆく存在だ」ということが理解されてくる。そして、この理解から翻ってみればAの「人が物的環境と関係を取る」仕方の特有性も見えてくる。

では、なぜ人が生きることはAとBとの二つの定式に集約されるのか。この定式は食についての考察からも導けるが、一般に人が生きる上で見いだすさまざまな価値がどのような性格のものであるか、これを考えることから出てくる。私たちはさまざまな事柄の価値を感受ないし評価し、その影響のもと、態度を取り行動して生きている。だから、それら価値がどのようにして生まれ、どういう性格をもつのかが重要である。しかるに人にとっての価値の出所は大きく分けて二つ、物的なものと意味的なものとがあるのである。

やはりここでは本書の主題である食から出発して考えると、まずは食べなければ生きてゆけないという誰もが知っていることに目を向けることになる。それでその食べ物とは物的なもの、体の外の物的環境の中に見いだすものだが、実は食べ物自身が人間と同じように生き物なのである。人間を含めてどの生き物も或る物的な環境の中でしか生きられず、その生きるとは体が死なずにいるということに他ならない。(植物や菌類などの場合に「体」という言葉を使うのに違和感を覚える人もいるかも知れないが、要するに「生命体」の「体」である。なお、植物は食べる必要はない。独立栄養の生き物であるから。)そこで生き物の一種である人は体として物的環境を生きる(A)。すると、価値発生の源泉はまずは自分の体(物的なものの一つである体)の有りようであり、並行して、体が生き延びることを可能にすると同時に脅かしたり危険に晒したりする物的環境の諸々である。(ただし、人も含めて生き物はいつかは死ぬ――「枯れる」などの語が相応しい場合もあるが概括表現として許されたい――。しかし、生きているとは次の時間も生き延びようとしている活動そのことで、その限りで死はいわゆる視界から消えている。なお、食べ物という資格をもった生物が周りの環境に存在するためには、それらが、食べられても死んでも次々に生まれて存在するのでなければならず、そのことは水や空気、大地、太陽などの或る物的環境の存続を前提している。生態系の問題も含めたいわゆる環境問題はこの前提から出てくる。)

しかし、私たちは栄養摂取のためだけに食べるのではない。社交のため、お祝いのため、儀式のために特定のものを特定の仕方で食べるし、時にはその栄養摂取という必要事を差しおいて、栄養失調になると分かっていてダイエットしたり、政治的主張のために断食したりする。また、他の文化や宗教の人たちが栄養はあるし美味しいと喜んで食べる食物を、自分が属する集団ではタブーとされているからという理由で決して口にしない人々もいる。これらはすべて、体にとっての食べ物という観点からの価値(従って「人が体として物的環境を生きる」ということから生まれる価値)に従った行動や態度ではなく、食べ物や食べることが意味する事柄の価値の方を重んじる行動や態度である。(たとえばAさんを招いての夕食はAさんに対する親しさを表すことに価値がある。)黒い雲は間もなく雨が降るということを意味すると人が受け取る(ないし読み取る)とき、その人は雨に重要性を認めていて、だからこそ、その雨降りを意味する黒雲にもその重要性から流れる二次的重要性を見いだす、これと同じ構造である。しかも、黒雲とそれが意味する雨との場合、雨も黒雲と同じ自然現象であるが(ただし、読み取る人にとってのそれらの価値の正負は状況によって異なる、日照りのときのように雨が待たれる場合もあれば、ピクニックを控えているときのように雨は望ましくない場合もある)、食べ物の場合、それが意味する内容は物的なものではない。お祝いとか弔事、さまざまな行事などの慣習、政治的主張、宗教、あるいは体のスタイルに関わる個人的な美意識とか、人ないし人々がどのような想いを懐いているのかということが中心になっている事柄が、或る食べ物をどのような仕方で食べるか、あるいは食べないか、ということの意味内容としてあるのであり、その意味内容が人の行動や態度を支配するのである。そして、このようなたぐいの意味事象で溢れている世界で人は生きている。こうして、B.「人は意味世界をも生きる」という定式が得られる。（この意味世界は個々人によって異なるものであり、変化してゆくものであるが、他方で、個人が生きる社会や文化に属する多くの人々がかなりの部分で共有する意味世界でもある。そのことは、挙げたばかりの例からも分かるし、また何といっても人々の間で流通する言葉を――特に安定した意味を担う諸々の語を――個々人は学び、言葉を自分なりの仕方で用いる生活をしていることからもくる。そして人は全くの自然の中で暮らすのではなく、先立つ人々が作り上げてきた多かれ少なかれ人工的な物的環境で暮らすのであり、その環境は人々がどのような想いを懐いてそれを作ってきたかという歴史、文化としてしか言いようがない内容を含んだ歴史をもっている。そこで人の暮らしが、個々人さまざまであるとしても、その環境の影響を受けないはずがない。）

さて、以上、食の考察から出発しても二つの定式を得るということを示したが、この定式は、前項で述べた哲学の理念との関係でどのような位置を占めるのか。前項では私は、私にとっての哲学の意義を述べるとともに、哲学がなすべき作業を、さまざまな地図を描くことと、それらの地図の地図を描くことという比喩で示した。そこでこの比喩と、本項で得た二つの定式との関係が問題になる。が、これは簡単なことで、どの地図にあっても、この二つの定式の観点から物事を見、理解せよ、ということに他ならない。というのも、人間が関わる事柄は何でも、物的環境を体として生きているということと、さまざまな意味を気に懸けその価値評価に従ってあれこれの選択をして生きるものだ、という二つの側面が絡む仕方で経験されるからである。こうして本項は、食の考察が哲学の遂行に際して極めて有効な着手点を与えてくれるということの例示となったのではないか。

哲学の考察のための好材料としての食

しかしながらもちろん、哲学の考察に当たっては食を入り口にしなければならない、する方が良い、ということまでは私も主張しはしない。いや、それどころかどの話題から始めても、それを哲学として検討を始めるとさまざまな事柄を考慮しなければならなくなり、結局は同じものに行き着くのである。（そして行き着くものの中にはもちろん食の多様な側面も入ってくる。）因みに私は、二七歳で初めて大学の専任講師として哲学を講義したとき、「林と森とを私たちはどのようにして区別しているのか」ということを主題にした。「林」という漢字は「木」という漢字を二つ、「森」は三つを並べているので、木の数の大きさが要点だと思われるが、では……と論じ始めて、事柄が込み入っていることを示し、そこから途轍もなく広い事柄をも論じていかないことには納得できる説明が得られないと、論を展開していったのである。これも、哲学の着手点は何でもよいことの一例である。けれども、だとしても、食が哲学にとって恰好の材料であることは間違いない。旧版「はしがき」に記したように、本書は、食という人間の重要な営みのさまざまな側面を取り上げ、食の全体像を描くということの他に、「哲学的に考えるということの実例」を多数示すことを狙いの一つとしている。そして実際、その実例を食という話題は、他のいかなる話題よりはと言いたいくらいに、ふんだんに提供してくれるのである。(そしてだから、本章の最初に戻るが、食という入り口からは、人の有りようの全体像の描きに至るという哲学が目指すことを実現することも、他の入り口から入るよりは容易いという面がある。林と森との区別を考えることから始めてその広範な描きに至るには、予め全体の見取り図を余程考えておかないと難しいということを想像して欲しい。その点、食には人の営みのさまざまな側面に自ずと目を向けさせるという利点がある。)

それで、旧版では全く記していない、実例のどういう点が哲学的に考えることなのかをこの増補部分で解説してもいいのだけれども、どれもこれも実例になり、しかもどういう点で、ということもさまざまだから、解説すれば切りがない。だから、これは相変わらず読者の方々が一人ひとり汲み取っていただくようお願いするしかない。ただ、汲み取っていただくために、どういうことに注意するべきなのか、それを述べたい。二つある。

一つは、①私たちがあれこれの事柄をどのようにして理解しようとしているか、そのさまざまな遣り方を明らかにするという哲学の論じ方を、本書の食に関する考察仕方から学んで欲しいということ。そしてもう一つは次のことである。②そのあれこれの事柄について多面的に考察してゆくと、また(①の論じ方に他ならない)事柄についてのさまざまな理解仕方の方を考察していっても、他の実に多くの事柄の考察にまで広がってゆくことにならざるを得ず、その広がりを追いかけることで人が関わる何もかもがつながっているということが分かる。このように人が関わる一切の事柄へと考察を広げ、それらの事柄のつながり方を示すのが哲学的に考えることであり哲学の主要な作業なのだということを、読者の皆さんには本書のさまざまな実例から納得していただけたら幸いである。（「主要」というのは大きなエネルギーを必要とするという点に関してであり、しかしながら哲学が目指すところは各人の生の肯定をサポートするところにあると私は考えている。）

①の方から説明する。さまざまな事柄の一つひとつについて、それを私たちはさまざまな仕方で理解している という現実がある。たとえば物事を分類して理解する、因果的に理解する、分析して理解する、何か分かりよいもの（こと）に擬《なぞら》えて、別の言い方をすれば比喩によって理解する、法則的なものとして理解するなどなど。そして分類を取り上げるならそれも、食べ物という分類をし、その中で魚や野菜、果物などとして、更にメロンや葡萄として、巨峰やマスカットなどの品種として、山梨産、長野産、あるいはイタリア産、チリ産のものとして、あるいは贈答用や徳用などとして、さまざまに分類する。また、葡萄という分類枠で考えるとき、果実として考えるのが当然な人もいれば、植物種として考える人もいる。苗木か老木か、沢山の実を付けるものか否かの別を気にする人、病虫害に強いかどうかで分類する人もいる。果実が実る時期による分類、果実の保存の長短や仕方に関わる分類をする人もいる。葡萄酒に適しているか否かの分類が重要な人もいる。市場でなされるさまざまな分類があり、輸出入の際にいかなる関税の対象とされているかという分類もある。そしてこのような分類のそれぞれは、その分類仕方を適切とするそれぞれの価値文脈においてなされる。

ともあれ、或る理解仕方を取り上げる場合でも、その最も一般的な日常的な遣り方、技術者たちや学者たちがやる遣り方、事柄によっては法律の策定や条約の締結に携わるときの遣り方などを、それぞれの理由ないし理屈をみてゆくという考察仕方、論じ方が大事である。そしてもちろん、それぞれの理由が違っても互いに相容れないわけではないし、連続して移行している部分もある、そのことにも目配りしなければならない。

　ところで、或る理解仕方がなされる理由を明確にするというのは、或る分類仕方に関してそれが適切だとする価値文脈があると述べたその価値文脈を、分類とは別のどの理解仕方についても明らかにするということと一つことになる。因果的理解であれ法則的理解であれ分析的な理解であれ、さまざまな理解仕方はそれを促す価値文脈を背景としている。しかるにその価値文脈に目を向けると、考察は価値文脈そのものが生まれた理由の発見へと向かわなければならない。いや、そのように向かうのが哲学の考察仕方なのである。この考察仕方を、次のようなものだと表現してもいい。すなわち、私たちが日常的に、あるいはその立場によってなす物事のさまざまな理解仕方が前提にしていることども――しかしその前提を余りに当然視しているゆえに自覚しないというか気づかないとさえ言ってもよいことども――を、丹念に掘り起こすことだと。そして重要なことは、この掘り起こしでもって、当該の理解仕方がどの範囲で有効で、どういうときに不適切になるかを明らかにするということも哲学の使命である。

　しかるに、或る事柄が前提していることどもの掘り起こしという作業、これは実は先に挙げた②の哲学の論じ方へと連続している。②とは次のようなものであった。「あれこれの事柄について多面的に考察してゆくと、また、事柄についてのさまざまな理解仕方の方を考察していっても、他の実に多くの事柄の考察にまで広がってゆくことにならざるを得ず、その広がりを追いかけることで人が関わる何もかもがつながっているということを、そのつながり方とともに示す」のが哲学的に考えることだ、ということ。このような哲学的な考え方は、さまざまな事柄をさまざまな仕方で捉え理解する私たちの遣り方の諸前提を掘り起こす、ということから必然的に帰結することであるし、また、その帰結としてではなく最初から目論まれるべきこととして掲げる目標でもある。この目標そのことは本書の最初で、哲学は諸地図の地図を描くという比喩で述べたことで説明した通りである。そして繰り返すが、この点でも食は恰好の材料を提供してくれる。

ところで、このことをしっかりと受け止めてくださった二人の方の本書についてのコメントを、この場を借りて紹介させていただく。どちらも本のネット通販サイトhontoにおけるレビューである。（無料で公開されているものの引用だから著作権には抵触しないと信じてここに紹介させていただく。）

一つのレビューは次のように始まっている。

本書の特徴は、食という卑近な主題から始まって、あたかもツルが伸びていくように、政治・経済といった社会的次元にまで考察が拡大していく、その思考発展の絶妙さにある。実に、スルスルと伸びる。／　私は現代における学問の最大の問題は、各領野の専門化であり、またそれが招いたそれら相互の独立化ならびに日常からの疎遠化であると思う。政治学は政治学として学んでも、一体その政治学が我々の生活にとっていかなる意味をもっているのかは分からない。経済の仕組みを経済学は教えるが、では経済学それ自体は何ものなのか、これを経済学は教えてくれない。／　本書はどうか？　独立し、疎遠と化した学知をつなぎ合わせる試みが随所に見られる。たとえばこういうものである。

「腐らずとも、蔵の中にあるだけの食べ物は、価値を潜在的にもっているに過ぎないはずである。しかしながら、先の時間を見越す人間にとって、潜在的価値こそは既に現実的な価値として扱うべきものなのである。そこには、意味の働きがある。実際、腹を養い得るものとしての価値に支えられて、倉に詰まった食糧は王の隆盛を示すという価値を現実に働かせている」（『食を料理する』二四五頁）。

ツルが食から政治学へスルスルと伸びゆくさまをお分かり頂けたであろうか？［中略］政治とは何か。経済とは何か。芸術とは何か。環境問題とは何か。文化とは何か。これらすべてに、本書は食を通じて回答している。専門知の拡大に辟易する現代人に、自己の側から世界を捉えなおすきっかけとなるに違いない。

そしてもう一つのレビューはこうである。

食の哲学の第一歩は、人にとっての食の独自性をマッピングすることから始まる。植物が水を吸収すること、クルマがガソリンを「食う」こと、呼吸をすること、これらとの比較を通して、人が食べることの内実が浮き上がってくる。人が安定して食糧を確保する道筋を通じて、経済に先立って政治や権力が発生していくという指摘は、なかなかスリリングだ。同時に、食べることが、食べる人がどういう人間かを語ってしまうという、食のメッセージ性についての考察も興味深い。さらに、食と環境問題、食の安全、食事の時間のもつ意味、食の社交性など、扱うトピックは多岐にわたっており、読み進めていくうちに、食がさまざまな人間的事象と結びついていることがわかってくる。

因みに、私はさっき食べ物の分類のさまざまな仕方を例に取り上げたが、このレビューを書いてくださった方は、本書で私が行っている「味の分類」についての考察に言及し、次のように続けておられる。（人間では味の分類は甘い、しょっぱい等の基本的味の弁別からさまざまな料理が提供する複雑な味の弁別と食材の弁別、味が濃い薄いなどの弁別にも及ぶ。それらの弁別がどういう理屈のもとにあるのか、単に味わえばできる分類ということの他、その背後にあるあれこれのことの掘り起こしについては、読者の方々には本書第4章から第8章までで確かめていただきたい。）

なんといっても本書の白眉は「味覚」についての議論だろう。といっても、もちろんグルメのような話じゃない。「味わうとは一体どういうことか」「なぜ味を分類できるのか」といった問いをとことん考え詰めていくのが哲学だ。ここで読者は、知覚と感覚との違いを語る、著者独特の哲学的議論の面白さに引き込まれていくだろう。とくに、生理的プロセスでは説明不能な知覚の特異性を解き明かすくだりは、見事の一言に尽きる。少しでも近代哲学をかじったことのある読者なら、ここで認識論のアポリアを思い浮かべて読むといい。

そして、先に紹介したもうお一人の方も、このレビューを受けて次のように記されている。

本書は食に興味をもつ一般人に向けられていると思わせぶりだが（実際そうだが）、哲学を専門とする人にとっても相当に「目からウロコ」であるということ。私も本書の白眉は、第4章「味覚の特性」だと思う。知覚と感覚を峻別し、しかもこれらは行動というプロセスにおける中間ステージであるという著者の主張は、途轍もない射程をもつものである。

「このステージの出現によって、生命の論理が指定する価値的事態は、単に遂行されるのではなく、選択の可能性にリンクして判断の事柄となる。……こうして、特に知覚は、単なる対象の発見であると見えて、実は、感覚同様、価値文脈の制約のもとで生ずる事柄であることが分かる」（八三‐八四頁）

近代哲学を学んだ私には、これは鉄槌とすらいいうる衝撃のくだりであるが、いかがであろう。

本書はソフトな風貌のうちに、骨太の哲学論議を潜ませているところがにくい。

どちらも有難い批評である。お礼を申し上げたいが、この文章がお目に留まることがあるだろうか。とまれ、それはそれとして、これらの批評の中にも、味覚を論じることがその味覚という話題からはみ出て、関連するさまざまな事柄をも考察しないことには適切にできない、その様子が語られている。多くの哲学でも生理学でも心理学でも区別されないか曖昧にしか区別されない知覚と感覚とをなぜ原理的に区別するべきなのか、それらと行動との関係はどうなのか、なぜ人間では自由度の高い行動が可能なのか等である。

実際、味の分類の前に考えるべきことは沢山ある。食べなければ味は分からず味の分類も何もないが、食べるとは体の外の物的環境で棲息する他の生き物を食べることである。（ただし、今日、多くの人々が消費者という立場で求めるものは、可食の生きているもの自体よりは他の人々によって食材の形にされたもの、あるいは既に料理されたもの、また食品工業の産物等々である場合がほとんどである。）そこでこのことに限っても人は、物的事象一般の中から食べ物を探すために物的環境の中を動き回る行動と、食べ物を含むさまざまな物的事象を発見する知覚とを必要とする。環境はさまざまな物象で満たされているが、それらは体にとってどのようなものであるかという価値尺度のもと知覚によって発見され、食べ物も体にとっての栄養という価値を従えて発見されるのが本来である。（ここで「本来」とは、人間も物的環境を体として生きる動物であるという大前提Aに照らしてということを言う。）同様に、固い地面は体を支えてくれ、岩や茨は歩行を妨げ、茨は更に体を傷つけるものとして、それぞれ或る（正負いずれかの）価値のもとで知覚によって見いだされ、そこで人は固い地面を歩き、岩や茨は避ける。野苺は食べる。そして味はといえば、（食べ物に限らず薬その他）口に入れたものがどういう種類のものであるかを弁別し、場合によっては吐き出す。

ところで、時に食べた魚の小骨が口を傷つけると、口に痛みを感じる。その感覚は自分の体の有りようを告げるのであって、体の外の体とは違うものの弁別や発見ではない。同様に疲れを感じればそれは自分の体の有りようを感じることである。そうしてそれらの感覚は、適切な行動を導くべく現われる。たとえば疲労や指の痛みは望ましくないものという価値相貌で現われ、休息するよう、物を掴むときには痛む指をできる限り庇うように仕向ける。とても寒いところで作業をしていて冷えすぎると暖をとり、体が温まるともう作業を再開してもいいと告げる。空腹だと食べ物を探し、食べるように仕向ける。これらはどれも体にとって望ましいことである[8]。

しかるにこれらの事柄はまさに、先に述べた「物的環境をいかにして生きるか」（A）という話題に他ならない。だが、ことが人間のことになると複雑な事態が生じる。既に述べたように、人は或る食べ物をどのような仕方で食べるか、また食べないかを、そのことがどのような意味をもつのかによって決めるのである。だから空腹でも食べないことができる。卑近な例では、一緒に食べるはずの友人が未だ食事の席に到着しないという理由で。最後のレビューにみえる「選択の可能性」という表現が示唆するように、人間の行動は「大きな自由度をもった行動」なのである。だが、これがどのようにして人間に可能となっているのか、それを理解するためには人間に特有な知覚の有り方をも理解しなければならないし、また、幾つかの選択肢を想い浮かべることがどうして可能であるのか、その想い浮かべたものは物的なものではなく想い浮かべる人によって生み出される意味事象の資格であるものであること、それがどのような価値をもつのか等、沢山のことどもを見てゆかなければならない。そうしてこの要請はまさに「人は意味世界をも生きるということ」(B) の確認の一つの例となっている。

なお、私たちには一方では空腹なら（そうして食べる際に危険がないなら）食べるという動物としての当然があり、更に空腹ゆえに美味しく食べるという経験があるが、他方で、この美味しさとは異なる、グルメを自認する人々が追い求める美味というものもある。この追い求めは、空腹という生理的欲求とは有りようが違う文化的欲求と性格づけてよい。美味しさも文化等の影響化にある。いや、それ以前にさまざまな味そのものも、甘みはエネルギー源となる食べ物の味というふうに体にとっての食べ物の価値に対応した性格の味の他に、文化によって育まれることで初めて現われる味というものもある。さまざまな民族料理が示すように、（単に手に入れることができる食材自体ゆえに定まる味とは限らず）、食材の加工、調理など、人の手が加わることで生まれる味があり、それを弁別する味覚があり、これらも或る集団において構成員によって引き継がれ、バリエーションももたらされなどして養われる文化的なものである。確かに文化とは曖昧なものではある。だが或る集団ごとに言えるもので——その集団もくっきりとした輪郭をもつものではないが——、集団の歴史と伝統によって育まれた夥しい意味事象の森として、人々の態度や行動、好みや価値判断などを、支配するとは言い過ぎかも知れないが、それらに影響すると言うには足りない、そういうものであるのは間違いない。こうして、何を考察するにしても、哲学はそれから出発して人が関わるさまざまな事柄へと考察を広げ、事柄の間の諸々の関係を明らかにしてゆくのであり、その途上で人の二つの有り方、A.「体として物的環境を生きる」ということと、B.「意味世界をも生きる」という二つのことが絡み合っていることをどの領域でも見いだすのである。そして、そのような作業の適例として、食の考察を性格づけることもできる。

第三一節　意味事象と想像

人間関係と人のそのつどの中心を占める感情と想い

さて、「人は意味世界をも生きる」(B)とは、どういうことか。これについては本書の旧版では本格的には論じていないから、ここで少し述べたい。

人は他の人々の中で生き、そのことで生まれるさまざまな意味事象に価値を見いだして生きる。その意味の力は、人が動物であるということからくる「人は体として物的環境を生きる」(A)という有り方を押しのけるほどと言うか、少なくともその有りようまでも左右する。では、どのようにして意味事象が生まれるのか。

人と人との関係には大きく分けて二つの仕方がある。一つは、各人からみて他の人は一個の知覚対象として知覚世界に現われ、その点で物的なものである。しかも空気や水とは違う固体状のもので、同程度のサイズの固体物体と同じような相手に過ぎない。抱えれば重いし、ぶつかれば痛い。

しかしながら二つめに、人として特有な関わり方をし合う相手である。そもそも人とは乳児のときに、乳、水、食べ物を与えてくれ、排泄物の処理等の世話もしてくれる依存相手であり、その人次第で自分の有りようが大きく左右される存在として出会うものである。そして人は微笑みや声や愛撫等の仕方で関わってきて、かつ、こちらの動きに応対して振る舞いを変える者、そこで相互に働きかけ合う相手であった。そしてそのような乳児のなかに〈私〉が生まれ、〈私〉にさまざまな感情と想いが生まれる。いや、感情や想いとして〈私〉が生まれると言ってすらいい。ただ、それらに行動する〈私〉——そのつどの感情や想いとして在るだけでなく、時の推移を通して同じであると主張する私——がどのように重なるかもみなければならない[9]。（〈私〉がひとたび成立すると、Aの生きることも〈私〉が生きることとなり、体と物的環境も〈私〉が経験する事柄となる。そこで「経験」というものを前面に出すと、最初に述べた人の生のさまざまな有りようを「人の経験の諸相」と言うこともできる。すると哲学は、人間の経験の構造を全幅にわたって精緻に描き出すこと、というふうにも規定できる。）

感情や想いは人それぞれのそのつどの中心をなす。そこで人がそれぞれにどのような感情や想いを懐《いだ》いているのかが、互いに個として認め合う人間関係においては最も大きな働きをなす[10]。大きな働きをするのは、それらは私たちにとって重要な価値事象であるからである。そして続いて人だけでなく物的事象も——人との関係を経た物的事象は人的事象を色濃く反映するなどの理由で、そして次第にその関係を抜きにしても——、〈私〉に感情や想いを生じさせるようになり、その感情や想いがどのようなものかによって〈私〉の各物的事象に対する態度も変わってくる。

しかるに、感情も想いも意味事象に関わる。想いの内容はまさに意味事象の資格であるのだから言うまでもないが、感情もその圧倒的多数は意味の看取によって生まれるし、また或る人の感情が周りの人にとっては意味事象として作用することが多いからである[11]。こうして、またもBの定式化「人は意味世界をも生きる」が出てくる。

想像——知覚するものに意味を読み取ることとして始まる——

想いというもの、そしてそこに付いてくる感情というもの、これこそ人間という動物の人間らしい有り方をなすものである。（「もの想い」「あの人のことを想う」という表現が示すように、しばしば想いそのものが既に情的なものであるが、以下に記すように私は「想い」ということで広く意味事象に関わる人の有り方を押さえる。そして前項末尾で書いたように意味の看取が感情を引き起こすことは多いのだから、或る場合にその感情の強さが想い全般を浸すということがあるのも当然である。感情の豊かさは想像の豊かさに——感情と手を取り合う仕方で——支えられる。序《つい》でに言えば、言葉による感情表現の豊かさにも支えられる。言葉は想像を誘うからである。）

そのうち想いの方から先に言えば、想いを構成するのは人それぞれが見いだし、また作り出す無数の意味事象である。想いの内容をたとえば「観念」と規定することをせず「意味事象」とする理由は何か。想いの内容は何の背景も文脈も無しで生まれるわけではなく何かとの関係のうちで生まれるもの、何かに触発されて生じるものである。しかるに、その関係の最も鮮明なものは「意味し・意味される関係」であってそのとき想いの内容は「意味されるもの」という性格をもつが、実は想いの内容一般もこの性格を淡くとももつのである。というのも、直ぐにみるように人が想うことの始まりは何かを想像することで、想像は何かから出発してその何かが意味するものを想い浮かべることとして人間において始まったものに違いないからである。そこで、この性格を見失わないため、私は想いの内容を意味事象と押さえる。その性格とはまさに「意味があるもの」、どうでもいいものではなく重要なもの、別の言い方をすれば価値的なものであり、その重要性は想いを触発するものより大きい。

意味し意味される関係において、意味する側は人が知覚する物的なもの、意味される側はまさに人が想うもので物的なものではない。想いは人が物的なものに読み取ることで生まれる。しかるに読み取るのは想像の働きによる。そこで「想い」と記したものの根本を押さえれば、それは想像だと私は考えている。想像は諸々の意味事象を緩く、あるいは固く関係づけもし、意味事象は互いに参照し合うような仕方で想い浮かべられる。連想とその反復のことを考えればいい。そして、人間の言葉が意味をもつそのこと自身が想像の働きを当てにしているのではあるが、言葉は想像を飛躍的に羽搏《はばた》かせる。言葉は複数の意味事象間の関係を安定させ、複雑に絡み合った複合的な意味事象を誕生させる。特に内語を駆使できるようになると、想像を誘う何かを知覚するという契機は初動だけで、その何かの支えなしで（知覚された物的なものの支えなしで）人は能動的に想像を繰り広げる[12]。その想像こそ人間に広大な領域を開くもので、人間的な事柄の大元にある。（人間に固有なものとして語られることが多い理性や精神という概念の中身はかなり曖昧で、文脈によって大いに変わる。だから私はこれらの語を積極的には使用しない。とは言え、それらの概念の実質的中身は想像の有りようを考察することで理解できないわけではない[13]。それから思考もまた想像の或る仕方での働かせ方である。ただ、言葉の使用は不可欠で、場合によって更に、思考内容に相応しい種類の記号の創出と使用が必要とされる[14]。なお、念を押すが、意味事象はなべて価値的なものであるが、価値的なものはどれも意味事象であるわけではない。）

では、どのようにして想像は生まれるのか。

想像の起源(1)

想像の起源は、人間の三つの知覚様態の中の一つにある[15]。人間を含めた動物一般では知覚（大抵は変化の知覚）即行動という連結があるが――第一の知覚様態――、人間にはこの連結から自由になった第二の様態、更には知覚に没入するという第三の知覚様態がある。これらの様態は恐らく、周りの人たちにすっかり保護されて成長してゆく長い乳幼児期があることと関連していると私は推測しているが、その時期は徐々に〈私〉を獲得してゆく時期でもある。そしてこれらの様態のうちの中心様態である第二様態を基礎にして、諸物象に関わる想像と、人間関係という重要な事柄を左右する他の人に関わる全く別種の想像も生まれる。前者の想像は、一つには人間では知覚の分節的捉えが優勢であることに誕生の場を見いだし（本項）、二つには知覚の空間性と時間的性格とに起因して生まれる（これも本項）。後者、人に関わる想像も、まずは、他の人の体の知覚を出発点として始まる（次項）。

最初に哲学の伝統との関係で、次のことどもを指摘しなければならない。人間にあって体の感覚も物的事象の知覚も空間性をもつ。知覚の空間は原則として体を動かすときの運動空間として機能し、知覚の元来の役割は物的環境内の諸事象と適切な関係をとるべく、体の運動を伴う行動を導くことである。(この元来の役割が全面的に出るとき知覚の第一様態となる。)感覚は身体各部の配置という空間規定をもつが、この空間規定は一つには自分の体自身も一部は知覚されるものであることによって、二つには体の運動によって、知覚の空間規定に統合される。体の広がりは体の外の広がりに包摂されていて、体と体の外の諸々の物象、すなわち物的環境の構成物とは同じ資格で存在する。物質とエネルギーとの代謝がこのことを証している。そして自分が体として存在していることの確認が存在概念の起源である。

感覚と知覚とが存在しているものに届いているということを認めない哲学的思弁は退けるべきである[16]。というのも、知覚事象は体が位置するのと同じ空間に位置を占めるものとして知覚されるゆえに、体と同じ存在規定を(物的なものとして)得るからである。

そして、繰り返すが、人間では知覚すなわち行動へという連結をほどき、知覚に立ち止まる知覚様態がある。恰も行動の前に物的事象をよく知ることが問題であるかのように。(だから多くの哲学者たちが知覚を認識論の観点から理解しようとし、その本性を捉え損なっている。)そして私たちはほとんどの場合に「知覚対象とその諸々の知覚的質」という分節的仕方で知覚する。犬とその形[17]や色、吠え声、匂い、メロンとその香り、形、色、重さ、表面のざらつき、果肉の柔らかさ、噛みごたえ、味、というふうに。重要なのは、異なる知覚器官による異種の知覚的質が一致して一つの知覚対象の性質とされることである。この諸々の知覚的質が一致して同じ一つのものに帰属させられるのは、それらの質の空間規定が一致しようとすることから生まれる。たとえば、うまそうな匂いがしてくる方向からグツグツ言う音が聞こえ、そちらを見ると鍋でカレーが熱くなっていて、近づくとそちらに向かう体の前方の方が温かいし、匂いは強くなり、音はより大きく、より近くから聞こえてくる[18]。そして決定的な理由は、知覚対象を相手にすることでどの知覚的質をも相手にすることになるし、逆に或る知覚的質をどうにかするには人がその質を帰属させるもの、他の知覚によっても捉えることができるものとしての知覚対象に働きかけて間接的になすしかないことにある。（この働きかける相手としての対象は体の固体としての有り方とサイズに大まかには見合ったものであることが必要である。ただし、人間の技術と製作器具等はこの制約を或る部分で取り払うことを可能にするようになった。）

さて、「知覚対象とその諸々の知覚的質」という分節的仕方での知覚様態には、想像が働く余地がある。たとえば或る香りを嗅ぐと、見えてはいないメロンをその形や色ともども想像するというようなことが生じがちである[19]。この想像内容は、想像によって生み出され想像の消失とともに消えるものので、知覚することで物的事象として確認されているものとは別次元のものである。物的事象は体が位置するのと同じ空間に位置を占め、かつ、人が知覚すると否とにかかわらず存在する。想像内容は空間的なイメージを伴うことが多いが、それが体や物的事象の空間に位置することはない。

（なお、序でに注意したい、人間の知覚の分節的捉えの様態が、人が何であれ何かを「諸性質を・もつもの」と捉えることの原型となっている。また人間の言語が主語と述部の構造をもつこともこの分節的捉えに連なっているし、この捉え方は知識の整理を容易にするし、知識の増殖を促す。たとえばメロンは水に浮くという性質も知覚的質と並ぶものという位置づけになるし、関連するあらゆる知識はメロンについての知識として整理される。メロンは木に生る果物ではなく一年草の果実である――この草本の名が「メロン」で特にその果実を「メロン」という場合が多いということに過ぎないが――、古代エジプトでも栽培されていた、日本の近年の主産地は熊本、茨城、北海道である等。これは、或る味を楽しむことに関心があってもそれはメロンという果物を食べてその味を味わうという仕方でのことになるのと同様の理屈による。行動の対象という資格のものが知識の結節点となるのである。そして更に、先に述べ注19にも記したように、メロンの匂いと形や色を知っていると、或る匂い、メロンの匂いとして捉えるものを嗅ぐと、見てもいないメロンの形や色を想い浮かべるが、その想い浮かべは、匂いを嗅ぐことに関係なく単純にメロンの形や色を知っているという人がその知っていることを具体的な事柄として明示化しようとするとその形や色などを想い浮かべる、その有りようと全く変わらない。もちろん、メロンを知らない人がメロンについて語られることを聞いてどんな果物だろうと想像してみるその内容は、知っている場合の想い浮かべの内容とは違うかも知れない。いや、違うだろう。けれども、両者は基本的には同じ性格のもの、意味事象なのである。知識内容も想像の働きによって支えられている。私たちの知識は、①「百聞は一見に如かず」という場合の「一見」に相当する経験によって手に入れるもの――「百聞」の「聞」は知覚の一種としての聞くではない、次に挙げる、言葉を聞くことである――、②言葉によって言い表されていることを通じて得るもの、そして、③推理によって得るものがあるが、①の場合には知識は記憶という形を取り、この形とは経験内容の意味事象化に他ならず、②は言葉の人に想像させる働きによって得る知識であり、③はまさに理屈に従う仕方で想像することで知る知識である。なお、②と③とで登場する想像は漫然たる想像ではなく、秩序を有した想像である。認識論を重視する哲学は伝統的に知識と単なる思い込み――想像が生み出すと規定されている思い込み――との峻別にエネルギーを注いできた。けれども、真理の概念よりは秩序の概念の方が重要であり、前者は後者に取り込むことができることは、本章の最初のところで述べた。最後に、そもそもなぜ偽があるのか。次節で取り上げる、人間の言葉の文という形態がもつ主述の構造ゆえであり、その際、同じ語が沢山の文の中に入ってゆくことを考えねばならない。更に、言葉で真偽に無頓着なフィクションを描くことが可能だが、これも言葉が主述の構造をもつことで獲得した描写の機能ゆえである。）

それから、体を起点としたパースペクティブ的な広がりである知覚空間を運動空間として読み取るという構造が想像を促す。転がって見えなくなったボールが草むらに隠れていることを想像し、音が近づいてきて反対方向に遠ざかるとき、音を出すものの行方を想像する。また、物的世界とは諸事象が互いに関係し合って変化する世界であるゆえ、黒雲を見て雨が降り出すことを想像し、室内で雨音を聞くと庭のアネモネの花が雨に打たれて垂れる様を想像する。なお、これらはすべて空間規定に関わる部分をもつが、「想像」という言葉の「像」という空間的性格を帯びた部分に、この想像の起源の名残が窺える。想像内容自身が知覚空間や運動空間に位置することは決してないのに。

想像の起源⑵

知覚が関わるもう一つの想像誕生の場はどこか。先に、人にとって他の人との関係は極めて重要で、その関係は人がどのような感情や想いを懐いているのかによって決まってくると述べたが、このことに関係している。具体的な特定の人は物的な体という知覚対象として現われるが、その人の体の感覚や想い、感情、何を知覚しているか、何をしているか（ないし、しようとしているか）[20]等は、その人の体の有りよう、表情、佇まい、振る舞い等、知覚することができるものに読み取るしかないのである。読み取りとは「何かに・それが意味するものを・読み取る」ということで、それは想像の一種である。

　また、このことを当てにして人は積極的に他の人に向けて意味を発信しもする。それは表情その他を些かなりとコントロールすることなどでもなすことだが、直ぐに気づくように、人間関係で言葉の働きは極めて重要である。言葉は音声の資格でも人（時に猫などの動物）に働きかけるものではあるが、いまの話題との関係で敢えて想像に引きつけるに、人に何かを想像させようとするものとも言える。そして確かに、言葉がもつ意味というものの理解には想像が必要である。何かを発信するということでは、その意味内容をどう受け取るかは受け取り手次第だということがあるのもこれゆえ、相手の想像を当てにするゆえである。（道路に立てられている狸の絵の運動標識は、狸が道に飛びだしてくることをドライバーに想像させる。ビル内のエレベーターやエスカレーター、男女別のお手洗いの場所を図案と矢印とで示すものも、それぞれにエレベーター等々を意味すると言ってよいし、同じくエレベーター等を想像させるべく設けられていると言ってもよい。しかるに、これらの標識や図案の説明の任に当たるのは言葉である。標識が意味することを他の標識あるいは図案で説明することはできない。終業を意味するチャイムなどについても同じことが言える。）

第三節　言葉と複合的意味事象・自己像

言　葉

　言葉のこの重要性に鑑み、本増補でも言葉についても少しだけ述べよう。ただし、私のいつもの論じ方に反するが、さまざまな具体例を出す仕方で説明しつつ論述することは断念する。長大なものにならざるを得ないからである[21]。代償として抽象的な論述になって申し訳ない。

まずは、泣き声なども含めた人の音声は他の人に働きかけるものであることに注意し、それを踏まえ、次に、音声が言葉へと変化する次第を理解しなければならない。この変化において重要なことの一つは、出し分けることができる音声の獲得であり、もう一つは、幾つかの音声が発せられ聞かれるというのは時の流れに従ってであることである。二つめのことについて先に言えば、音声を発するということにはエネルギーが要るし、息継ぎも必要だから、一区切りは必ず生じ、しかるに人は区切りの後で違った音声を発してゆく。すると音声を幾つか聞く側がその時間的順序でどのようにそれらを受け取るか、その特有の仕方に人間の言葉の誕生がある。

翻ってその一区切りの音声だが、それは成熟した人間の言語の構造の方から振り返ってみればほとんど語に近いものである。実際に言葉が話される場面においては幾つかの音声の連なりこそが聞く人に有効に作用する場合が多いのだけれども、一区切りの音声はどれも反復しやすいものである。そしてもちろん反復は出し分けることができるということへと向かわなければならない。しかるに、更にそれぞれの区切りの中でいわば中核をなすごときものとして一層反復される音声は徐々に語という資格をもってくる。実際、語として固定化され流通して人々によって頻繁に反復される一纏まりの音声があるが、それらは、人々の間でそれぞれが何を指すかについて確かめ合われることを通じて、意味の安定した担い手となる。（それゆえに辞書の編纂が可能となる。ただし、多くの語は多義的であり、また類語というものもあるが、それはなぜかということは、以下に述べるように、語について言葉で述べることができることと関係しているが、その他にも、諸々の語の位置関係によって生じることなどがあり、ここでは詳論できない。）

ところで、そもそも人は発音の仕方を周囲の人々から学ぶのであり、そのときいわば語も一緒に学ぶ。学びは聞き分けとその自分なりの真似としての発声との両輪からなり、自分でも口にした或る音声がどのような働きをするのか、決まった働きをしないのかによって音声が語の資格をもつかどうか、すなわち或る意味をもつかどうかを、そのことと自覚しないままに確かめることになる。そして音声に首尾良く働いてもらうために自ずと音声の一部を修正してゆくうちに、特定の意味を有さない単なる発音があることにも、いつか気づいてゆくに違いない。特に周りの人が自分の発声を正そうとすることを通じて。乳幼児に関して言えば、周りの人々は正そうとするよりは喜んで乳幼児の発声を真似してくれるのではあるが、そうだとしても結局は、周りで話される夥しい言葉の資格をもった音声の群れを聞くことが乳幼児の発声を導くのである。（こうして私たちは、「ア」「イ」などの発音の離散的な単位[22]、次にそれらの組み合わせとしての語という単位、そして語の連なりとしての文、それから更には複数の文から成る文章――文章については直ぐに述べる――という、複層性をもった効率的体系としての人間の言葉のイメージをもつことになる。）

さて、言葉の現場での音声の連なりに戻るが、最初の一区切りの音声が聞く者の注意を惹き、聞く者に働きかけ、続く音声の一区切りがまた注意を惹き、働きかける、それだけなら大したことはない。恐らく、いわゆる動物の言語ではそうだ。（だから、動物の言語はいわば行動の言語に留まる。ただ、このように言うことも恐らく誤解を招く。行動そのことが人間と動物とでは違うのだから。）だが、人間では、引き続く一区切りの音声が、その加わることそのことによって先立つ一区切りに或る限定を与え、同じことだが、或る内容をもたらす。そして、そのプロセスが大休止によって止むとき、それまでの一連の音声全体が文という性格をもつ。（大休止の後でプロセスが再開されると、幾つかの文から成る文章というものが姿を現わす。）先立つ語（ないし語群）を新たに加わる語が限定してそれに新たな内容を与える、この事態を私は、人間の言葉における主部と述部との誕生というふうに押さえたい。そして、この構造をもつことで人間の言葉は途方もなく発展し、人間に複雑でありつつも安定した意味の世界をもたらしたのである。（いわゆる主部・述部の構造は飽くまで人間の言葉の時間的性格によって発生するものである。だから、学校文法で「倒置法」と性格づけられるものなど最初はない。ただ、文字で文を書き表し、命題的なものを扱うことに馴れるというか長けるというかして、言葉の時間的性格を軽視しその無時間的な内容だけを取り出し「SはPである」という形式を標準とし、かつ、日本語で言えば格助詞、多くの言語で語の格変化などの働きを重視する統語論的言語観が、倒置法などのそれなりに教育的観点からは有効な概念を持ち出すのである。なお、動物の言語――言葉――が意味をもつというふうに人は言うが、それは、動物の鳴き声その他が仲間に或る作用をすることをそのように解釈しているに過ぎず、それはいわば擬人的な理解だと、私は考えている。動物はその作用の遣り取り――連鎖――によって互いにいわゆるコミュニケーションを取るとしても、意味事象から成る意味世界をもつことはない。）

主部を述部が限定するという構造のお陰で、人間の言葉では、或る言葉について他の言葉で説明することが可能となり、かつ、何かを叙述し、また、描写する力を獲得するようになった。（描写は叙述の一つの有り方である。）ただ、その何かとは何なのか。物的事象、それも個的なもの（たとえば富士山）と類的なもの（たとえば山）があり、また概念（たとえば民主主義）のようなものもある。それらそれぞれと結びつく語というものが必要である[23]。そして物的事象と結びつく語があるのでなければ言葉は言葉どうしの関係が作る言葉の世界から出ることはできない。（そしてそのたぐいの語と行動を言い表す語を足場に、かつ語が互いに結び合う関係を通じて、概念を言い表す語も言葉の外なるものへの通路を確保しようとする。直ぐ後で述べる概念語の誕生とその働きのことを想い浮かべていただきたい。）しかも重要なことだが、この何かと言葉——語——との結びつきが行動によってのみ実現されるものであってはならない。いわゆる動物の言語の場合、それは行動の言語のようなものだ、という言い方を私はしたが、行動は何か物的なものと関係をもつ。何か（たとえば自分を襲うかも知れない大鷲の影とか蛇の匂いとか）が動物の発声行動を誘発し、その行動によって生じる鳴き声がそれを聞く同種の動物の行動を誘発する。この何かと動物の鳴き声などとの結びつき、また鳴き声とそれを聞く仲間の行動との結びつきを、私たちは、鳴き声は何か（大鷲の襲来とか蛇の近接とか、あるいは「警戒せよ」や「逃げろ」という行動指令）を意味していて、仲間はその意味が分かるのだというふうに解釈してしまう。けれども、これらの結びつきとは何かの知覚（一方で影や匂い、他方で仲間の鳴き声の知覚）が或る行動（鳴く行動、警戒したり逃げたりする行動など）を誘発するということであるに過ぎない。しかるに、動物の音声との対比で私が人の言葉の重要な特性の一つとして指摘したいのは、単純に何かを指すだけという種類の語の成立である。このような語の成立は最初は物的な何かとの結びつきとして生まれる。ヘレン・ケラーの経験、或る「指文字（音声に相当するもの、知覚できるもの）」が「水」のような物質を指すことを理解することで言葉の世界が開かれたという経験は、この重要性を物語っていると思う。そして言葉について論じる人たちが大抵は語、それも名詞について考えることから始める理由もそこにあると推測する。それで、私も遅ればせながら、何かを指す語の重要性に目を向けているわけである。

しかしながら、その重要性に劣るどころか人間の言語の誕生にとって決定的なのは、言葉について言葉で語れるということであり、これは音声を聞く(ないしは文字を読む)時間の流れが文の構造を作る働きをすることによって可能となっている。なお、この時間的性格を前面に出しておかないと、静的な命題に関するその真偽を始めとするさまざまな議論に巻き込まれてしまう。そのような議論では、文の構造ゆえに人間の言葉は真偽を云々することを離れた新しい意味の創出の力をもつこと、これが脇に置かれてしまう。だが、文によるこの意味創出の力を理解することが重要である。

言葉の時間的性格を利用した文のこの構造によって、何かを指す語も、単にその指す働きをするだけでなく、さまざまな内容をその意味として抱え込んでゆくようになる。或る語が主部の位置に立ち(すなわち時間的に先立ち)、その語を後続の述部をなす語群が限定して内容を与えることに、このことは顕著である。一方では、「富士山」という特定の土地を指す語の内容もどんどん増えてゆくようなことがみられる。他方で単純な一般名詞「山」のような語ですら多義的にもなる。この事件の捜査も山を越した、という具合に。それから途轍もなく重要なのは、さまざまな意味事象が緊密な諸関係を保つことで成り立つ複合的意味事象が、それをまとめて簡便に言い表す語に支えられて誕生することであろう。語が結びつく「何か」はもはや物的なもの、あるいは「先立って存在する何か」に留まらない。「互いに関係し合う一群の言葉こそが内容を与える何か」を一纏めに言い表す概念語が生まれ、その語が何か或る事態を生じさせるのである。たとえば「約束」「郵便」「民主主義」。ただし、もちろん、その語は他の人々との間で流通するものとなるのでなければならない。しかし、この流通と、語が意味する内容がその語を駆使する人の解釈によって幾分かは変わるということとは両立する。なお、単に何かを指す語であったものも概念語という性格をもつことになるのも当然となる。

序でに言えば、こうして人間は途方もなく豊かな語彙をもつようになったのだが、他方、いわゆる動物の言語における語彙に相当するものは極めて貧弱である。比較にならない。それはそもそも、仮に動物にあっても「語」と呼んでいるもの、これの性格が全く違うことに起因する。知能の高さとか、そういう問題ではない。因みに動物の知能が云々される場合、それは何か実践的な問題を解決する方法を見つける能力のことだと思われる。それは想像の力や言葉を必要とする思考力とは別種のものである。

さて、主部が何かを指し、その主部を言葉の時間的性格を利用して述部が限定し内容を供給するとなると、対応して、文は叙述と、更に描写の機能をもつようになる。するとまた、人に対する働きかけとしての言葉が、音声の力による直接的働きかけから、何かを指し示し、それについて述べたり、それを描写したりすることを通じての働きかけへと変貌する。私はこのような有り方を、意味の力を介した働きかけだと押さえるが、これが人間に特有の言語の誕生であろう。

意味を介した人への働きかけ

以上を踏まえ、「人は意味世界をも生きる」という話題に戻る。人は、個人としては言葉の内語的使用によって想像を飛躍的に発展させ、諸々の(多くは複合的である)意味事象が織り成す世界を構築する。人は想いのうちにさまざまな同じ意味事象を繰り返し生み出し、また新たな関係づけを試みることができるようになるのである。

そこで、諸々の意味事象がどのようなものであるかは、一方では各自の事柄である。想いというのは各自が懐く事柄だから。しかしその想いを支える語というものを人は自分の外で流通しているものとして学ぶのであり、語に支えられる意味事象は或る一群の人々とほぼ共通と言っても許される性格をもっている。そして人は他の人が抱える想いをも言葉の力を借りて想う仕方で間接的に感受し、人の想いを自分にとっての一つの意味事象という形で自分の意味世界の一角に位置を占めさせることもできるし、それが人と人との間で相互になされることでもって、いわゆる誤解をも含みながらも十分に応答し合うことができる。このことを私たちは屡々相互理解とかコミュニケーションとかの概念で捉える。けれども応答は「了解」の次元で留まっているのではなく互いに「働きかけるという行動」の側面をもつことを見落としてはならない。ただし、働きかけという側面を強調するからといって、動物の個体間の関係におけると同様のこと、行動の誘発がみられるというのではない。この働きかけは、人間では意味が力をもつゆえに可能なこと、相手による意味の受け取りを介してなされることである。そして相手への働きかけを余り意識しない単なる会話の場合でもそうなのだが、人に働きかけるという目的を前面に出す対人行動の多くも意味の力を当てにしている。ただ、それゆえに対人行動の内容が現実にはどのようなものになるかは、どのような意味を相手が受け取る（ないし見いだす）かの相手次第ということにもなる。（殴るとかの行動は物体相手の行動と変わらないが、そのような行動すら自分と相手との力関係に関する意味を双方に植え付けることを目的とすることが多いくらいである。うまくゆくかは相手次第ではあるが。それから、個々人相互の働きかけ合いにおけるものとは別に、人々の集団が個人に及ぼす力というものがあるが、ここでも意味の力が働いているということを特に指摘したい。動物の群れと違って人間の集団は、互いに見知らぬ個体をも成員としメンバーの範囲が不確定ですらあり得る「社会」という曖昧なものをつくるが、その社会の秩序の一つである慣習や制度を成り立たせるものは意味の力である。この力は権威、権力、権限、権利等の姿を取るが、これらが生まれ作用する次第については、言葉の力、シンボルの力、言葉から技術的手続きへの接続、それから各種組織の生成等についての考察を含め、広範な論構成が必要となる[24]。なお、同じく意味の力を携える文化の方は、人個々人の内面に浸透してゆく仕方で人に影響を与えるが、反面、曖昧で流動的な性格をもち、社会秩序形成ないし維持の力は慣習や制度よりは弱い。）

さて、意味事象は価値的なもの[25]だから、人は意味に関わるあらゆる場面で意味の作用を受ける。しかるに、価値の感受の強い形が感情に他ならない。その感情が人の人らしさを構成し、人個人の最も中心を成す、そう私は考えている。感情はもちろん、感覚内容（痛いとか痒い、体がぽかかぽかする等）や知覚内容（食べ物や目が眩むような崖、凶暴そうな大きい犬など）が携える価値の感受からも生まれる。が、人間では諸々の意味事象が重要なもの（価値を携えるもの）として力をもつのだから、むしろ多くはそのときどきになす何らかの意味の理解とその価値的側面の感受から生まれる。そして感覚内容と知覚内容もその時々の〈私〉の現在を満たすが[26]、〈私〉のそのときどきの有りようの中心は感情となる。

生きてゆく主人公としての〈私〉と自己像

他方、〈私〉の存在はその都度の現在の存在の連鎖に尽くされるのではない。実際、私たちは単に瞬間々々に必要な動物的行動によって生き延びるのではない。行動することで自己実現したり新しい自己を獲得しようとしたりする存在である。私たちは前もって諸行動の結果を推測し、計画も立て、長い時間の中から飛び飛びの時間を使ってさまざまな行動を為し、それによって人個人の流れゆく時間を統合しようとする。そのような行動ができるのも想像の働きがあるゆえであるが[27]、時間の流れを通して一つのものであるものとしての〈私〉というものも、人が気に懸ける一つの特別な意味事象、想像が象《かたど》る「自己像」なのである。その自己像というものを私たちは、最初の方で述べたように、幾つももつ。しかもどの自己像も複合的意味事象であるゆえ、とても豊かな内容をもつ。ただし、どの自己像にもその構成要素として自分の体は必ず含まれる。また、このことと緊密に結びついているが、自己像という意味事象は自己のそのつどの現存と結びつくという特殊性をもつ。因みに、哲学で登場する「自己意識」は、自己像からさまざまな内容を切り落としてゆこうとする方向に進んで最後まで残るものとして生まれる概念であろう。それから最後に、〈私〉ならざる他の身近な人々もそれぞれこの〈私〉（その人々にとっては他の人）についての像を各自の意味事象の一つとしてもってくれ、それら像の違いが私たちの人間関係を複雑にもし、人を変化させもし、また味わい深いものにもする。また、本章の最初のところで述べたように、さまざまな場面それぞれに関わる自己の姿をより自覚的に想い描くとき、また、必要ならその自己像を描き直す仕方で、人は自分自身とその生を慈しみ、生きることは、よいことだと、より強く生きる希望をもつことができる[28]。

注

1　私は「悪」について真剣に考察したことはない。また「原罪」とかを持ち出す思考とも無縁である。それから、自分自身に悪をなす、ということの可能性は考えられるが、要は「生きることは、よい」ということが言えるということ、己だけでなく誰に関しても言えるべきだということ、ここから考えるしかないと思っている。人間の邪悪さだとか闇だとかを暴くことを標榜するたぐいの小説などもあるが、それらは結局は何を問題にしているのか。私には分からないことが多い。が、その邪悪さなども人個人のこととしては空振りに終わる、逆から言えば、やはり他の人が絡むこととしてあるのだと思う。

2　「よい」というのを漢字で書き表そうとすると、場合によって「善い」だけでなく「好い」「良い」「佳い」とかに書き分けることになるし、更にこれらのどの漢字でもうまく表せない意味をもつこともある。「善い」というのは「悪い」という語と対になって、人間に関してのみ言うこととなり、道徳的というか、そういうニュアンスのものになる。(実は「悪い」という語も「善い」と対立させられないたぐいの広い意味内容をもつ語である。)それで、確かに「よく生きる」というのも人間に関して言うことではあるが、しかしながらか「生きることは、よい」の「よい」とは善悪以前の事柄として私は考えている。

3　「よく生きる」ということと「生きることは、よい」ということとの違いについては、渡辺誠・木田直人編『哲学すること――松永澄夫への異議と答弁――』中央公論新社、二〇一七年所収の大西克智氏の論文「倫理の行方――「よき生」への希い《ねが》をめぐる」(大西克智による第一三の異議)とそれに対する松永による答弁を参照。

4　近刊『想像のさまざま(仮題)』で詳論している。

5　『価値・意味・秩序』(東信堂、二〇一四年)第1章(初出『〈私〉というものの成立』勁草書房、一九九四年)、および第2章(初出『哲学への誘いⅠ　哲学の立ち位置』東信堂、二〇一〇年)を参照。

6　自己像については本書の最初でも言及したが、詳しくは『感情と意味世界』東信堂、二〇一六年、第2章、第3章、また、「分類するとは意味づけ、評価し、分類相手に対する態度の大枠を設定すること」(『ひとおもい』創刊号、東信堂、二〇一九年所収)の最終部を参照。

7　科学は何を発見するのかについては、簡便には「生じることと生じさせることとの間」(『論集』26、東京大学大学院人文社会系研究科哲学研究室、二〇〇八年)、「松永による第八の異議への答弁」(『哲学すること』所収)、「自然・機械・人間」(『哲学雑誌』第132巻第804・805号合冊、哲学会、二〇一八年)を参照。

8　温暖、冷熱はまずは体の感覚として現われるが、それらを私たちは体の外のものの知覚内容として体ならざるものに帰属させもする。関心の有りよう――それは価値の置き方でもある――がそうさせる。その場合でも、自分が外的事象とどのような関係を取るかということが関心を導く。また序でに言えば、触覚に関しても触れることによる外物の発見、すなわち知覚と、自分の体が触れられているという体の感覚の出現がある。また、怪我をしたり歩きすぎたりして痛いという体局部の感覚単独のこともあるが、歩いていて急に足の裏が痛いと感覚し、と同時に何かを踏んだと何かを知覚するということもある。これらのことの理由は、視覚、聴覚、嗅覚、味覚それぞれの特性を行動との関係に目を遣りつつ理解すべきである。本書では第4章の簡略な記述を参照。なお、体の有りようを解剖学や生理学が明らかにするようなものとして押さえることもできるが、解剖学や生理学が教える内容にはその体が自分の体であるということは含まれない。いや、それどころか単純に自分の目で自分の手を見るとき、見えているものとしての手が他ならぬ自分の手であることさえ見ることだけでは分からない。手も手が置かれた机も全く同様の仕方で見えるのである。しかし解剖学も生理学も知らないままに生きている人の誰もが、体をまさに自分の体として認める、ないしはその体に自己を認めることをしていて、その認めは体ないしは体の局部の感覚として、また行動するとは自分の体を動かすことであるという単純な分かりとして生じる。空腹は自分の体が訴えているのであり、痒いのは自分の背中である。そして冷たく感じているのは自分の指先であり、徐々に温《ぬく》もったと感じるのも自分の指である。そして足を動かして歩き、体が坂下から坂上に移動すれば、それは自分が移動したのであり、途中で痛みを感じたのは自分の足の裏であるし、疲れを感じればそれは自分の体の有りようとして感じるのである。因みに、病気の自覚と、健康診断の結果ないし医師の判断による病気という診断との間にみられる関係も、ここで述べていることと同根の事柄である。これについては『感情と意味世界』第1章を参照。

　ところで、ここで私は体の移動に言及したが、移動は体の外の広がりの中で、さまざまなものが知覚されている中で言われることで、もちろん体もその広がりの一部を占めるものとして理解されている。しかるに自分の体としての感覚が既に、指の痛さ、目の腫れぼったさ、背中の痒さ等と或る空間性を携えていて、その感覚空間が体の外の広がりに包摂されるのである。この包摂は、知覚空間が原則として運動空間として読み取られ、運動する体が知覚されるものとしては知覚空間の此処に位置していることによってなされる。知覚におけるいわゆるパースペクティブの経験は運動する自分の体抜きでは生じない。

なお、序でだが、パースペクティブの概念と奥行きの概念との関係について一言。奥行きは、脳科学や視覚の心理学では屡々、二次元情報しかないところに奥行きを見てとり三次元のものを見る、という仕方で問題にされる。けれども、私たちは写真を見て奥行きを見てとるが、これと同等のことが普通の視覚自体にあると考えてはならない。写真の紙は机の上に、机の手前に見える、その机の背後には本棚が見えるというような奥行きこそが知覚空間を構成し、かつパースペクティブを成立させる。このとき重要なのは、見ている私が体としてその空間に属しているということである。(他方、写真に見ると言うときの奥行きを含む空間に見る人の体が位置することは決してない。)だから人は知覚空間を運動空間として受け取る。ただし、鏡面の更に奥に見える広がりは知覚空間と運動空間とは違うことを教えてくれる。鏡に見える奥行きは鏡面までの広がりと一つながりの謂わば本物の知覚空間の一部であり、だから人は、鏡を上手に使ってお店を広く見せ、商品も豊富にあるように見せる果物屋で、鏡に気づかなければ鏡面の先にまで手を伸ばして実は鏡に映った林檎、映像を掴もうとする。ただ、鏡面がその手の伸ばしを阻む。つまり、運動空間は鏡を包み込む空間、あるいは別の言い方をすれば、鏡がその中に位置する空間である。翻り、巨大な写真でも、それに見て取る奥行きの中に進もうとすることはもちろん決してない。その空間に自分の体が位置していると見ることはないからである。鶏は鶏の写真を紙などの物体としてしか見ないが鏡に映った自分の映像はもう一羽の鶏だと見ることの理由も、以上のことから理解できる。なお、以上の論述では何かが見えるということを話題にしているが、これは人間で視覚を有するときはそれがさまざまな知覚種の中で最も明瞭な空間規定を携えるゆえのことである。体を基点(起点)にしての方向と遠近とが集まってできているかのような知覚空間は、幾つもの知覚事象の一望的配置によってこそ鮮明に捉えられる。この「一望的」という表現も視覚から借りられていることに注意したい。以上、詳しくは『経験のエレメント――体の知覚空間と物象の知覚・質と空間規定――』東信堂、二〇一五年を参照。

9 〈私〉の成立については『価値・意味・秩序』第1章を参照。

10 ただし、たとえば家族内での父と子との関係、姉と弟との関係、会社内の部署や地位によって定まる人間関係の場合などでは、個としての認め合いとは別の論理も力を及ぼす。また、互いに見知らぬままで社会の制度や組織などの関与ゆえに生じる人間関係において働く力についても、別途、その有りようを考察しなければならない。

11 多くの感情が意味の看取から生まれるとするこの見解は、感情の位置づけに関する多くの論の立場からは意表を衝くものだと思われるかも知れない。詳しくは『感情と意味世界』を参照。

12 言葉を成す音声も、言葉を表す文字も知覚できるものであるという点では、物体ではないが物的なものと言える。運動空間に位置するものとして現われるからである。しかしながら、内語は聞くことも見ることもできない。その本性は、音声を発する能動性に他ならない。人が言葉を「駆使する」という表現がなぜあるのか。言葉の中心にある運動については次の論稿を参照。「コンディヤックの記号論」「記号における運動の発見」（いずれも『哲学史を読む　Ⅱ』東信堂、二〇〇八年、所収、初出は順に『哲学雑誌』第106巻・第778号、一九九一年、『西洋における言語観の変遷の研究』文部省科学研究費共同研究報告、一九九二年）。

13 部分的には『感情と意味世界』第1章、第2章を参照。また、全く違う観点から、つまり、いわゆる「音楽の精神性」との関連で、感情が生まれては消えてゆくことを認め得る、生命の理屈を越えた或る強さを言うに、「精神」という言葉を持ち出す可能性を考えたこともある（『音の経験――言葉はどのようにして可能となるのか――』（東信堂、二〇〇六年）第9章2「音の時間性」）。

14 記号については『言葉の力』(東信堂、二〇〇五年)第2章B5、および『音の経験』を参照。

15 三つの様態については私は最初の単著『知覚する私・理解する私』(勁草書房、一九九三年)でも、その後も何度もさまざまな著書で、述べている。ここでは注26を参照。

16 『知覚する私・理解する私』、『経験のエレメント』等を参照。

17 形は正確には知覚的質ではない。物的事象が存在することとその場所規定とは不可分で、場所の占有仕方はそのまま形がどうであるかと一緒である。そして、形は視覚によってのみならず触覚によっても確め得る。ところが知覚的質というのは知覚の種類ごとに特有なものなのである。ただ、円盤の平たい部分が見る角度によってさまざまに異なる楕円状に見えるように、視覚によって得られる限りの形と、私たちが普通に円盤の形として考えるものとの間にはずれがある。この点に関しては視覚空間のパースペクティブ性と運動空間との関係等について論じなければならない。そして、本文の直ぐ後でメロンの形を想像することを話題にするが、そのときの形は或る方向から見た形、視覚に特有の形である場合がほとんどである。盲人の場合は触れて手に入れる形であろう。

18 ここには知覚空間と運動空間との関係という重要な事柄が隠れているのだが、ここで説明することは避ける。『経験のエレメント』その他で詳しく論じている。

19 この場合、既にその匂いを嗅いだりメロンを食べたことがある等の経験ないし知識が必要だが、その知識は意味事象の或る形であり、想像の働きに支えられている。知識と想像との関係については、『想像のさまざま(仮題)』で詳論している。

20 ここで振る舞いと行動とを区別していることに注意。振る舞いと行動との区別と連関については『知覚する私・理解する私』を始め沢山の著書で論じている。行動が何の行動であるかは、行動が生じさせる、ないしは生じさせるかも知れない結果によって規定される。どういう振る舞いをしているかは見れば分かるが——あるいはむしろ逆に、見れば分かる体の動きを「振る舞い」と呼ぶとして——、行動は見れば分かるというわけにはゆかないことが多いのもこの理由による。それから、或る振る舞いはさまざまな結果を生じさせる。だから結果の指定にもさまざまあり、それに応じたさまざまな行動規定があり得る。また、幾つもの振る舞いによって生じさせる——ないし生じさせようとする——最終的結果というものがあるし、中間的な結果もあるのだから、行動の単位をどう取るかもどの結果に重きをおくかの観点や関心による。そしてこのように、振る舞いの結果の指定によって行動を規定するからこそ、失敗や挫折、過失、怪我の功名などの行動も説明できる。なお、「行動」の代わりに「行為」という語を用いるのが相応しい場面があるが、私は或る時期からは多くの場合に「行動」という概念を用いるようにしている。後者ではおのずと体の運動という要素を想い浮かべる。言い換えれば、「行動」という語は、概念として抽象度が高くなる傾向がある「行為」を、その具体性における「動き」の場面でつかまえようとしている。代償として、私が「振る舞い」という語で押さえる事柄との違いを聞く人に見いだしてもらえないかも知れないという欠点がある。繰り返すが、単なる振る舞いと違って行動は、振る舞いの結果に着目することで初めて内容を得る概念である。私は「振る舞い」という語を、行動規定が適用される場合とされない場合と無差別に、人の動きに言及するときに用いることにしている。動きだけなら見れば分かる。なお、飛び飛びの時間を使ってなされるけれどもそれらは同じ一つの行動の諸局面であるという場合、それは恐らく一つの「行為」と呼ばれるのが相応しいと思われる。だが、一々説明してゆくわけにはゆかないので、私は「振る舞い」と「行為」との間に位置するように思われる「行動」という語を多用するようになった。

21　言葉については二つの著作、『言葉の力』、『音の経験』、それから幾つもの小論で論じてきたのでそちらを参照願いたい。また近刊『想像のさまざまな(仮題)』でも、言葉でフィクションを描くのはどのようにして可能なのか、これを一つの論点に据える仕方で論じている。

22　言葉を構成する音は離散的であるゆえに、たとえば「カ・イ」という音声の連なりを逆向きに「イ・カ」と発音することができる。他方、鳥の鳴き声や波の音を時間的に逆向きに産出することは難しいだろう。なお「カ」は「k」という子音と「ア」という母音の二つの音から成るとする発想がどのようにして出てきた――分析という手続きが働いている――、どういう点で有効でどういう点で不適切かに関しては、『音の経験』第10章を参照。

23　これらがどのようにして可能となるのかについては、『想像のさまざま(仮題)』で詳しく論じている。ただ、さまざまな何かのそれぞれと結びつく語に言及しているので、これに関して幾つかを、なぜそのようになっているのかについては省いて、述べる。語はその本性として一般的な何かを言い表すものであること、しかし一般的なものを言い表す語が状況によって特定の個的なものと結びつくこと、名詞にだけ固有名詞がある――固有形容詞などはない――ことと名詞の優位性とは人間の知覚の分節的様態と分かちがたい関係があること。固有名詞は、「経済団体連合会」とかの団体、『赤い鳥』のような雑誌を指す場合もある。このとき、直線的に知覚の分節的様態を持ち出すわけにはゆかないが、行動という観点からは事態がよくみえる。

24　社会のサイズ、その安定と危機、他の社会との関係等を見据え、慣習と風俗、道徳、政治、経済、宗教などの役割や、それらにおける権威、権力等の力の有り方を論じたものとしては『価値・意味・秩序』第5章、また、制度と文化とを対比させる仕方で、しかも、そこにさまざまな意味事象の絡み方を見つつ社会の秩序を論じ、かつ、身近な人間の関係の有り方を司るものと社会の秩序とは異なるということなどについては、同じく第4章（初出は順に『論集』18、東京大学哲学研究室、二〇〇〇年、『哲学への誘いⅢ　社会の中の哲学』二〇一〇年）を参照。

25　『言葉の力』『価値・意味・秩序』等。価値の時間的性格についての論述を見落とさないでいただきたい。本書でも第二三節、第二七節などで言及している。また、特に言葉が帯びる価値的性格については『感情と意味世界』第4章（初出『言葉の働く場所』東信堂、二〇〇八年）を参照。

26　感覚が「〈私〉の現在の事柄である」というのは、感覚は自分の体ないし体の局部の状態を告げるゆえに頷けるが、知覚は元来が体の特定とともにしかない〈私〉とは別の存在——体の外の存在——の捉えである、なのに、どうして〈私〉の現在を満たすと言えるのか。知覚は〈私〉とは別の存在の捉えであるとしてもそれは〈私〉の行動と関わる可能性があるという観点からの捉えであり、他方で〈私〉が知覚するものである限りで〈私〉の存在に参与するという性格ももっているからである。この性格は特に行動から全く離れた知覚様態において目立つ。人間には、知覚即行動へ、という第一の様態よりは、行動に引き継がれる前にそれ自身の内容で自足している知覚という第二の様態が多いし（そしてその後に必要に応じて行動を導くこともする）、更に進んで、知覚に没入するという第三の様態もある。この三つめの様態における没入とは実は知覚的質の感受であり、この感受の強さが知覚的質を有した知覚対象の空間規定という契機を薄れさせる。しかしながら、たとえば知覚する人が形や色彩とそれらの配置の調和に魅せられるとき、その内容から空間規定が消えるはずはない。ただ、その空間性は「体の運動空間である——運動空間として読み取れる——」という原則的な性格を削《そ》ぎ落としたものになっている。なお、このような知覚様態では、音に聞き惚れ、色の美しさに心奪われ、匂いや味、肌触りの良さや心地よさにひとときを委ねるなど、好ましい経験であることが多い。なぜかと言えば、嫌な音、不快な色等の場合には、それらから逃れようとする行動、嫌な味なら食べ物を吐き出す行動、が生じがちで、知覚は行動との関係を直ぐに取り戻すからである。ただし、このとき、音や色等の知覚的質を直接に相手にはできない。音を出すものや空気、色をしたものないし光等を行動対象として間接的に音と色等の知覚的質の有り方を変える。なお、ここで「嫌だ」とか「好ましい」とかの感情的な言葉が出てきてしまうのも、結局は価値の感受がいつでも問題であり、感受の強い形が感情に他ならないゆえである。こうして、人個人のそのつどの存在の中心を成すのは感情だということが表だってくる。また人が何かを想像するとき、行動するとき、それらの活動そのこともそのときの人の存在を満たすが、想像は意味事象に関わるのだから意味事象の価値の感受があるし、行動にもその内面としての感情があるのだから、人における感情の中心的位置取りは微塵も揺るがない。人間の知覚の三つの様態については多くの著作で論じている。感情と意味事象との関係については『感情と意味世界』を参照。或る振る舞いを何という行動として規定するかについては『知覚する私・理解する私』と、簡便には「行動の論理」（立正大学哲学科編『哲学　はじめの一歩』第2分冊『行動する』春風社、二〇一五年）を、選択的行動と諸意味事象の連関との関係については『価値・意味・秩序』第7章（初出『哲学への誘いV　自己』）と第8章（初出「哲学の覚醒」『文化としての20世紀』東京大学公開講座、東京大学出版会、一九九七年）および『感情と意味世界』を、技術的行動と科学的認識との関係については、因果性や法則の概念についても論じた『知覚する私・理解する私』も参考にした上で、「生じることと生じさせることとの間」、および『哲学すること』における「松永による第八の異議への答弁」、更に「自然、機械、人間」を、行動の内面については、『哲学すること』所収の越門勝彦氏の論文「「行為の内面」をめぐる二つの問い――行為者の主観性についての試論」と、それに対する松永の答弁を参照。

27　人の行動の中で、「どうしよう？」という問いの後でなされるものは多いが、この問いは或る行動がどのような結果をもたらすか、どのようにすれば可能かなどの想像を繰り広げることで実質的なものになり、かつ答を探すことができる。また、その想像は行動がなされるはずの環境や状況等についての想像をも引き連れる。

28 在ること（そのつどの現在に在ること）と為すこと（必ずや為す過程という時間経過と為すことが生じさせる結果という未来的時間規定とを含むもの）との対比については『価値・意味・秩序』第9章（初出『死』岩波書店、一九九一年）と第7章を、また特に「想い」と自己の存在との関係については第3章（初出『哲学への誘いⅡ　哲学の振る舞い』）を、自己像については『感情と意味世界』を、自己像と行動との関係についてば『価値・意味・秩序』第8章を、〈私〉と意識の概念との関係については『経験のエレメント』を参照。

あとがき

本書は、もともと『食の科学』（株式会社「光琳」発行）二〇〇一年一〇月号から二〇〇二年九月号まで一年間連載した文章を、一書にまとめたものである。ただし、本書の第12章だけは違う。これは、『vesta』（財団法人「味の素 食の文化センター」発行）一九九九年冬号に掲載された「食の無駄の発生の論理」を下敷きに、元の形がほとんど残らないくらいに大幅に書き換えたものである。他の章も、「ですます調」を「である調」に変えたほか、手を加えた。

『食の科学』の原稿と『vesta』の原稿と、どちらも、東京農業大学名誉教授、川端晶子先生の縁で書いたものである。そうして、このたび本書の形で出版するに当たっても、出版社「東信堂」の下田勝司社長をご紹介いただいた。重ね重ね、お礼を申し上げたい。常々励ましをいただいていることも有難く、この場で感謝の気持ちを述べることができるのが嬉しい。

また、下田氏には、本書の出版を快く引き受けていただき、様々な労をとってくださったことに深く感謝している。貴重なご助言も賜った。

それから、本書の挿絵は、佐野はるかさんによるものである。東京大学大学院人文社会系研究科大学院生、木田直人氏のご紹介だが、木田氏には、本書のどの箇所にどのような挿絵を挿入したがよいかの、選定もしていただいた。佐野さんは、若い陶芸家である。挿絵のお陰で、本書が活き活きしたものになったのではないか。お二人に篤くお礼を申し上げる。

著者紹介

松永澄夫（まつなが すみお）

1947年生まれ。東京大学名誉教授。哲学を創造する年刊誌『ひとおもい』編集委員。

『知覚する私・理解する私』勁草書房、1993年

『言葉の力』東信堂、2005年

『音の経験――言葉はどのようにして可能となるのか――』東信堂、2006年

『哲学史を読む　Ⅰ』『同　Ⅱ』東信堂、2008年

『価値・意味・秩序――もう一つの哲学概論：哲学が考えるべきこと――』東信堂、2014年

『経験のエレメント――体の感覚と物象の知覚・質と空間規定――』東信堂、2015年

『感情と意味世界』東信堂、2016年

文芸書として『風の想い――奈津――』春風社、2013年など４点

挿絵

佐野はるか（さの はるか）

東京生まれ

東京藝術大学工芸科陶芸専攻卒

現在、茨城県取手市にて作陶

Qu'est-ce que le manger?――Essai philosophique

食を料理する――哲学的考察――〔増補版〕　※本体価格はカバーに表示してあります。

2003年12月15日　初　版第１刷発行　〔検印省略〕

2020年６月15日　増補版第１刷発行

著　者©松永澄夫／発行者 下田勝司　印刷・製本／中央精版印刷

東京都文京区向丘1-20-6　郵便振替00110-6-37828

〒113-0023 TEL（03）3818-5521 FAX（03）3818-5514

発行所 株式会社 東信堂

published by TOSHINDO PUBLISHING CO., LTD.

1-20-6, Mukougaoka, Bunkyo-ku, Tokyo, 113-0023, Japan

E-mail: tk203444@fsinet.or.jp URL: http://www.toshindo-pub.com/

ISBN978-4-7989-1633-0 C1010　

東信堂

ひとおもい 創刊号　木田直人・鈴木泉・乗立雄輝・松永澄夫 編集　二五〇〇円
感情と意味世界　松永澄夫　二八〇〇円
経験のエレメント—体の感覚と物象の知覚・質と空間規定　松永澄夫　四六〇〇円
価値・意味・秩序—もう一つの哲学概論：哲学が考えるべきこと　松永澄夫　三九〇〇円
哲学史を読むⅠ・Ⅱ　松永澄夫　各三八〇〇円

メンデルスゾーンの形而上学—また一つの哲学史　藤井良彦　四二〇〇円
概念と個別性—スピノザ哲学研究　朝倉友海　四六四〇円
〈現われ〉とその秩序—メーヌ・ド・ビラン研究　村松正隆　三八〇〇円
省みることの哲学—ジャン・ナベール研究　越門勝彦　三二〇〇円
ミシェル・フーコー—批判的実証主義と主体性の哲学　手塚博　三二〇〇円
メルロ＝ポンティとレヴィナス—他者への覚醒　屋良朝彦　三八〇〇円
メルロ＝ポンティの表現論—言語と絵画について　小熊正久　一九〇〇円
画像と知覚の哲学—現象学と分析哲学からの接近　小熊正久・清塚邦彦 編著　二九〇〇円

〈哲学への誘い—新しい形を求めて　全5巻〉
哲学の立ち位置　松永澄夫・鈴木泉 編　三二〇〇円
哲学の振る舞い　松永澄夫・村瀬鋼 編　三二〇〇円
社会の中の哲学　松永澄夫・高橋克也 編　三二〇〇円
世界経験の枠組み　松永澄夫・伊佐敷隆弘 編　三二〇〇円
自己　松永澄夫・浅田淳一 編　三二〇〇円

食を料理する—哲学的考察（増補版）　松永澄夫　二八〇〇円
言葉の力（音の経験・言葉の力第Ⅰ部）　松永澄夫　二五〇〇円
音の経験（音の経験・言葉の力第Ⅱ部）—言葉はどのようにして可能となるのか　松永澄夫　二八〇〇円
言葉は社会を動かすか　松永澄夫 編　二三〇〇円
言葉の働く場所　松永澄夫 編　二三〇〇円
言葉の歓び・哀しみ　松永澄夫 編　二三〇〇円
環境 安全という価値は…　松永澄夫 編　二〇〇〇円
環境 設計の思想　松永澄夫 編　二三〇〇円
環境 文化と政策　松永澄夫 編　二三〇〇円

〒113-0023　東京都文京区向丘 1-20-6　TEL 03-3818-5521　FAX03-3818-5514　振替 00110-6-37828
Email tk203444@fsinet.or.jp　URL:http://www.toshindo-pub.com/

※定価：表示価格（本体）＋税